京师世界近现代史研究丛书

全科医生

英国维多利亚时代医生的职业变迁

A STUDY ON CAREER CHANGE OF DOCTORS DURING
THE VICTORIAN ERA IN ENGLISH HISTORY

王广坤 ◎ 著

he General Practitioners

社会科学文献出版社
SOCIAL SCIENCES ACADEMIC PRESS (CHINA)

　　本书为北京师范大学青年教师基金项目和中国博士后科学基金项目"英国医生群体的分化与整合研究（1815～1911）"（编号：2014M560530）最终成果、国家社科基金青年项目"英国公共卫生管理制度变迁研究（1848～1914）"（编号：14CSS010）阶段性成果

序　言

　　2012 年，一向含蓄腼腆的英国人，在伦敦奥运会开幕式上打出来 "NHS" 的字样，向全世界人民骄傲地展示英国 NHS（National Health Service，即英国国家医疗卫生服务体系或国民健康服务体系）的成就。这套体系开创了全民免费医疗的福利国家运作模式。长期以来，NHS 一直被视为全世界最优秀的医疗系统之一，在 2013 年全球权威评级机构联邦基金（Commonwealth Fund）发布的报告中，NHS 被评为全世界最优秀的医疗系统。这套医疗系统之所以如此受欢迎，能够赢得全球声誉，取得巨大成功，关键就在于它有很完善的初级卫生保健作为基础，全科医生（General Practitioner，简称 GP）是初级卫生保健的主导者，也是所有英国居民的健康 "守门人"，在国家医疗卫生服务体系中占有基础性地位，是一份很受社会尊重的职业。

　　具体来说，在英国的医疗服务体系中，人们看病求医首先要找到一个签约的全科医生，由他做前期诊断。当全科医生判断病人有必要进行深化治疗时，他们会开具转诊单，让病人转到专业医生或专职顾问医生那里接受诊治，对于某些病情严重者，还要进行联合会诊；而对于普通患者，若全科医生认为没有必要对其进行深化治疗，便可以直接为其提供医疗服务，无须转诊。因此，英国很多民众一辈子只接受过全科医生的诊断，有效避免了过度医疗。据统计，英国有 90% 的病人都是在社区诊所通过看全科医生的方式进行首诊，80% 的慢性疾病在基层社区就能得到解决，只消耗了政府约 30% 的医疗预算费用。可以说，英国的全科医生制度是世界上最早出现的、能够实现全民免费医疗的医疗服务体系，它的关键之处是让全科医生占据医疗服务的主导地位，由他们来决定医疗事务的后续进展。

　　进入 20～21 世纪以后，虽然精准医疗和专业医学发展迅速，专科医生与专业诊疗越来越受到各国的青睐。但在英国，病人 95% 的问题都是由全科医生负责处理的，人们只会在紧急状况下才直接去医院。即使那些全科医生确认需要转诊，进行专科治疗的病人，在看完专科医生后，通常还会再次被转回到自己的全科医生那里，从而形成了一个能无限循环，最大限度降低医疗成本的医疗服务"守门员"系统。而这个最为关键的"健康守门员"，就是全科医生。直到现在，英国医疗服务仍旧执行的是全科医生的强制首诊制度，让全科医生优先处理患者一生中不同年龄段所遇到的各种类型的健康问题。

因为全科医生地位的重要性，英国对他们的培养力度和重视程度也日益加强，注重在大学教育中专门培养全科医师，他们不仅要掌握基本的医疗技能，更要注重团队协作，提升人文素养。在现代英国，一名全科医生首先需要完成 5 年的医学本科学业，然后须在医院的各个科室轮训两年，还要接受全科医生专业培训 3 年，之后还须参加国家组织的全科医生资格考试，只有成绩合格者才能上岗执业。全科医生这种 5 + 2 + 3 制度的基本培养模式使得那些有志于从医者在经过 10 年苦学锻炼之后，才有机会成为一名全科医生。而且，英国培养全科医生基本上都是由政府投入的，10 年培养下来大概要 50 万英镑——约 400 万人民币，高昂的投入使得英国全科医生的素质普遍都很高。

英国这种重视全科医疗，着重全科医生培养的制度化体系可以视为"英国特色"的组成部分。而这套制度化体系之所以能够出现，主要原因在于英国维多利亚时代（Victorian era）的医生职业变迁与医生职业格局的调整与变化。

本书将着力阐明英国维多利亚时代的医生职业变迁与医生职业格局的调整与变化状况，梳理维多利亚时代之前英国医生行业与全科医生出现与崛起的社会背景，并在此基础上，阐释全科医生出于治病救人的责任使命感而推动的医疗改革对英国医生职业变迁的推动与医生职业格局的调整。重点探讨在英国维多利亚时代的医生职业变迁过程中，全科医生的出现、医生职业的变迁以及英国医学界医生职业格局的演变和调整给英国社会带来的重大影响。

事实上，这一主题的研究是笔者在对福利国家的关注中最先引发的。在学术界，一般认为 1945 年英国政府出台的《贝弗里奇报告》是福利国家形成的奠基石和现代社会保障制度建设的里程碑。这份报告最主要的部分就是着力于保障全体民众身心健康的英国国家医疗卫生服务体系，亦即前面提及的 NHS。而这个体系其实源于 1911 年《国民保险法》（*National In-surance Act*）所确立的"健康保险主治医生"（Panel Doctor）制度。这个制度的核心主体就是全科医生，具体来看，主要是国家通过法律保障的形式，确立了全科医生占据英国医疗服务体系的主导地位，每一位居民都要向所在地的全科医生登记，由他们来保障其基本健康。虽然国家医生名录下也有一些高级专家医生和专职顾问医生等专科医生，但他们并不参与太多的民间诊治工作，他们诊治病人首先需要经过全科医生的预先转诊。

因此，可以说，在英国最初形成的福利国家医疗服务体系中，全科医生是英国普通职业医生的代表，在国家指导下履行着为平民大众做全方位疾病诊疗的专业事务，而那些专科医生则并未受到英国社会太多的重视和认可，较有名望的专职顾问医生更往往只是一个名誉称号，而并不热心于参与具体细致的民间基层诊治工作。

英国医生职业格局的这种特点激发了笔者的研究兴趣。在研究过程中，笔者发现造成这种状况的根源在 19 世纪，尤其是维多利亚时代的社会背景。因为这个时代的社会背景催生了英国医生的职业变迁，促成了全科医生的崛起；而全科医生崛起后，为了使得广大民众得到顺应时代发展的医疗服务，他们出于医生职业治病救人的强大责任与使命感，陆续掀起致力于调整医生职业格局、改革医生教育体制、确立医生合理社会定位等一系列医疗改革运动，最终造就了英国医疗卫生服务体系的全科医生占据主导地位、医药分家、医疗服务平民化和技术化特点以及医生不具有任何思想和行政权威的专家型社会定位等特征。于是，探讨维多利亚时代英国医生职业变迁及其影响成为笔者的研究主题，其中，唯一的核心就是全科医生这一群体。由此，笔者以全科医生为主线，从它崛起的背景（第一章和第二章）、倡导的改革（第三章）及其影响（第四章）三个层面出发，确定了本书的基本框架。

关于全科医生的崛起，主要由英国当时的社会发展背景决定。众所周知，英国是世界上第一个工业化国家，也是进入城市化最早的现代国家。与传统乡村社会相比，工业化与城市化时代的来临使得大部分礼仪、规则和秩序都发生彻底转变，医疗服务也是其中重要的一环。维多利亚时代是英国在世界历史上最为辉煌鼎盛的时代，这个时期大英帝国的政治制度、科教文化建设与社会经济发展居于世界领先地位，其社会风俗、文化艺术也都体现着工业化与城市化发展的时代特色，医生与医疗行业也是如此。

为应对工业化与城市化带来的社会巨变，维多利亚时代的英国医生行业发生剧烈变革，突出表现就是医生作为一种专门职业，其人员配置的总体布局发生巨大变化。由内科医生、外科医生、药剂师共同塑造的等级鲜明的医生职业格局逐渐转变为普通职业医生与专职顾问医生两大群体，形成前者占据医疗服务市场主导地位，后者隐退幕后，不参与民间基层诊疗的医生职业格局。这个新格局破除了医生行业的等级划分，让以全科医生为代表的普通医生成为英国社会医疗服务的主导力量，为福利国家的最终建立奠定了基础。医生职业格局的调整与变化是社会发展与民众意愿的反映，也是现代英国医疗卫生服务体系形成的内在根源。

总的来看，以现在的眼光审视 19 世纪前期甚至更早的历史发展进程中英国医学界的医生职业格局，是很不正常的。英国医学界不仅有正统的受到国家法律认可的医生群体，也有许多不被法律认可，但是仍然在执行从医配药工作的非正统医学界医生。在正统医学界，医生职业格局又被人为地划分为内科医生、外科医生、药剂师三个尊卑有序的鲜明等级；非正统医学界更是存在着大量未经任何医学培训的民间医生、化学家及药商。这种医生职业格局根本无法反映当时的医疗服务现状，为广大民众从事医疗诊治的医生群体很多被正统医学界排斥在外，而正统医学界真正从事医疗工作的外科医生与药剂师又不被视为能够从事病理诊断的高素质医生，真正合乎规格的医生群体似乎只有一个，那就是内科医生。但是，在医疗服务实践中，由于内科医生人数极少，且只为上层人士服务，他们并不占据英国医学界医疗服务的主导地位。

在 19 世纪初之前，英国医生职业格局长期顽固地坚守三等级秩序，占据正统医学界领导地位的内科医生也不断努力，竭力维护医生职业的等级格局，以保障自己的优势特权；强调只有内科医生才有资格实施病理诊断，正统医学界的外科医生只是从事手工劳作的工匠群体，脑力不足，不能诊断疾病，药剂师更是低贱，只能附属于内科医生，不可妄自诊断疾病。不仅如此，内科医生还建立了内科医生协会来保障自己的特权，并将成为内科医生的标准定得极高。一般来说，拿到剑桥、牛津等大学的学位证书被视为成为合格内科医生的必备条件，这使得内科医生数量很少，远远满足不了社会需要。随着工业化、城市化发展后英国公共卫生状况的日益恶化，处于正统医学界最底层位置的药剂师开始行医配药，并日益赢得社会认可，势力不断增强。因为这个群体不怕苦累，什么都肯做，对任何人都做全方面的身心健康护理，因此又被称为全科医生。随着英国工业化、城市化的发展以及广大民众医疗服务需求的提升，全科医生迅速崛起，占据了英国医疗服务市场的主导地位。

但是，全科医生虽然势力很大，却在英国医学界的医生职业格局中找不到自己的合适位置，这种状况无法适应社会发展的需要，也不利于广大民众更好地接受全科医生的医疗照顾。为了更好地为社会大众提供更优良的服务，全科医生向英国传统医学界的一系列不合理现象发起批判，进行医疗改革，旨在塑造符合社会发展需要和民众医疗需求的医生职业新格局。通过对医生职业等级秩序的抨击及医生教育原则与机制的规整，全科医生逐渐使得英国医学界的医生职业格局发生改变，正统医学界中医生职业格局由以前的三等级秩序转变为以全科医生代表的英国职业医生与专职顾问医生两大群体。前者负责英国社会中广大普通民众的身心护理，后者一般只会在疑难杂病的集体会诊中出现。而对于非正统医学界，全科医生在其改革医生职业格局的努力中，合理地整合了那些不被社会认可但是医技高超、得到民众认可的民间医生群体，并让那些不适合做医生工作的化学家与药商自觉地退出职业医生的行列，专注于药物配置与研究。

全科医生所带来的英国医学界医生职业变迁与医生职业格局变动意义重大，使得英国的职业医生开始真正融入民间社会，广泛地参与整个社会的公共卫生管理工作，但是全科医生无所不在的"全面"性工作热情也激起许多社会矛盾。他们在与患者、医疗机构管理者、行政部门公务人员等各类人打交道的过程中，逐渐找到自己的合理定位。

与此同时，全科医生崛起后发动的医疗改革使得英国医生职业发生重大变迁，医生职业格局出现巨大变化的事实也使得现代英国社会的医疗卫生服务体系呈现出全科医生占据主导、专科医生数量不足，医生诊疗与药物配置两个领域相互隔离，泾渭分明，且医疗理论与实践偏向平民化并极为看重临床实践型医疗技术等具有"英国特色"的别样风格。这些风格的形成保证了英国政府能够率先于1940年代就宣布建成了世界上第一个福利国家，但也给英国社会的医疗保障体系带来专科医生数量过少、诊疗效率难以保障，医学基础理论研究薄弱等问题。

因此，本书以全科医生为研究核心，在考察以这个群体为代表的英国医生职业重大变迁的同时，也涉及19世纪英国维多利亚时代医生职业格局的调整、变化及其影响问题。从国内外研究来看，国外研究针对19世纪英国医生群体的成果还是比较多的，但系统考察 1815～1911 年英国医生职业变迁与医生职业格局内部的发展演变情况，并以全科医生为着眼点，勾勒出整个英国职业医生群体的职业认同、教育发展、社会定位与现代英国医疗保障机制和福利国家建设关系的系统性研究较少。在中国的英国史研究中，有关 19 世纪英国医生职业发展与变迁情况、职业格局总体状况及演变历程和医生们参与国家公共服务历史的研究都较为薄弱。本书的研究可以弥补这些薄弱环节，具有重要的学术意义。

从现实角度来看，本书的研究也具有重要价值。首先，它有助于我们深入了解现代英国医疗保障机制基本特点形成的历史根源。其次，在维多利亚时代的英国，全科医生势力崛起后，积极投身医疗改革的实践，最终顺应时代要求，与时俱进地完成了英国医生的职业变迁与医学界医生职业格局的调整。这种医生投身医疗改革的历史经验可以启示中国政府在医疗改革中充分发挥医生群体的主观能动性，合理地顺应他们的改革呼声，颁布相关法案，确立若干制度，使得他们能够与时俱进地推进医生职业内部的职业变迁与格局调整，以达到完善职业认同、改进教育机制、明确岗位职责的目的。再次，本书涉及以全科医生为代表的英国普通职业医生与药商和患者的关系以及职业医生在医疗机构和政府部门中的自我定位问题，由此可以启示我们，中国的医疗系统在瞬息变化的新形势下如何通过准确到位的医疗改革，改善医患关系、促进医药分家，以及确立普通医生在社会上的良性定位。

本书在写作方法上，主要有以下特点：一是注重对经典文献的解读，仔细参照了当时的政府报告及档案以及时人对于医疗卫生及医生职业群体认知的相关论著，并充分利用 19 世纪英国医学界主流的《柳叶刀》（*The Lancet*）与《英国医学杂志》［*British Medical Journal*，简称 *BMJ*。中华医学会与英国医疗协会（British Medical Association）合作，于 1998 年创办了《英国医学杂志中文版》，成为 *BMJ* 10 余种国外版本之一］等各类医学期刊；结合今人成果，重现 19 世纪英国各类医务工作者的职业风采。二是注重使用定性与定量相结合的分析法，对英国有不同工作性质的医生群体按照职业认同、教育背景及社会地位与自我定位进行定性分析，并配合相关数据进行佐证。三是采取跨学科研究法，针对 19 世纪英国形形色色的医生群体，从政治史、社会史、科学史、思想史、职业发展史的视角对医生群体的生活、思想、政治观点、从医实践等领域进行细致考察，并在论证分析过程中，尝试使用部分交叉学科的概念、理论与方法。四是注重采用个案研究法，按照从业实践的不同，将 19 世纪初的英国从医者分为内科医生、外科医生、药剂师、全科医生、专科医生、民间医生、化学家与药商等几大类别，考察每一群体的职业认同、教育机制和自我定位发展情况，阐明他们如何在维多利亚时代英国医学界医生职业格局调整演变过程中找准适应时代发展的社会定位。

本书的创新之处是首次以全科医生的出现及其倡导的医疗改革为出发点，以英国医学界医生职业变迁与格局变化为主线，针对维多利亚时代的英国医生群体进行宏观研究。同时，也是首次对英国"健康保险主治医生"机制的历史渊源进行梳理，阐明英国医疗保障制度的创建源于维多利亚时代英国医学界医生职业的发展变迁与内部布局的调整与完善。在资料上，本书也注重运用政府报告及档案，并充分利用 19 世纪英国医学界主流的《柳叶刀》与《英国医学杂志》等医学期刊，参阅学界前辈们较少关注的有关 19 世纪英国医疗卫生保健内容的时人著作。在研究方法上，本书的内容涵括了政治史、社会史、科学史、思想史、医生职业发展史与医疗服务机制发展史等层面的知识，因而，论证、分析过程中具有跨学科特点。

医疗史的研究与人的身体（肉体及精神）直接相关，因此涉及的人文关怀要比任何历史学分支的研究来得更为猛烈。目前，国内世界近现代史学界的医生与医疗史研究刚刚起步，本书作为医生与医疗史研究一个重要的分支主题，希望能够抛砖引玉，引发更多更好的医疗史研究作品。

王广坤

2018 年 1 月 10 日

目　录

绪　论

　　在维多利亚时代，大英帝国走向了世界之巅，国内经济繁荣稳定，贸易出口比全世界其他国家的总和还多上好几倍，领土达到了 3600 万平方公里，帝国的经济总量也一度占到了全球经济总量的 70%。但是，在经济繁荣发展的过程中，英国的公共卫生状况却日益恶化，环境污染和疾病肆虐成为国家首先要解决的问题。由于医生对于卫生专业知识的熟悉，在医疗科学发展和民众卫生需要的驱使下，英国医生的地位提升，他们之间的内部关系，及其与政府、与社会和与患者之间的关系都发生了不同于传统习俗的变化。其直接后果就是英国医学界的医生职业发生重大变迁，由以前的内科医生、外科医生、药剂师三等级职业格局转变为以全科医生为主导，专职顾问医生为辅助的医生职业格局。这种医生职业的重大变迁与新格局的形成为此后英国政府以全科医生为核心，顺利创建国民健康服务体系奠定了基础，同时也成为福利国家建设的奠基石和现代社会保障制度建设的里程碑。

　　在维多利亚时代，医生职业发展变迁和医生职业格局调整演变的主要原因在于这个时期英国全科医生群体的崛起及其出于自身强大的社会责任与使命感而掀起的医疗改革运动。在 19 世纪初，英国医学界分为被国家社会认可的正统医学界和不被国家社会认可的非正统医学界，正统医学界存在等级分明的内科医生、外科医生、药剂师三大等级，非正统医学界有全科医生、民间医生、化学家与药商群体等各类从医者。随着城市化的发展与人们医疗需求的增加，正统医学界的药剂师开始转型，成为难以得到正统医学界认可的全科医生，并日益占据了医疗服务的主导地位。为顺应时势，塑造崭新的适应时代需要的医疗格局，全科医生致力于推翻正统医学界的三等级秩序，并试图接纳那些非正统医学界的高素质从医者。他们以 1815 年《药剂师法案》为起点，倡导医疗改革，最终瓦解了三等级秩序，也让原本按照等级秩序分裂隔离的医生教育体制得到统一，使得有能力有水平的医生群体开始联合起来，形成了新的医生职业认同。最终，英国正统医学界的内科医生、外科医生与非正统医学界的民间医生、全科医生等群体被整合为国家医疗保障机制下的"健康保险主治医生"，而化学家、药商群体被分化出医学界，脱离了医生身份。为巩固医学界的医生职业格局，英国政府于 1911 年颁行《国民保险法》，正式确立起以全科医生为主导，医药分家的医疗服务制度。

一　选题缘起

在传统的史学研究中，政治军事、精英人物是当仁不让的主角。进入 20 世纪以后，小人物史、社会史、文化史以及新文化史等新史学开始不断涌现，传统、自上而下的精英史观开始转变为自下而上的平民史观。作为新史学的一个重要分支，医疗社会史日渐受到学者青睐，虽受学科限制，但近些年也取得了一些成果。[①] 医生是医疗科学进步的重要载体，对他们的研究引起了政治史、社会史甚至文化史学者的关注。[②]

[①]　有关世界历史领域的医疗史研究，国内的代表性成果主要有：李化成《西方医学社会史发展述论》，《四川大学学报》（哲学社会科学版）2006 年第 3 期；《医学社会史的名实与取向研究》，《历史研究》2014 年第 5 期。施义慧：《罗杰·库特的医学社会史研究》，《史学理论研究》2003 年第 1 期。赵秀荣：《英美医疗史研究综述》，《史学月刊》2007 年第 6 期；《近现代英国政府的医疗立法及其影响》，《世界历史》2008 年第 6 期；《近代英国医院兴起的社会影响初探》，《首都师范大学学报》（社会科学版）2010 年第 3 期；《近代英国医疗行业中利益追求与道德追求的共存》，《学海》2009 年第 4 期；《论近代英国自愿捐助医院兴起的原因》，《史学集刊》2009 年第 4 期。邹翔：《中世纪晚期与近代早期英国医院的世俗化转型》，《史学集刊》2010 年第 6 期；《近代早期伦敦医疗界对鼠疫的应对》，《史学月刊》2010 年第 6 期；《从〈疯狂简史〉看罗伊·波特的精神医学史研究》，《史学月刊》2011 年第 2 期。陈勇：《从病人话语到医生话语——英国近代医患关系的历史考察》，《史学集刊》2010 年第 6 期。

[②]　国内在医疗史研究中虽然在以余新忠和杨念群为代表的一批学者引领下成果卓越，但对医生群体的关注尚显不足。据笔者管见所及，专门关注医生群体研究的主要有华中师范大学尹倩于 2008 年完成的博士学位论文《民国时期的医生群体研究（1912～1937）》以及高建红完成于 2011 年的博士学位论文《12～16 世纪西欧的医生》。但在国外，有关医生群体的研究众多，其中，关注工业化、城市化转型时代下英国医生群体的著作主要有：N. Parry & J. Parry, *The Rise of the Medical Profession: A Study of Collective Social Mobility*, London: Croom Helm, 1976。Ivan Waddington, *The Medical Profession in the Industrial Revolution*, Dublin: Gill and Macmillan, 1984。A. Digby, *Making a Medical Living: Doctors and Patients in the English Market for Medicine, 1720–1911*, Cambridge: Cambridge University Press, 1994；*The Evolution of British General Practice, 1850–1948*, Oxford: Oxford University Press, 1999。Rosemary Stevens, *Medical Practice in Modern England: The Impact of Specialization and State Medicine*, New Haven: Yale University Press, 1966。M. J. Peterson, *The Medical Profession in Mid-Victorian London*, Berkeley and Los Angeles: University of California Press, 1978。I. Loudon, *Medical Care and the General Practitioner, 1750–1850*, Oxford: Oxford University Press, 1999。此外，研究近代以来英国医生群体的文章众多，本书参考文献已逐一列出，此不赘述。

19 世纪前，英国医学界中的医生群体并没有统一的职业认同，医生行业非常混乱，分为受到国家法律承认的正统医学界医生和不被国家法律承认，在民间"偷偷作业"的非正统医学界医生。正统医学界的医生职业格局又被人为地划分为三大等级：内科医生地位最高，外科医生次之，药剂师地位最低。非正统医学界的医生群体则包括了药剂师转型而来的全科医生、民间游医以及知晓药物性能的化学家和药商群体。医生行业以外，参与病人照顾治疗的还有不负责具体医疗诊断、按照医生指示工作的广大护士群体。不过，在 19 世纪中期以前，护士的作用和价值并未得到人们的重视，被当成如同家庭保姆一样的角色。1853 年克里米亚战争爆发后，鉴于英国军队伤病员众多，英国政府委派南丁格尔前去指导伤病护理工作，在她杰出的护理策略指导下，将英国伤病员的死亡率从 40% 降低到 2%，南丁格尔还做了护理工作总结报告，阐明护理价值。此后，南丁格尔开办护理学校，确立护理工作的基本原则，让护士群体的"白衣天使"形象迅速传遍世界。① 由于工作性质的不同，人们一般将护士视为专门职业，和专职医生区分开来。20 世纪初，奥斯勒（William Osler）爵士高度赞扬了护士职业，认为："受过培训的护士的出现是人类的一大幸事，与医师和牧师相比，她/他的使命并不亚于任何一位。"②

在从事诊疗、诊治工作的英国正统医学界的医生行业中，三等级职业格局下的内科医生地位最高，他们大都毕业于剑桥和牛津等精英学校，受过系统化的、正规的大学教育，自诩为绅士，在社会上追求一种绅士品味。而正统医学界三等级格局下地位不高的外科医生、药剂师以及不被国家法律认可的非正统医学界的广大全科医生、民间医生、药商与化学家群体都被视为不体面的医疗工匠与药物供应商，主要从事"手工劳动"，社会地位低下。

在维多利亚时代，由于社会发展速度的加快、中产阶级日益崛起后导致的广大民众医疗需求的增加，英国医生职业发生重大变迁，由正统医学界药剂师群体转型而来的全科医生作为一种新类型的医生势力，开始崛起于英国医学界。他们不满于传统医生职业无法满足社会民众诊疗需要的现

---

① 参见王广坤《道德的牺牲品：19 世纪中后期英国护士的两次职业培训》，《中华女子学院学报》2012 年第 6 期。
② 〔英〕罗伊·波特主编、张大庆主译《剑桥插图医学史》，山东画报出版社，2007，第 146 页。

实，出于医生职业治病救人的强大责任与使命感，向英国医学界传统医生
职业格局发起挑战，掀起医疗改革，促使英国医学界的医生职业格局进行
调整，使得内科医生群体逐渐演化成为不太参与民间基础诊治工作的高级
顾问医生，而外科医生、药剂师与民间医生则被整合起来，统一转变成全
科医生，承担起社会最广大民众的疾病诊治工作，药商和化学家群体更是
脱离了医生职业，专门从事药物配置与售卖工作。

　　在维多利亚时代英国医生职业格局的发展演变过程中，全科医生起到
了关键性的作用，他们在势力增长并崛起占据医学界医疗服务主导后，不
满于英国医生职业格局的三等级划分与按照等级分裂确立的医生教育体系，
积极倡导医疗改革，重新调整了英国医学界的医生职业格局，使得英国医
生的职业认同得到统一，医生教育机制得到完善，并将不属于医生职业的
工作业务分离出去。全科医生的改革顺应了工业化、城市化时期社会发展
的要求，完善了英国医生的职业格局。具体来看，全科医生的改革彻底打
破了正统医学界的医生职业三等级秩序，建立起以全科医生为主导的格局，
确立起统一的职业认同。医生教育体系也补足了分裂隔离的缺陷，教育内
容与教育机制都得到与时俱进的发展。与此同时，在全科医生为主导的职
业医生群体推动下，英国医生的社会定位也趋于合理。在此背景下，英国
政府于1911年颁布《国民保险法》，建立起以全科医生为主体的“健康保
险主治医生”机制，实现了“国家公费医疗制度”（State Medicine）。①

　　自1815年《药剂师法案》颁布以来，一直到1911年“健康保险主治
医生”机制的确立，英国医学界经历着因全科医生势力崛起而引发的医生
职业重大变迁和医生职业格局的演变、调整与完善，通过系统研究、阐明、
理解医生职业的变化历程，我们可以了解现代英国医生群体的职业发展与
变迁情况，明晰现代英国医疗卫生服务体系的起源。

二　研究内容与对象

　　维多利亚时代指的是女王维多利亚在位期间的英国历史发展阶段，这
个时期英国的经济、社会与政治发展都走在世界前列，独占鳌头，是大英
帝国的鼎盛时期。但是，大英帝国在辉煌的同时，整个社会也面临着工业

---

① 在英国的医疗服务体系中，全科医生是主导，全国99％的民众都可通过注册形式找到一位
全科医生，由他提供全方位的医疗保健服务，参见 http://www.zjwst.gov.cn/art/2013/2/1/
art_32_220236.html。

污染、疾病泛滥等公共卫生恶劣的威胁，这使得具有专业卫生知识的医生群体地位提升，得到国家重视，广泛参与了公共卫生的实际管理。在维多利亚时期，医生是国家管理最为重要的成员，其职业变迁状况更是牵涉社会发展的方方面面。

为便于论述，本书以几个重要医疗法案为切入点，通过考察英国医生职业变迁和医学界医生职业格局演变阐明英国现代化的医疗服务格局的发生与起源。在论述过程中，主要梳理决定维多利亚时代英国医生职业变迁与格局演变的重要特征，亦即这个时期英国职业医生群体内部的职业发展与变迁情况。在本书描述中，英国医生职业发展与变迁主要体现为医生职业内部存在人员配置的分化与整合。因此，在书写过程中，本书将以全科医生势力崛起及其主导下的医疗改革为主线，考察英国医生群体的分化与整合之路，借此导入社会发展引起的英国医生职业变迁与职业格局的演变。

在英国医生群体分化与整合的历史进程中，维多利亚时代的医学界医生职业格局得到重大转变与调整，从三等级秩序转变成全科医生占据主导的基础医疗服务格局。与此同时，在医生职业变迁与医学界格局的演变过程中，以全科医生为代表的英国职业医生的社会形象也经历了一系列转变。这主要体现在三个方面：第一，医生群体确立了自己的职业认同，改变了传统英国医学界的医生职业等级分裂状况；第二，医生教育获得了与时俱进的发展，从古老传统的抽象虚无和分裂模式中解放出来，初步形成了国家主导、规范统一、重视实用、理论与实践紧密结合的现代医生教育模式；第三，英国的所有医生群体在经历职业格局的重大调整后，逐渐明确了属于自己的职业定位，推动了医疗保障制度的发展。

具体写作中，拟分为四章。

第一章描述 19 世纪英国医学界医生群体职业发展与人员配置格局的基本现状。分为正统医学界和非正统医学界两大领域，正统医学界有内科医生、外科医生和药剂师群体；非正统医学界主要有全科医生及民间医生和化学家、药商群体。其中，全科医生势力的出现对英国的传统医生职业格局形成冲击。

第二章梳理全科医生势力出现、成长以及壮大的社会背景。从农业社会向工业化、城市化、商业化转型的时代背景出发，阐明社会转型对英国公共卫生状况恶化的影响及给民众身体和心理带来的巨大影响，促使他们开始重视医学和医生的作用，关注自己的身心健康。这使得英国医生群体开始摆脱正统医学界三等级职业格局的桎梏，从民众实际需要出发，广泛从事全科诊疗。随着英国病理科学、诊疗科学与药物配置学的发展，全科医生的从医实践获得广大民众的普遍认可。在政府支持下，他们开始介入公共卫生管理，而医疗机构的蓬勃发展又使得全科医生之间的交流更为便利，势力不断壮大。

第三章梳理全科医生占据医疗服务主导后，致力推动医疗改革，促进英国医学界医生职业发展及其格局转变调整的基本状况，重点阐述全科医生为推翻医学界腐朽的三等级医生职业格局所做的努力。

第四章论述英国医生职业变迁与医生职业格局演变对英国医疗服务体系形成与发展的影响，使人们了解到英国现代医疗服务中全科医生占据主导、专科医生遭到排斥、医疗服务重视临床技艺、重视平民基础医疗、医药分家状况的形成源于维多利亚时代的医生格局演变。梳理医生职业格局调整后他们社会定位的发展状况，阐明他们如何在与医治对象、医疗机构和行政机构的互动中逐渐找到适合自己的社会定位，成为尊重患者意愿、主导医学诊治并避开权力纷争的专家型群体。

三　重要概念与时间界定

1. "全科医生"这个概念可以说是英国的首创和发明，它最初指的是英国正统医学界由药剂师转型而来的那部分医生群体，主要是针对那些从事全科医疗，为英国广大民众身体实施全方位医疗救治的英国医生们；在与外界关系的论述中，本书"全科医生"这个概念代表着英国社会上的普通职业医生群体，与英国普通职业医生群体不一样的特权医生在书中会用专业医生或专职顾问医生的称号指代，以将之与英国社会中的普通职业医生群体或"职业医生"称号区分开。

2. "英国维多利亚时代"概念与研究时间段的界定。考虑到对英国医生职业发展产生重大影响的《药剂师法案》发端于1815年，最终决定英国医生职业变迁格局的《国民保险法》确立于1911年，故本书中的"维多利亚时代"确定在1815～1911年，与通常定义的"维多利亚时代"始于维多利亚女王登基的1837年，终于其去世的1901年略有不同。

3. "医生"概念主要指的是专门从事于医疗服务职业化行当的人。在本书中主要是指那些在英国社会中以医疗服务为专业谋生手段的从医者，它包括各种不同类型的从医群体，主要包括全科医生、内科医生、外科医生、药剂师、民间医生及化学家、药商群体。①

4. "职业变迁"与"职业格局"的概念剖析：职业变迁与职业格局中的"职业"指的是自由职业，专指需要接受教育及特殊训练的专门职业，如律师、医生、会计师、建筑师等。他们发挥着社会所需要的某种功能，并通过其职业活动来营生。"职业变迁"主要指随着社会的发展，医生作为一项职业，其内部特征发生的变化，主要包括职业认同、职业教育、职业定位等等；"职业格局"主要指的是医生职业配置的总体布局情况，意为属于同一职业的人们在内部关系处理问题上的一些规则。如无特别说明，本书主要涉及的"医生职业格局"概念主要指的是英国医学界职业医生们在人员分配和从事具体事务分工时所表现出的基本特征。

5. "职业变迁"一词内涵丰富，也包括英国医生调整自身职业格局的使命感，专指职业医生内在的职业责任感和治病救人的自觉意识。本书中主要指的是全科医生们致力于为社会大众提供适合社会需要的全方位医疗救助的责任意识。正是在这种意识的引领下，全科医生掀起医疗改革，促使英国政府颁布法案，承认了维多利亚时代医生职业变迁与英国医学界医生职业格局调整的社会现实。

具体时间上，本书以1815年全科医生主导颁布的《药剂师法案》为起点，认为这部法案开启了维多利亚时代英国医生职业变迁与医生职业格局演变之路，止于1911年颁布的《国民保险法》。之所以选取这个节点，主要是由于《国民保险法》肯定了全科医生推动下英国医生职业变迁及其所形成的医生职业格局之成就，让英国正式确立起以全科医生为主体的健康保险主治医生机制，将以全科医生为代表的英国普通职业医生统一整合到国家医疗服务保障体系中，为福利国家的形成奠定了基础。

四　先行研究情况

（一）国外研究

在人类历史的发展进程中，疾病医疗是人们日常生活中不可避免的话题，也是诸多学者关注的焦点。在19世纪，英国作为世界上第一个工业化

---

① 医护人员由于只是医生助手，不从事实际意义上的医疗诊治工作，因而本书中的医生群体并不包括医护人员。从医疗史角度看，英国是现代医疗护理发源地，护士群体自19世纪中期以后一直保持着较为独立的地位，他们有自己的专业组织，立志于辅助医生的工作，提升了医疗效率，切实保障民众身心健康。

和城市化全面发展的国家，面临着和传统乡村社会迥异的疾病侵袭图景和医疗诊治模式，尤其能够激起学者的研究热情。职业医生群体作为认知诊断疾病与从事医疗服务的主体参与者，更是备受研究者们的关注。在 19 世纪英国医生职业发展与变迁以及医生职业格局领域，国外学者的相关研究主要包括以下几个方面。

1. 医生职业发展史的研究

总体来看，很多学者都关注到 19 世纪英国职业医生势力崛起的现象，这方面的著作同时包含了很多宗教与法律因素，但都认为职业医生并没有如宗教和法律界人士那般富有声誉。主要成果包括：帕里从社会发展与城市化进程的角度探讨了职业医生势力崛起的原因，阐明了在此过程中医生群体所出现的等级化分裂与职业医生势力的初步成长。① 弗里森从社会学角度，指出职业医生势力崛起是社会发展的要求，民众需求、环境污染、中产阶层扩大以及医学科学的发展都对其有促进作用。② 考菲尔德分析了英国律师、教士与职业医生等群体，其著作的第六章重点关注了英国的职业医生群体，认为他们在工业化初期职业认同分裂，无法形成明确标准的职业规范，社会角色模糊不清，难以定位。③ 还有学者认为 19 世纪中后期是英国职业医生势力壮大的关键阶段，职业医生的影响力随着新科学技术的发展获得提升。④

上述研究往往将英国职业医生定性为较为纯正的职业群体，实际上，19世纪初期的英国医学界职业格局比较混乱，遵循着严格的等级秩序。内科医生高高在上，外科医生和药剂师紧随其后，这种等级秩序慢慢演变为专职顾问医生（内科或外科）和民间职业医生。但也有很多历史学家并不这么看，认为这是一个误导，容易将职业医生群体隔离，不利于研究其行医实践；医学界的等级划分尽管反映了当时现实，但对地方医生来说，很多内科医生也从事着包括外科、产科以及药物学方面的工作。⑤ 迪格比更是指

---

① N. Parry & J. Parry, *The Rise of the Medical Profession: A Study of Collective Social Mobility*.

② E. Friedson, *Profession of Medicine: A Study of the Sociology of Applied Knowledge*, Chicago: University of Chicago Press, 1988.

③ Penelope J. Corfield, *Power and Professions in Britain*, *1700 – 1850*, New York: Rouledge, 1995.

④ J. Harris, *Private Lives*, *Public Spirit: A Social History of Britain*, *1870 – 1914*, Oxford: Oxford University Press, 1993, p. 54.

⑤ Ivan Waddington, *The Medical Profession in the Industrial Revolution*, Dublin: Gill and Macmillan, 1984, p. 10.

出，在 1858 年的《医疗法》通过后，医生群体开始创建属于自己的职业风范，社会地位也获得提升，资格认证得到统一，开始作为统一的医生职业，受到认可。①

除了在总体上研究英国医生群体外，鉴于 19 世纪英国医学界医生职业格局混乱的状况，对医生进行分类研究的著述颇多。正统医学界的三大等级——内科医生、外科医生、药剂师，以及非正统医学界的全科医生，都有学者进行关注。

许多学者从内科医生的角度进行了研究，乔治·克拉克将内科医生作为一个整体，认为他们组建的内科医生协会是英国医学界的权威，长期以来在医生职业格局规划中坚持封建色彩浓烈的等级秩序划分，强调英国大多数医生都受协会操控，服从协会理念，以至于英国的医生职业格局长期处于分裂状态。② 对于内科医生的权力，布朗指出，尽管近代早期内科医生们依附贵族病人，但也能影响上层社会，在 17 世纪后半期获得王室支持，主导了医学发展。③ 有学者考察了地方医生，认为从现代医生职业规范看，内科医生可能是英国唯一能称得上资质合格的医生。不过，他也遗憾地指出，居于医学界领导地位的内科医生们未能担当起确立英国医学界职业医生资格标准的责任，无法规范那些底层与地方医生，致使很多从医者缺乏职业认同与责任意识，也不关注医生福利和医学教育，从医资格与核定标准都混乱不堪。④

针对英国外科医生群体，有学者对英国外科医生群体进行了总体研究，认为他们助长了英国医学教育和医生职业格局的分裂性局面。⑤ 也有学者关注外科医生的性别构成，指出近代以来民间外科医生医疗实践的性别特征。⑥ 还有学者从地方医生从医实践的角度出发，认为外科医生诊疗活动注

① A. Digby, *Making a Medical Living*: *Doctors and Patients in the English Market for Medicine*, *1720 – 1911*; *The Evolution of British General Practice*, *1850 – 1948*.

② G. Clark, *A History of the Royal College of Physicians of London*, vol. 3, Oxford: Oxford University Press, 1964 – 1972.

③ T. M. Brown, "The College of Physicians and the Acceptance of Iatromechanism in England, 1665 – 1695," *Bulletin of the History of Medicine*, vol. 44, no. 1, 1970, pp. 12 – 30.

④ I. Loudon, "The Nature of Provincial Medical Practice in Eighteenth – Century England," *Medical History*, vol. 29, no. 1, 1985, pp. 1 – 32.

⑤ Zachary Cope, *The History of the Royal College of Surgeons of England*: *A History*, London: Anthony Blond, 1959.

⑥ A. L. Wyman, "The Surgeoness: The Female Practitioner of Surgery 1400 – 1800," *Medical History*, vol. 28, no. 1, 1984, pp. 22 – 41.

重手工操作，艰苦劳累，强调产科并非专属外科，内科医生与药剂师也能操作；指出外科医生虽没有内科医生的诊断权威，但也有较高地位。[①]

针对英国的药剂师群体，也有专门研究。有学者仔细研究了药剂师协会（Society of Apothecaries）的发展史，认为这个群体地位低下，常被视为商贸阶层，但因为他们勤劳能干，逐渐获得社会认可，最终转型为正式合格的职业医生，为广大民众诊治配药。[②] 也有学者将药剂师作为一个职业，按其职业特征进行详细考察。[③] 杰弗里详细考察了药剂师职业发展的早期历史，指出药剂师群体最初只是海外商贩，主要经营香料与药品，直到1617年，才获得皇家授权，成为药物管理者。这种商人出身的背景使得药剂师职业地位低下，完全依附于内科医生，遵从他们的指示配备药物。[④] 劳登从地方药剂师职业势力膨胀角度进行研究，认为18世纪中后期市场经济的飞跃发展加速了药剂师势力的崛起；强调药剂师的创业成本低，利润丰厚。[⑤] 考菲尔德认为19世纪药剂师的职业发展经历了巨大转折，从最初民众眼中唯利是图的商贩逐渐成为合格、高效的民间医生，英国社会由此进入一个崭新的"职业医生时代"。[⑥] 罗伊·波特与多萝西·波特调查了18世纪英国著名的药剂师汤玛斯·柯步恩，在详细解读其诸多信件与日记的基础上，他们认为药剂师作用重大，不仅有助于拓展英国海外贸易，扩大帝国影响力，而且带动了商品经济的快速发展，强调药剂师职业地位高尚。[⑦]

对于英国全科医生，学者从不同角度进行了研究。劳登指出，在19世纪二三十年代，英国医学界才正式出现了"职业医生"的通用词，这主要指的是涵括了外科医生－药剂师等从事全科医疗实践的医生群体，他们属于新兴势力，区别于当时拥有病理诊断特权的内科医生、只从事外科实践

---

① I. Loudon，"The Nature of Provincial Medical Practice in Eighteenth‐Century England," *Medical History*，vol. 29，no. 1，1985，pp. 1‐32.

② C. Wall，*A History of the Worshipful Society of Apothecaries of London*，vol. 1，*1617‐1815*，London：Oxford University Press，1963.

③ C. J. S. Thompson，*The Mystery and Art of the Apothecary*，London：John Lane，1929.

④ Geoffrey Millerson，*The Qualifying Associations：A Study in Professionalization*，London：Routledge & Kegan Paul，1964.

⑤ I. Loudon，"The Nature of Provincial Medical Practice in Eighteenth‐Century England," *Medical History*，vol. 29，no. 1，1985，p. 29.

⑥ Penelope J. Corfield，"From Poison Peddlers to Civil Worthies：The Reputation of the Apothecaries in Georgian England," *Social History of Medicine*，vol. 22，no. 1，2009，pp. 1‐21.

⑦ Roy Porter and Dorothy Porter，"The Rise of the English Drugs Industry：the Role of Thomas Corbyn," *Medical History*，vol. 33，no. 3，1989，pp. 277‐295.

的外科医生以及专管药品配置售卖的药剂师。强调获得药剂师协会颁发的从医资格证，且成为外科医生协会成员是职业医生自我认同的关键。[①] 此外，他从家庭医生的起源、发展与演进出发，探讨了英国医生与病人之间有力的家庭联系，认为英国疾病诊疗过程中病人主导的思想极大妨碍了专科医生群体的发展，使得从医者多数属于全科医生。并认为英国的这种特征与美国重视专科医生的倾向截然不同，很大程度上影响了后来英国福利国家医疗体系中的医务人员配置。[②] 他还认为，全科医生的崛起是中产阶级势力膨胀的结果；指出正是在 19 世纪中后期“充满智慧与财富”的中产阶级壮大的背景下，大部分家庭才“普遍认同医学诊断与外科护理的必要性”，促进了职业医生势力的发展。[③] 迪格比用 19 世纪的进化论思想来解释英国全科医生势力崛起的现实，分析全科医生、政府与病人间的关系，认为全科医生在公共卫生管理机制下，生活环境与收入都存在巨大差异。[④]

施赖奥克从医疗科学与医院发展的角度阐释了全科医生势力崛起的现象，认为随着 18 世纪志愿医院的大规模创建，大多数地位稍高的内科医生与外科医生获得大量任职机会，声誉与社会地位逐渐提高，成为新绅士群体，较少参与医疗诊治。这使得地位较低的医生，特别是药剂师群体作用大增，他们在民众要求下替代内外科医生，履行治病救人职责，为全科医生势力的壮大奠定了基础。随着 1815 年《药剂师法案》的颁布，全科医生开始拥有科学规范的教育体系，学识与医技提升，社会影响力大增。[⑤]

霍姆斯强调，英国医生作为一种与社会联系密切的正式职业，一直到 1680～1730 年才展示出职业风采，主要以外科医生－药剂师联合体亦即全科医生势力的崛起为标志，认为从那时开始，“医生作为一个职业，才真正深入英国社会中”。[⑥] 罗斯玛丽则从专科医生角度出发，认为英国医生受医

① I. Loudon, "A Doctor's Cash Book: The Economic of General Practice in the 1830s," *Medical History*, vol. 27, no. 3, 1983, pp. 249 – 268.

② I. Loudon, "The Concept of the Family Doctor," *Bulletin of the History of Medicine*, vol. 58, no. 3, 1984, pp. 361 – 362.

③ I. Loudon, "A Doctor's Cash Book: The Economic of General Practice in the 1830s," *Medical History*, vol. 27, no. 3, 1983, p. 257.

④ A. Digby, *The Evolution of British General Practice, 1850 – 1948*.

⑤ R. H. Shryock, *The Development of Modern Medicine*, Madison: University of Wisconsin Press, 1979.

⑥ G. Holmes, *Augustan England: Profession, State and Society, 1680 – 1730*, London: Allen & Unwin, 1982.

生等级秩序的消极影响，在医学专业发展全球化的背景下，他们并未与时俱进，反而排斥专业化，更愿意将自己定位为全科医生，让全科医生成为英国社会职业医生的代表，形成了英国医疗服务体系的特色，与欧洲诸国的医学专业化取向相迥异。①

还有学者从 19 世纪英国职业医生构成角度出发，认为这个群体中存在着大量未受医疗机构认证、非法从医的民间医生。他们未经过正统培训与学徒期学习，往往在地方行医，人数众多，主要从事药品售卖与医学护理工作。② 罗伊·波特也认为，民间医生虽然是非法从医者，但却是英国职业医生的组成部分，他们大都与合法医生一样，进行科学有效的治疗，并用广告推销的方式与合法医生争取病人；强调直到 19 世纪中后期，合格医生登记制度实施后，只要非法从医的民间医生不去主动对抗医疗登记，就依然能与合法医生平等竞争，不受束缚。③

各种类型医生群体的研究让我们了解到 19 世纪不同类型的英国医生群体各自的职业发展状况，为系统了解维多利亚时代英国医生的职业变迁与医学界格局发展和变化情况提供了参考。

2. 医疗社会史的研究

近年来医疗社会史的研究成果汗牛充栋，已经由狭窄的以医生为中心的研究逐渐转向涉及与医生群体相关的多学科领域交叉研究。

许多学者以英国医疗服务市场为关注点进行了研究。沃丁顿认为，随着维多利亚时代英国工业社会的繁荣发展，民众的医疗服务需求大增，医生群体的地位和声望都出现了很多变化。④ 皮特森和劳登对英国维多利亚时代的医生群体进行医疗服务实践的市场与商业因素做了详细梳理，前者将关注重点放在 1858~1886 年期间伦敦医生群体的日常生活中，对之做了细致详密的社会学分析，认为这一时期英国医疗界与外部社会发展关系最为紧密，在此背景下，医生作为一种职业，获得了与之前截然不同的再定义，强调医生权威与声望是通过他们与社会互动及其领导者的政治运作实现的，

①　Rosemary Stevens, *Medical Practice in Modern England: The Impact of Specialization and State Medicine*, New Haven: Yale University Press, 1966.

②　N. McKendrick, J. Brewer, and J. H. Plumb, *The Birth of a Consumer Society*, London: Europa, 1982.

③　Roy Porter, *Health for Sale: Quackery in England, 1667 – 1850*, Manchester: Manchester University Press, 1989.

④　Ivan Waddington, *The Medical Profession in the Industrial Revolution.*

与医疗科学的发展关系不大。① 与皮特森不同，劳登的研究聚焦于民间医生，阐述了他们所主导的各类商业活动，对其向英国民众提供的各类护理与诊断服务做了细致分析。在此基础上，劳登断言，在英国社会中，医生社会地位的高低完全取决于他们的收入与其私人病患者的社会等级。② 迪格比也将研究焦点放在地方平民医生群体上，认为他们在诊疗中产阶级时，也在努力构建医生职业化认同的社会归属感。指出很多平民医生不仅从事私人诊疗，还担当"济贫法医生"。强调这些平民医生之间的激烈竞争搅乱了医疗秩序，迫使医生们寻求商业机遇，参与商业活动，甚至向广告业寻求帮助。③

　　医患关系作为医生评价的重要参考因素，也引起许多关注。罗伊·波特将医学与商业、市场联系在一起，对医患关系进行了系统描绘，在他构建的医生职业发展谱系中，是病人主导型还是市场导向型是关键。④ 杰森也认为18世纪的捐献制度导致医生们普遍依附于高贵病人，病人主导医患关系。⑤ 他还指出，18世纪英国医学发展的主要特征体现在医生与病人间的平等关系，甚至病人比医生还占据主导地位，但到19世纪初，医院的发展使病人失去了自由权，服从医生权威，医生关注点也由病人感受转向患病躯体。到19世纪中期，实验医学的发展让医生将关注点转到人体内部微观的细胞领域，对如何与病人接触、病人感受漠不关心。指出医学的发展让病人权利全无，任凭职业医生的宰割。⑥ 不过，根据佩林的观察，在英国医学界，医生对病患者权威的确立时间要往后推，大约在"19世纪末或更为滞后的时代"。⑦ 总的来看，大多数历史学家认为19世纪之前乃至初期的英国医生群体受病患者束缚太多，屈服于贵族患者的意愿。⑧ 还有学者从全世界医患关系的早期历史出发，认为医生职业发展最初都是附属于病患者主观

---

① M. J. Peterson, *The Medical Profession in Mid - Victorian London*, p. 4.

② I. Loudon, *Medical Care and the General Practitioner 1750 - 1850*, p. 227.

③ A. Digby, *Making a Medical Living: Doctors and Patients in the English Market for Medicine*, *1720 - 1911*.

④ Roy Porter, *Health for Sale: Quackery in England*, *1660 - 1850*.

⑤ N. D. Jewson, "Medical Knowledge and the Patronage System in Eighteenth - Century England," *Sociology*, vol. 8, no. 3, 1974, pp. 369 - 385.

⑥ N. D. Jewson, "The Disappearance of the Sick - Man from Medical Cosmology, 1770 - 1870," *Sociology*, vol. 10, no. 2, 1976, pp. 225 - 244.

⑦ Margaret Pelling, *The Common Lot: Sickness, Medical Occupations and the Urban Poor in Early Modern England*, London: Longman, 1998, p. 230.

⑧ T. J. Johnson, *Professions and Power*, London and Basingstoke: Macmillan, 1972.

意愿的，18 世纪的英国表现最为明显，此时医生都受封建等级秩序的深刻影响，对贵族心存仰慕，依附富贵病人，在医患关系中处于弱势地位。①

在医生对病人的态度问题上，许多史学家认为医生对贫困病人不抱同情，迪格比和劳登都认为，医生个体在 19 世纪的英国社会中生存艰难，以一种没有职业认同的不安全感小心构建着属于自己的社会定位。② 皮特森也认为，维多利亚时代的民间医生在行医过程中缺乏道德关怀，没有利他主义倾向。③

医患关系的不和谐状况在《济贫法》④ 规定下的医疗服务体系中（简称"济贫法医疗服务体系"）表现得尤为明显。研究《济贫法》的英国史家大都认为，1834 年通过的《新济贫法》⑤ 规定下的医疗服务体系对待病人有着互相矛盾的态度，尤其是体系中定位模糊的医生群体。在对待病人问题上，新修订的济贫法医疗服务体系要求他们不仅负责疾病诊断护理，还要扮演济贫院纪律监督人的角色。

劳登认为，《新济贫法》虽然并不针对病患者与年老体弱人士，但对于那些身体健康的贫民来说，医生的模糊定位使其生活备感艰难。⑥ 霍金森则一再强调《济贫法》医务人员联合会促进了病人权益，提升了济贫法医疗

①　Dorothy Porter and Roy Porter, *Patient's Progress: Doctors and Doctoring in Eighteenth - Century England*, Cambridge: Polity Press, 1989.

②　A. Digby, *Making a Medical Living: Doctors and Patients in the English Market for Medicine, 1720 - 1911*; I. Loudon, *Medical Care and the General Practitioner, 1750 - 1850*.

③　M. J. Peterson, *The Medical Profession in Mid - Victorian London*.

④　全称是《伊丽莎白济贫法》，最初起源于 14 世纪，为防止英格兰和威尔士流民扰乱社会秩序，英国政府试图以立法的形式对流民进行限制，将流浪汉纳入国家管制，通过国家资金和个人捐献资金的救济帮助，使得穷人免于贫困，避免他们流落民间，沦为流民，危害社会稳定和秩序和谐。1601 年，伊丽莎白女王将英国民间针对贫民救济的一些惯例整合起来，颁布了《济贫法》。该法案将穷人分为三类：一类穷人为孱弱无力的老年人、病患、盲人和精神病患者，针对这些穷人，国家要接纳他们进入济贫院，提供给他们住宿和基本医疗护理；二类穷人是身体健康者，这类穷人必须在感化院或济贫院工作，对贫困的儿童可进行就业训练；三类穷人是拒绝工作的逃犯和懒汉，这类穷人必须在感化院强制劳动，严加惩戒。对于后两类穷人，政府主要通过院外救济的形式对其进行医疗救助。《济贫法》的颁布实施，开启了英国历史上著名的旧《济贫法》时代，直到 1834 年被《新济贫法》替代。参见郭家宏《富裕中的贫困：19 世纪英国贫困与贫富差距研究》，社会科学文献出版社，2016，第 58 ~ 60 页。

⑤　英国政府为解决《济贫法》医疗救助的资源浪费问题，经过系统调查与研究，于 1834 年颁布了《新济贫法》，基本原则是不再鼓励实施此前占据济贫行为主导的院外救济，穷人要想获得救济，必须到环境恶劣的济贫院内，而且还要牺牲选举权等政治权利，以此鼓励穷人自己解决贫穷问题，不要试图依靠政府和社会。

⑥　I. Loudon, *Medical Care and the General Practitioner 1750 - 1850*, p. 236.

服务。① 柯若思则认为，联合会的成就极其有限，医务人员"自私自利"。② 布兰德也认为《济贫法》医务人员联合会的做法目的在于提高医生地位，但也指出他们的活动确实提升了济贫法医疗服务体系的质量。③ 皮特森强调医生对自身经济条件与社会地位的关注，同时他认为在一些职业医生注意到《济贫法》对穷人的伤害后，也会努力改进穷人医疗服务体系，强调穷人利益与医生利益的一致性。④

关于英国医生群体的具体生活状况，也有许多学者进行关注。劳登对18 世纪的地方医生进行细致研究后指出：那个时代的从医者人数众多，利润丰厚，他们纷纷与各教区济贫理事订立契约，负责管辖地区的医疗服务，向民众兜售大量药品，并将药品装在较小的单独瓶罐或包裹中出售给个人，以获取高额利润。⑤ 兰尼在劳登的基础上前进了一步，认为在医生订立的医疗契约中，不仅可以通过私人诊疗参与医疗服务，还可以接受政府聘用，担任济贫法医生，接受济贫法委员会的契约招聘，甚至同时和几个地区签订契约，广泛参与整个社会的公共医疗服务。这种大规模医疗服务网络的构建完善了卫生保障体系。在对医生群体与济贫法医疗服务进行专门考察后，兰尼认为在 1800 年以前的半个世纪里，英国广大贫民所获得的医疗服务丝毫不比普通民众差。⑥

还有学者指出，英国早期的医生待遇优良，但 19 世纪初，待遇大降，原因有三。一是不断增长的医学教育花费巨大；二是药商们大肆配送药品，医生面临激烈竞争；三是 1815 年颁布的《药剂师法案》导致全科医生数量供过于求，使得他们要与庸医、民间郎中及江湖医生自由竞争。⑦ 劳登对普

---

① Ruth G. Hodgkinson, *The Origins of the National Health Service: The Medical Services of the New Poor Law, 1834 – 1871*, California: University of California Press, 1967, p. 682.

② M. A. Crowther, "Paupers or Patients? Obstacles to Professionalization in the Poor Law Medical Service Before 1914," *Journal of the History of Medicine and Allied Science*, vol. 39, no. 1, 1984, pp. 33 – 54.

③ Jeanne L. Brand, *Doctors and the State: The British Medical Profession and Government Action in Public Health, 1870 – 1912*, Baltimore: The Johns Hopkins Press, 1965, p. 234.

④ M. J. Peterson, *The Medical Profession in Mid – Victorian London*.

⑤ I. Loudon, "The Nature of Provincial Medical Practice in Eighteenth – Century England," *Medical History*, vol. 29, no. 1, 1985, p. 24.

⑥ Joan Lane, "The Provincial Practitioner and His Services to the Poor, 1750 – 1800," *Bulletin of the History of Medicine*, vol. 28, 1981, pp. 10 – 14.

⑦ I. Loudon, "A Doctor's cash – book: the Economic of General Practice in the 1830s," *Medical History*, vol. 27, no. 3, 1983, pp. 249 – 268.

通医生的总体生活水平进行考察，认为他们待遇低下的主要原因还在于医学教育的过分繁荣所带来的医生人数过剩；指出在 1750 年之前，依托伦敦医院与私人授课的医学教育就已经起步，到 18 世纪末，这种教育成为一种繁荣商业，一直持续到 19 世纪。①

也有学者从 19 世纪的英国社会、政府与医生职业发展的互动角度出发，认为国家对医疗界的宏观调控以及医生不断发展的职业认同使得医学发展与医生职业认同日益摆脱纯粹市场化调节，提高了职业医生的自我调控能力，增强了他们在医疗服务市场中的作用。②

医疗社会史研究着力描述的医疗市场、医患关系与医生介入公共服务的济贫现实让我们了解到 19 世纪医学界医生职业格局演变状况下英国普通从医者的社会地位，昭示着他们与国家、社会和民众及其内部群体的种种关系，为我们系统了解英国普通职业医生的代表——全科医生提供详细资料，有助于我们了解全科医生主导下英国医学界医生职业变迁与医生职业格局变化和调整背后的社会因素及产生的社会影响。

3. 医疗政治史角度的研究

维多利亚时代英国医生职业格局的调整很大程度上是通过政府的施政纲领完成的，与那个时代的公共卫生政策和医疗服务政策切实相关。总体来看，从政治史角度研究英国医生群体的成果也非常之多，主要有以下几个方面。

许多学者以英国政治发展的宏观视角来分析医生群体的职业发展情况。波特描述了维多利亚时代英国医生职业发展的政治运作史，阐述了医生通过政治途径改善自己社会地位的情况。③ 珀金在其著作的第八章中，高度评价了英国医生在工业革命时期面对传染病侵袭与公共卫生受到威胁时在治理国家方面发挥的重要作用；认为作为专家进入行政领域的医生群体发挥了比任何其他公务人员都更为重要的作用，发展了英国政府传统以来的贵族统治模式，专家治国的雏形隐现，为此后英国在议会中创建专职卫生大

①　I. Loudon, "The Nature of Provicial Medical Practice in Eighteenth – Century England," *Medical History*, vol. 29, no. 1, 1985, pp. 31 – 32.

②　Magali Larson, *The Rise of professionalism*: *A Sociological Analysis*, Berkeley and Los Angeles: University of California Press, 1977.

③　Dorothy Porter, Roy Porter eds. , *Doctors*, *Politics*, *and Society*: *Historical Essays*, Amsterdam: Rodopi, 1993.

臣，利用医生全面保障国民卫生奠定了基础。① 关于医生专家管理国家的研究，有兰伯特撰述的约翰·西蒙（John Simon）传记，认为在西蒙的领导下，以全科医生为代表的英国职业医生们充满野心地实施医疗专制主义的社会管理机制，但由于医疗技术与管理行政冲突，职业医生最终脱离行政，成为技术专家服务社会。② 总的来看，大多数研究英国医生群体的学者都对医生专家治国的倾向持否定态度，并不认同职业医生的社会管理能力，认为他们试图采取的"医疗专制化"模式损害了个人自由。③

微观政治史中，英国医生职业与国家的关系也引起学者们的关注。迈克·布朗认为，英国职业医生对待国家与政府极其忠诚，具有强烈的自我奉献与牺牲精神，但直到克里米亚战争前，医生们的这种奉献精神与英雄主义都未能引起国家重视。克里米亚战争后，人们开始重视医生的作用。此后，英国医生与大英帝国的政治文化紧密相关，医生被设想为效率突出的军事武器，将他们的救死扶伤工作与军队荣耀相关联，共同激励，成为大英帝国不断扩张的有力向导。④ 在医生与军队的关系上，安妮·萨摩认为维多利亚时代英国医生地位的提高与部队紧密相关，指出在 19 世纪后半期英帝国积极扩张的紧要关头，通过英国医疗协会的努力，才使英政府在重视军事的同时，强化了对医学和医生的关注，并在 1898 年创建皇家军医队，赋予医生以军人般的荣耀。⑤ 桑德斯认为，不管医学发展到何等程度，国家始终对之漠不关心，这导致 19 世纪英国的医生生活普遍未得到国家保障；随着英国社会公共卫生状况的恶化，医生才受国家重视，成为国家雇员，从事公共卫生管理工作。但是，在 1911 年《国民保险法》颁布前，医生收入并无保障。⑥

也有许多学者从政府调控层面考察国家政策对医生职业发展的影响。皮特森认为，英政府用政治手段调控医生职业秩序而颁布的 1815 年《药剂

①　Harold James Perkin, *The Origins of Modern English Society 1780 – 1880*, London: Routledge and Kegan Paul, 1969, Chapter Ⅷ, Part 4.

②　R. Lambert, *Sir John Simon 1816 – 1904 and English Social Administration*, London: MacGibbon and Kee, 1963.

③　Illich Ivan, *The Limits of Medicine*, Harmondsworth: Penguin Books, 1978.

④　Michael Brown, " 'Like a Devoted Army': Medicine, Heroic Masculinity, and the Military Paradigm in Victorian Britain," *Journal of British Studies*, vol. 49, no. 3, 2010, pp. 592 – 622.

⑤　*British Medical Journal*, vol. 6754, October 3, 1990, pp. 717 – 720.

⑥　Michael Sanderson ed., *Disease, Medicine and Society in England, 1550 – 1860*, London: Macmillan, 1993.

师法案》与 1858 年《医疗法》虽强化了医生的职业认同感，确立了医生的道德与伦理规范，但是，此调控并非完美，未能使全体职业医生团结在一起，摆脱庸医竞争。很多底层民众都在主动寻求江湖庸医的诊治，很多非法从医者也在开办私人医疗企业，追求商业利益。① 还有学者指出，尽管英国 19 世纪医学界的国家调控动作频频，但医生参与商业活动仍然非常普遍，直至 19 世纪末，当国家调控已初见成效时，医疗协会的审查委员会还经常需要利用既定规则，频频召开会议，审查协会的研究员、成员与资格认证者的名字为何会出现在公共广告上，检查医生所推荐的专利食品及其他物品。②

济贫是英国古老的社会实践，因而《济贫法》实施中医生的作用也引起了诸多学者的关注。有学者认为，与英国政府联系最为紧密的是参与国家济贫的济贫法医生。从职业分支看，济贫法医生一般都是在医疗服务体系中占据主导地位的全科医生，但他们又与家庭私人医生不同，从他们身上，我们可以窥测英国社会的发展动态，能够将这类医生群体的系统深入研究与医学不断延展的社会特征和济贫法医疗服务体系下的穷人救济结合起来，更为深刻地理解医学和医生、国家与社会间的互动关系。③ 也有学者指出，19 世纪的医生群体与政府的联系很大程度上都是通过济贫法医疗服务体系，医生群体需要服从不懂医学的济贫法管理人员权威，接受他们的指示，因此，缺乏自主权，不利于他们追求更高地位。④

对与国家公共服务联系密切的济贫法医生来说，史家们大都认为他们的工作状况与整个社会的发展背道而驰。劳登在指出旧《济贫法》缺陷的同时，也认为《新济贫法》正在以一种"异常恶劣、轻蔑与残忍的"的态度与行为对待医生与贫困病人。⑤ 有学者指出，济贫法医疗服务体系的低级劣等特征一直贯穿着整个 19 世纪，甚至蔓延到 20 世纪，所有医生都遭受过

① M. Jeanne Peterson, *The Medical Profession in Mid - Victorian London*.

② A. M. Cooke, *A History of the Royal College of Physicians of London*, Oxford: Clarendon Press, 1972, p. 908.

③ H. Marland, *Medicine and Society in Wakefield and Huddersfield*, *1780 - 1870*, Cambridge: Cambridge University Press, 1987.

④ Eliot Friedson, *Profession of Medicine: A Study of the Sociology of Applied Knowledge*, Chicago: University of Chicago Press, 1988.

⑤ I. Loudon, *Medical Care and the General Practitioner 1750 - 1850*, pp. 235 - 240.

苦难。① 1865~1866 年，《柳叶刀》杂志还专门组织了一个私人"委员会"，调查济贫院医务所状况并形成专题报告，以获取对医生工作环境与社会地位发展的确切认识。通过报告，他们对中央与地方济贫法监护人控制下的医生待遇恶劣状况予以了激烈批判，认为广大医生群体无辜承受了忽视和虐待济贫院病人的谴责，成为《济贫法》饱受批判的替罪羔羊。②

1867~1914 年是医学发展与医生社会地位不断上升的重要时期，很多历史学家也将此时期视为《新济贫法》改革的分水岭。在 1876 年，柯若思指出社会史学家对《新济贫法》医疗服务的"相对忽视"很不应该，认为在整个 19 世纪，济贫法医疗服务拥有数量巨大而全面的原始文件。③ 1960年代，济贫法医疗服务得到霍金森与布兰德的关注，20 世纪七八十年代又引起了弗林与柯若思的注意。④

马里兰认为，济贫法医疗服务的发展已经得到了充分全面的论述，但她也注意到这种论述通常只立足于法案颁布后前 30 年基础上，而在此时间段，医疗服务很少有根本性的改进。⑤ 霍金森的研究比较权威且全面，但他未能确切的描述济贫法医学发展的整个历史，到 1871 年就终结了，对后来济贫法医疗服务、医生职业发展及济贫法医生与医疗部冲突都未涉及。霍金森将 1867 年颁布的《大都市济贫法》视为"济贫法医疗服务体系改革的全盛时期"。⑥ 弗林也认为，法案颁布后，济贫院医务所开始独立于济贫院，济贫法医疗服务体系的设置"不可避免地开始向 1940 年代贝弗里奇的国民卫生服务体系的构想方面发展"。⑦ 霍金森、弗林以及柯若思都将《新济贫

① M. A. Crowther, *The Workhouse System, 1834 – 1929: The History of an English Social Institution*, Cambridge: Cambridge University Press, 1981. p. 156.

② *British Medical Journal*, 3 October 1990, pp. 734 – 736.

③ Derek Fraser ed., *The New Poor Law in the Nineteenth Century*, London: Macmillan, 1976, p. 196.

④ Jeanne L. Brand, *Doctors and the State: The British Medical Profession and Government Action in Public Health, 1870 – 1912*; Ruth G. Hodgkinson, *The Origins of the National Health Service: The Medical Services of the New Poor Law, 1834 – 1871*; M. W. Flinn, "Medical Services under the New Poor Law," Derek Fraser ed., *The New Poor Law in the Nineteenth Century*; M. A. Crowther, *The Workhouse System, 1834 – 1929: The History of an English Social Institution*.

⑤ H. Marland, *Medicine and Society in Wakefield and Huddersfield, 1780 – 1870*, pp. 52 – 53.

⑥ Ruth G. Hodgkinson, *The Origins of the National Health Service: The Medical Services of the New Poor Law, 1834 – 1871*, p. 687.

⑦ M. W. Flinn, "Medical Services under the New Poor Law," Derek Fraser ed., *The New Poor Law in the Nineteenth Century*, p. 66.

法》视为现代福利国家的先驱，而《新济贫法》当中的医疗服务是国家卫生服务体系的源头所在。在其中，我们可以管窥医生的身份地位与所担角色。

对济贫法医生影响较大的是薪酬问题，这在 1860 年代后期表现得尤为明显，此时政府大量缩减了院外济贫开支，1869 年更是发布通告，要求重视济贫院威慑原则，鼓励穷人们自力更生，削减公共补助与财政开支，医生待遇也随财政补贴的降低日益恶化。① 在 19 世纪七八十年代，济贫政策越来越强调院内救济，对院外救济的申请与请求进行严格审核。不同类型的贫民都受到院外救济开支缩减的影响，尤其是妇女与病人。

19 世纪是英国历史上的改革时代，许多学者也从医疗改革入手，探查改革与医生职业发展的关系。迪斯蒙德指出，19 世纪初英国医疗改革最渴望实现的目标就是破除等级分裂秩序，使全体医生拥有统一的教育机制与实践准则，让复杂的医生资格认证标准趋于统一，并予以监督；强调所有这些都需要国家调控，立法统筹。② 沃丁顿从更广泛的政治背景探讨了全科医生势力的崛起与旧秩序的变化，将关注点对准政府宏观调控医疗界的各种举措，认为议会立法的行动以及医学界全科医生倡导的医疗改革意义重大。③ 与进步史家认为改革带来进步的观点不同，研究英国 19 世纪医疗政治史的诸多史学家认为，政治对医学造成的影响无论是在医疗知识、科学与技艺，还是在医疗机构、医学院、医院与医生职业内部分工问题上，都并非始终积极、正面，而是掺杂了诸多利益群体的复杂争斗。④

维多利亚时代英国医生职业格局的变化主要是通过政治运作实现的，医疗政治史不同角度的研究为我们展现了英国医生职业格局转变的现实要素及

---

① K. D. M. Snell, *Parish and Belonging：Community, Identity and Welfare in England and Wales, 1700 - 1950*, Cambridge：Cambridge University Press, 2006, pp. 262 - 263.

② Adrian J. Desmond, *The Politics of Evolution：Morphology, Medicine, and Reform in Radical London*, Chicago：University of Chicago Press, 1989.

③ Ivan Waddington, *The Medical Profession in the Industrial Revolution*.

④ P. Wright, "The Radical Sociology of Medicine," *Social Studies of Sicence*, vol. 10, 1980；A. Treacher ed. , *The Problem of Medical Knowledge*, Edinburgh：Edinburgh University Press, 1982；S. W. F. Holloway, "The Apothecaries' Act Part 1：the Origins of the Act," *Medical History*, vol. 10, no. 2, 1966；"Part 2：the Consequences of the Act," *Medical History*, vol. 10, no. 3, 1966；"The Orthodox Fringe：the Origins of the Pharmaceutical Society of Great Britain," W. F. Bynum and Roy Porter eds. , *Medical Fringe and Medical Orthodoxy, 1750 - 1850*, London：Croom Helm, 1986, pp. 129 - 157；Ivan Waddington, *The Medical Profession in the Industrial Revolution*.

一系列政治纠葛，有助于我们深刻把握职业格局演变的具体形式和方法。

4. 医疗科学史的角度

19 世纪是西方尤其是英国医疗科学发展的黄金时代，其发展的根源是人们由此准确地阐释了疾病爆发的真正原因，许多学者对此进行了关注。库特认为，以全科医生为代表的普通职业医生势力之所以在 19 世纪的英国社会中强势崛起，主要原因就是当时英国民众的病理论思想发生了巨大改变，由"反接触感染论"转为"接触感染论"。正是这种转变，让整个英国社会开始重视医疗作用，以全科医生为代表的英国职业医生社会影响力与地位大幅攀升。[1] 布纳莫从病理论科学发展的角度出发，阐明了"接触感染论"的确立给疾病诊疗事业所带来的深远影响，认为它直接提升了普通从医者的社会地位。[2] 玛格丽特·迪兰西考察了 18 世纪医生群体研究流行性感冒的范式变化，认为英国社会具有特权的内科医生们坚持的盖伦体液论思想将医学发展置于病人之手，过于依靠病人感受，很难发现真正的疾病致因，而大批与内科医生对立的全科医生对流行性感冒的发病机理、区域特征、个人感受与数据统计结果都进行了细致分析，以"接触感染论"替代内科医生所倡导的"病人主导论"，为病理发展做出贡献。但是，他也指出，全科医生的努力并没有促进医疗科学的发展，也未能对医生教育与医学思想产生积极影响，英国医学发展仍然处于保守的内科医生协会的统治下，重视绅士教育、患者感受，对实质性的医学研究工作并不重视。[3]

英国医疗科学的发展是与药物学进步息息相关的，也有学者对此进行了关注。罗伊·波特主编的著作虽然强调自古以来英国民众都崇尚自主医疗，不愿过多依靠医生，但也同时认为，民间对自主医疗的重视有力推动了药品商业化发展，正是这种趋向使得以药从医的人越来越多，致使民间医生势力越来越壮大，也推动了全科医生势力的崛起。[4] 他与多萝西·波特认为，近代以来药商与化学家势力的崛起对医疗事业的组织、结构与药物

---

① 　R. Cooter, "Anticontagionism and History's Medical Record," P. Wright and A. Treacher eds. , *The Problem of Medical Knowledge*, Edinburgh: Edinburgh University Press, 1982. pp. 87 – 108.

② 　W. F. Bynum, *Science and Practice of Medicine in the Nineteenth Century*, Cambridge: Cambridge University Press, 1994.

③ 　Margaret DeLacy, "Influenza Research and the Medical Profession in Eighteenth – Century Britain," *Albion: A Quarterly Journal Concerned with British Studies*, vol. 25, no. 1, 1993, pp. 37 – 66.

④ 　Roy Porter ed. , *Patients and Practitioners: Lay Perceptions of Medicine in Pre – Industrial Society*, Cambridge: Cambridge University Press, 1985.

商品工业化的发展都起到巨大作用，带动了家庭医学的发展，促进了全科医生势力的壮大。① 也有学者将药学发展与殖民主义事业的开拓性进展联系起来，认为如果没有 18～19 世纪英国医药科学的进步，英国的"殖民事业"无法获得"辉煌成就"，无论是征服美洲白人，还是掠夺黑人奴隶，医学尤其是药物学的发展都有助于英国殖民者迅速克服恶劣环境所引发的身体疾病，在保证帝国扩张的同时，也让医生重要性大大提升。② 理查德森·谢丽丹还指出：英国的医学发展维持了种植园的正常运转，认为殖民地甚至独立的美国在药品工业的发展方面都是迟滞的，伦敦医药公司所供应的大批药物有效保障了种植园民众的身心健康，为其"工作"顺利开展创造了条件，提高了医学声誉与医生影响力。③

医疗科学史的研究让我们了解到以全科医生为代表的英国职业医生群体社会影响力提升的原因，也反映了药商与化学家群体在医疗活动中的角色。这些都为我们提供了理解维多利亚时代英国医生职业格局演变及调整的深层次原因。

5. 医生教育的角度

为系统了解 19 世纪英国医生职业具体的发展状况，很多学者从源头，亦即从医生教育的发展角度进行了大量研究，概括而言，主要有以下几个视角。

第一，以大学为视角。进入 19 世纪后，医学院教育逐渐成为英国医生教育的重要组成部分，改变了高层内科医生拿到大学学位就可以从医，中下层外科医生和药剂师一直按照学徒制度培养医生的教育模式。由于此前英国在这方面落后，医学院教育成为医生教育重要基地后，吸引了诸多学者对此的关注：鉴于爱丁堡大学医学教育的发达，时人专门写了两卷本的爱丁堡大学成长与发展史，对这所学校的医学教育状况进行了详细解读，指出了这所学校的教育模式对英国医生教育的重要影响。④ 也有人就当时利

---

① Roy Porter and Dorothy Porter, "The Rise of the English Drugs Industry: the Role of Thomas Corbyn," *Medical History*, vol. 33, no. 3, 1989, pp. 277–295.

② A. Crosby, *Ecological Imperialism: the Biological Expansion of Europe, 900–1900*, Cambridge: Cambridge University Press, 1986.

③ R. Sheridan, *Doctors and Slaves: a Medical and Demographic History of Slavery in the British West Indies, 1680–1834*, Cambridge: Cambridge University Press, 1985.

④ Alexander Grant, *The Story of the University of Edinburgh*, 2 vols., Edinburgh: Edinburgh University Press, 1884.

物浦大学的建立与发展情况进行了介绍，重点关注了这所学校医生教育的开展与发展情况。[①] 对于都柏林兴建的特尼妮蒂大学医学院，时人也进行了关注，认为它所形成的医生教育模式和医学课程设置都对英国医生教育影响深远。[②] 时人也对曼彻斯特大学的创建与欧文学院的建立进行了关注，认为这两所学校的建立代表了英国医学教育发展的走向。[③]

此外，还有学者重点关注了欧文学院的创建与发展，并将之置于维多利亚时代大学体系建立的宏观背景中，对其医学院发展模式进行了解读，认为它体现出英国医学教育借鉴了爱丁堡与都柏林的特点。[④] 海尔对伦敦大学的发展进行了梳理，指出其医学院的建立与发展体现了英国传统医学教育模式的变革，开启了英国医学教育的现代化进程。[⑤] 此外，还有当代学者对利兹和谢菲尔德的大学和医学院校的成立与发展进行解读，认为它们的成长与整个社会对医生教育要求的不断提高相辅相成。[⑥] 对于布里斯特尔，也有学者论述了那里的医学院和大学间的关系，认为人们对医生教育的关注有利于大学教育的发展，而大学教育的发展又带动了医生教育的进步。[⑦]

对于英国医学教育重视医院实践的传统，也有学者就圣玛丽医院学校进行了解读，认为它的发展历史涵括了英国社会医生教育由传统上重视理论转向理论与实践紧密结合的历史印记。[⑧] 除此之外，也有学者对圣巴塞洛缪医院的医学教育进行了考察，认为这家古老医院的医生教育同样体现了

---

① J. Campbell Brown, *The First Page in the History of University College*, *Liverpool*, Liverpool: Liverpool University Press, 1892.
② T. P. C. Kirkpatrick, *History of the Medical School in Trinity College Dublin*, Dublin: University College Dublin Press, 1912.
③ E. Fiddes, *Chapters in the History of Owens College and of Manchester University, 1851 – 1914*, Manchester: Manchester University Press, 1937.
④ J. Thompson, *The Owens College, Its Foundation and Growth: and Its Connection with the Victoria University*, Manchester: J. E. Cornish, 1866.
⑤ H. Hale Bellot, *University College London, 1826 – 1926*, London: University of London Press, 1929.
⑥ W. S. Porter, *The Medical School in Sheffield, 1828 – 1928: By the Late William Smith Porter*, Sheffield: Northend, 1928; A. N. Shimin, *The University of Leeds*, *the First Half Century*, Cambridge: Cambridge University Press, 1954.
⑦ F. R. Cross, "Early Medical Teaching in Bristol: the Bristol Medical School and Its Association with the University," *British Medical Chirurgical Journal*, vol. 44, no. 1, 1927, pp. 25 – 55.
⑧ Zachary Cope, *The History of St. Mary Hospital Medical School*, London: William Heinemann, 1954.

理论与实践的紧密结合，为英国临床医学的发展贡献良多。① 还有学者描述了近代以来英国私立医学院的繁盛状况，认为很多私立医学院对英国的医生教育影响重大，以威廉·亨特创建的大伍德维尔街道解剖学院为最。②

第二，以英国医学教育的总体发展为视角。乔治·纽曼从 1918 年的实际出发，认为英国医学教育的发展成就很大，但也存在诸多不足，需要政府予以调整完善。③ 查理斯·纽曼从整个 19 世纪英国医学教育的发展角度出发，认为这个时间段的医生教育成就巨大，初步建立了相对完善的医疗机制和课程体系。④ 布鲁克从地方医学教育的实际出发，认为地方医学教育体系虽然极不完善，但在国家重视和民众需求下，得到了很好的发展，初步建立起适合广大民众基本医疗需求的医学教育体系。⑤ 霍洛维从社会学的研究视角出发，认为在 19 世纪中期英国医学教育之所以会呈现出不同以往的先进状态，主要原因在于社会因素的逼迫，并不是医学教育本身内在的自觉使然。⑥ 沃克对英国 19 世纪的医学教育做了概括性的描述，认为这个时期的英国医学教育发展迅速，尤其是外科学与临床医学教育领域。⑦ 还有学者从医生们的道德培育出发，指出中央医学委员会在英国医生的道德自律方面贡献巨大，让英国医生逐渐有了道德自觉的意识。⑧

第三，以医生的个体经历为视角。乔治·皮奇根据 19 世纪两大著名医生威廉·亨特和约翰·亨特的实际经历，阐明了这个时期医生教育的基本模式与特色。⑨ 还有学者根据威廉·亨特的个人经历，再现了 19 世纪英国医学界医生教育的总体状况，从一个侧面让我们了解到那个时代医生教育

① Keri Waddington, *Medical Education At St. Bartholomew's Hospital, 1123 - 1995*, Woodbridge: Boydell and Brewer, 2003.
② Stewart Craig Thomson, "The Great Windmill Street School," *Bulletin of the History of Medicine*, vol. 12, no. 2, 1942, pp. 377 - 391.
③ George Newman, *Some Notes on Medical Education in England*, London: H. M. S. O, 1918.
④ Charles Newman, *The Evolution of Medical Education in the Nineteenth Century*, Oxford: Oxford University Press, 1957.
⑤ E. M. Brockbank, *The Foundation of Provincial Medical Education in England*, Manchester: Manchester University Press, 1936.
⑥ S. W. F. Holloway, "Medical Education in England, 1830 - 1858: A Sociological Analysis," *History*, vol. 49, no. 167, 1964, pp. 299 - 324.
⑦ William B. Walker, "Medical Education in 19th Century Great Britain," *Medical History*, vol. 31, no. 11, 1956, pp. 765 - 777.
⑧ Russell G. Smith, "The Development of Ethical Guidance for Medical Practitioners by the General Medical Council," *Medical History*, vol. 37, no. 1, 1993, pp. 56 - 67.
⑨ George C. Peachey, *A Memoir of William and John Hunter*, Plymouth: Brendon, 1924.

在内容和模式上的演进和变化。① 瑞秋的博士论文从全科医生的视角出发，明晰了这个英国职业医生群体的代表在医学教育中所经历的种种转变，认为英国社会对技术教育的看重、临床实用教育的兴起与医学院教育机制的完善共同使得维多利亚时代的英国医生们普遍掌握了全科医疗技能，让全科医生成为英国职业医生的代表，占据了英国医疗服务体系的主导。②

第四，以英国医学教育发展的具体内容为视角。在很多学者看来，英国 19 世纪的医学教育在内容上经历了从偏重绅士教育向偏重技术教育的转变，克里斯多夫·劳伦斯认为，从 19 世纪后半期到一战前夕，英国的医学教育一直体现着科学技术发展与临床诊疗实践的紧密结合，对医疗技术的重视已经取代了英国教育偏重绅士培育的传统；③还有学者从电力诊疗技术出发，阐明了商业资本、电力科技等现代化设施介入 19 世纪英国医疗服务市场的现实，认为这种状况致使医学教育为迎合社会需要不得已转向技术培育。④

19 世纪英国医生教育的研究再现了维多利亚时代英国医生教育的发展状况，使我们了解到医生群体的职业教育，有助于我们深入了解英国医生职业变迁与医学界医生职业格局发生变革与调整的内在基础。

二　国内研究概况

与国外研究的丰硕成果相比，国内对 19 世纪维多利亚时代英国医生群体的研究极为薄弱。与医生职业相关的研究主要有以下几篇。

陈勇先生对英国近代以来的医患关系问题做了系统考察，认为临床医学的诞生与医院的繁盛刺激了职业医生势力的崛起，使之从先前医患关系的弱势地位中走出，开始占据主导地位。⑤ 赵秀荣从近代以来的英国医疗立

---

① William F. Bynum and Roy Porter eds. , *William Hunter and the Eighteenth – Century Medical World*, Cambridge：Cambridge University Press, 1985.

② Rachel E. Frankli, "Medical Education and the Rise of the General Practitioner," Ph. D. Thesis, University of Birmingham, 1950.

③ Christopher Lawrence, "Incommunicable Knowledge：Science, Technology, and the Clinical Art in Britain, 1850 – 1914," *Journal of Contemporary History*, vol. 20, no. 4, 1985, pp. 503 – 520.

④ Takahiro Ueyama, "Capital, Profession and Medical Technology：The Electro – Therapeutic Institutes and the Royal College of Physicians, 1888 – 1922," *Medical History*, vol. 41, no. 2, 1997, pp. 150 – 181.

⑤ 陈勇：《从病人话语到医生话语——英国近代医患关系的历史考察》，《史学集刊》2010 年第 6 期。

法角度出发，认为英政府于 1815 年颁布《药剂师法案》与 1858 年的《医疗法》，对医生职业格局做了合理规划，塑造了统一化的医生职业意识。但也同时指出，她的文章对 1911 年《国民保险法》这个影响全体医生基本生活和工作的法案并未关注。[①] 邹翔对近代早期的伦敦鼠疫进行考察后，认为当时的伦敦医生群体鱼龙混杂，既有正统派医生，又有民间游医，他们无法形成一个统一的职业群体，没有责任意识，导致伦敦市鼠疫盛行，直到 19 世纪才得到系统有效的应对与防范。[②]

通过国内外研究，我们可以看到，国外学者对于 19 世纪英国医生群体的研究已经非常充分，无论是政治史、社会史、文化史，还是科学技术史的角度都有涉及，但是，将各大医生群体单独列出，对其进行系统考察，并明确其各自不同的职业认同、职业教育以及职业定位的研究略微单薄，较少针对英国社会中各种不同类型从医者的总体职业变迁和医学界整体的医生职业格局演变情况做系统而深入的研究。

本书将着力解决这一问题，阐明英国维多利亚时代的医生职业变迁及医学界医生职业格局的演变与调整情况，并对其影响和意义做深入探讨。而国内有关这方面的研究极其薄弱，主要涉及近代英国医患关系的发展、政府的医疗立法实践以及近代早期鼠疫泛滥时的伦敦医生作为等领域，没有按照职业特点对工业化、城市化时代的英国医生群体的工作性质和类型差异进行细致研究，更没有对英国医生群体内部职业变迁以及医学界医生职业总体格局发展演变情况的宏观考察。

---

① 赵秀荣：《近现代英国政府的医疗立法及其影响》，《世界历史》2008 年第 6 期。
② 邹翔：《近代早期伦敦医疗界对鼠疫的应对》，《史学月刊》2010 年第 6 期。

第一章　19 世纪初的英国医生群体

在近代英国，医生群体如同社会上的官员贵族一样，其职业格局的内部呈现出较为有序的等级划分，当时社会大众也都认为，在英国社会中，将医生群体按照其职业性质的不同，进行一种合理的等级划分，是宇宙构成的合理体现，人们普遍认为："首先要将人分为不同等级，然后才能将他们整合在同一个社会中，这是人类发展的普遍规则。"[1]因此，自近代早期一直到 19 世纪，英国医生作为一个单纯职业来说，内部格局是分裂的，具有统一职业认同的专门性职业医生并不存在。在职业格局内，存在着被官方和民众承认其行医合法性的正统医学界以及没有受到官方认可，但也执行着从医实践的非正统医学界。正统医学界主要由内科医生、外科医生和药剂师三大等级组成，他们各自形成专门组织，捍卫职业医生的格局生态；非正统医学界则主要由药剂师分化转型而来的全科医生及民间医生和药商、化学家等群体构成。

随着 19 世纪社会发展与广大民众医疗服务需求的增多，正统医学界尊崇的英国医生职业格局——三等级秩序濒临破裂，代表普通从医者、由药剂师转型而来的全科医生逐渐占据了医疗服务的主导，他们整合民间医生和药商、化学家群体，着力改变医生职业格局，更好地保障整个社会的公共卫生安全。

第一节　正统医学界

英国医生职业格局中的正统医学界主要包括三大等级——内科医生、外科医生和药剂师，在等级森严的职业格局下，三大等级医生群体的职责

---

①　Asa Briggs, *The Ages of Improvement*, *1783 – 1867*, London: Longman, 1999, p. 10.

和义务也各不相同：内科医生是英国医生这个古老职业的领导和权威，主要负责开处方，诊断病情；外科医生的地位仅次于内科医生，在民间具有较高声誉，主要负责做手术，护理身体表面病症；药剂师地位最低，主要负责按照内科医生的处方开药配药。

一　内科医生

（一）　内科医生的权威地位

在 19 世纪初期及以前的漫长历史时期，英国医学界的医生职业格局遵循古老严格的等级规则，内科医生、外科医生和药剂师按照等级层次的划分，各自形成独立群体，形成有序规整的医生职业尊卑秩序。在所有这些医生群体中，从规格上来说，只有内科医生才被整个社会视为正规可靠的医生，他们接受大学古典教育，精通拉丁文与希腊语，是医生中的最高等级，地位最高，只负责病理性诊断，人数很少，主要为上层贵族与绅士服务。据当时内科医生协会的统计，到 16 世纪末，协会的内科医生总数只有31 人，17 世纪末上升到 80 人，并且在整个 19 世纪，内科医生总数也没有超过 100 人。① 外科医生处于第二等级，主要负责处理外伤、进行手术，不做诊疗工作；药剂师地位最低，只能遵照内科医生的处方指示，制药配药，被视为商人。

内科医生是英国社会获得公众正式认可的纯粹医生，是医生中的最高等级。他们主要负责疾病诊断，开发药方，一般情况下不接触病人身体，认为这种行为有损其尊贵地位，最多只会为病人把脉。内科医生们通常拥有大学学位，只负责给予诊疗意见，为疾病治疗开处方，指示药剂师按要求配药，"是医生职业的首领，用他们的脑袋而非手工，显示的是学问之魅力，而非手艺的精湛……只说不做"。② 他们在医生职业格局中的独尊地位是历史形成的，应归功于英国社会对绅士礼仪的偏好：鄙视手工劳动，重视优雅的思考与灵活的智力行为。

在所有英国医生群体中，内科医生是唯一拥有绅士风度的从医者，他们创建内科医生协会，只承认其会员是合格的内科医生，并严格限制会员人数，要求入会者必须拿到剑桥或牛津大学的医学学位，禁止未受过高等教育的下层人士入会，以捍卫他们的绅士风度。作为英国社会唯一能获得

---

① *British Medical Journal*, vol. 1, no. 5427, January 9, 1965, p. 79.

② Charles Newman, *The Evolution of Medical Education in the Nineteenth Century*, p. 1.

正式高等教育的从医者，内科医生的职业发展很大程度上与他们建立的协会紧密相关。

（二）　内科医生协会

内科医生的权威地位是通过内科医生协会维持确立的。从都铎王朝开始，为了规范医疗，打击非法从医者，规范医疗秩序，议会在 1511 年颁行法案，要求医生们与大学毕业生一样，获取从业资格证，否则就得接受罚款。此后，在亨利八世时期著名的医生汤玛斯·林纳斯（Thomas Linacre）倡导下，政府于 1518 年通过法案，正式创建伦敦内科医生协会，试图规范行医，确定职业规范，促进医疗效率，向意大利等欧陆发达国家医学水平看齐。法案中专门开辟了一个章节，授权伦敦内科医生协会任命四位德高望重的人士，"负责药品的管理与审核，并与专家们联合起来，对所有医学项目进行测试，对不合格者处以罚款、监禁或施以其他手段的惩罚"，这个权力一直到 1858 年才交由中央医学委员会。协会任命的这些检查员还有权对被调查发现的伪劣药品进行销毁，这个职位以后逐渐演变为 1875 年《食物与药品售卖法》中的检查员与分析师。此外，法案还规定：在没有处方的情况下，除了剑桥或牛津大学的毕业生，任何人在没有得到协会主席和三个成员审核和认可的情况下，都不准在英格兰从事疾病的病理诊断工作。

内科医生协会是英国的首个医学管理机构，当时的英国政府对之寄予厚望，希望以此规范英国医疗行业，在当时国王特许状中享有诸多特权。不过，因当时交通不便与信息不畅，协会实际控制区域只在伦敦城与周边七英里地区。协会首任领导人是倡导协会成立的汤玛斯，他是一位声名卓著的盖伦医学理念倡导者，坚持人体营养成分的转变乃是疾病产生的最终诱因。这种被称为"体液论"① 的病理观侧重于观察个体病患者，要求医生

---

①　这是古希腊时期一种影响最大的医学理论，被欧洲医生广泛接受并应用于临床实践中。这种理论认为人体各种管腔内流动着的躯体液体，主要包括血液、黏液、黄胆液和黑胆液四种体液。血液出自肝脏，温暖而潮湿；黏液为血液分泌物的副产品，在躯体各部分均有分布，寒冷而潮湿，通常自脑部和肺部溢出；黄胆液源自胆囊，温暖而干燥；黑胆液从血液或黄胆液析出，贮于脾脏，寒冷而干燥。体液论坚持平衡原理，认为健康是体内体液平衡的结果，疾病是由于体液失衡所致，只要人体中的四种体液配合正常，人就健康；强调季节、气候等外界环境的变化影响到人体内的四大体液，每个季节各自的特点都会导致人易发某类疾病；在治疗上，它认为人的机体每个器官或每种疾病以及每一种治疗药物都具有热、冷、干、湿等特性，因此在疾病的治疗中，可采用对抗治疗的原理，用湿冷对抗干热，用干热对抗冷湿；在生理学上，该理论还认为"四体液理论"不仅可以解释疾病的原因，而且也是解释任何生理活动的基础。这套理论将人体的自然状态视为任何诊疗的基础，使得医学成为一种摆设和纯粹理论的工具。

依靠病患者实际感受，进行诊治。

虽然内科医生协会中的医生们依附病人，地域控制范围也很小，但它是英国历史上第一家医学机构，地位很高，尤其是对各类药物商品拥有合法控制权。因此，从 16 世纪一直到 19 世纪初，当危机来临、疾病泛滥时，内科医生协会一直是卫生管理者的首选咨询对象。军队也要从内科医生协会成员那里雇佣医师，在事关疾病的诸多问题上寻求诊治意见，有时还会咨询轮船上食品与木材的保养方法，请教盐水转淡的方式等。其他部门也会向协会咨询巫术问题以及弗吉尼亚与本土出产的烟草质量等各类问题，随着知识的发展，英国社会之后出现的疫苗接种及天花预防等问题也都需要向协会请教。① 但是，与当时任何一家专业性管理机构相比，内科医生协会缺少学术关怀，只负责考核事宜。为此，协会中某些具有学术关怀的成员还特别在 1662 年创建了皇家学会（Royal Society）。

虽然内科医生协会没有学术追求，也不开展医学科研活动，但对从医者的资格标准要求很高。在它的倡导下，英国于 1540 年颁布了针对医疗实践的法案，要求强化药物检测；法案规定，协会有权"调查、审视和观察那些药剂师商品、药物与原材料构成"。②在此基础上，内科医生协会还主持编纂了让整个英国医生都受益无穷的《伦敦药学大典》，1618 年发行第一版，受到皇家授权与推荐，在整个英格兰与威尔士强制实施，到 1851 年，这部权威性著作已经再版了 10 次，为英国药物学标准的确立奠定了基础。

到了 16 世纪，内科医生协会的发展出现缺陷，首先就是它没有一个中央管理机构，对其具体运作进行统一指导与调控，当争议发生时，许多问题很难得到妥善解决。当外部团体不满协会特权，提出挑战，进行挑衅时，协会也无法组织应对。在协会成立之初，那些大学、伦敦外科医生与理发师 - 外科医生同业公会、药剂师群体的一个组成部分——伦敦杂货店公司以及伦敦市政厅都对其拥有的特权持不满态度，在这种充满敌意的环境下，协会不得不强化医学科学与道德标准，以此捍卫自己的权威，免遭外界打击。

1522 年，在内科医生们的争取下，议会颁布法案，进一步巩固了协会权威，规定除了剑桥与牛津大学的毕业生，任何人未经皇家内科医生协会的授权都不得从事医疗诊治的工作。法案第 32 条规定，内科医生可以从事

---

①　*British Medical Journal*, Jan. 9, 1965, p. 80.

②　E. Kremers and G. Urdang, *History of Pharmacy*, Philadelphia: Lippincott, 1963, p. 92.

医疗诊治的方方面面，包括外科学。1540年的一项法案又重申了内科医生的特权，规定内科医生可以参与外科学在内的所有医学工作，并允许他们可以按照自己的意愿，选择在任何时间、任何地点来实施医疗诊治行动。不过，法案对药物配制方面没有规定。在1543年颁布的法案中，外科医生被明确禁止参与药物治疗行为，但却重申了1540年的法案内容，允许未经培训的内科医生处理外科事务。这样，虽然内科医生并没有药物配制权，但他们可以按照法案给予他们的特权，掌控英国全部药物，制定药物的合格标准。纵观整个18世纪，作为医生群体中唯一有修养有学识的群体，内科医生们的工作主要包括：为病患者配药的药剂师们开设处方，审查外科医生的工作，更好地了解病人，合理谨慎地开处方，并直接参与解决内在病因。

在医学界，内科医生协会与剑桥、牛津等英格兰大学拥有毋庸置疑的垄断性权威。但这是符合法律规定的。实际上，协会权力在16世纪末17世纪初就受到那些法律上不允许进行"内部疾病诊断"的外科医生，尤其是药剂师群体的挑战。到1632年，他们开始向"星室法庭"①请愿，反对药剂师群体超出专事配药工作的法定限制，擅自闯入原本属于自己的特权——疾病处方开发。而且，在18世纪，伦敦和地方上充斥着来自莱顿、爱丁堡与其他国外医学院校的诸多毕业生，他们不接受协会审查，被协会崇尚的从医高标准排斥在外。

握有从医资格证考核权的内科医生协会宣称，要获得从医诊断资格，就一定要是协会成员，七年期满后才能获得考核资格，还规定接受考核的毕业生仅限于剑桥、牛津大学与都柏林皇家三一学院。这引起很多异见者的不满，他们之中有很多人拥有很好的私人从医经验，或在医院担当要职，而医学教育在其他地方的拓展更是彰显了协会与英国大学特权的谬误可笑，那些具备良好从医实践的人都认为自己如果不经过基础理论教育的话，则在医学实践教育上与协会成员仍是存在差距的。在苏格兰这样一个全科医生盛行的国度里，大量的内科医生和外科医生流入英格兰，不断激励那些从医者反抗内科医生协会的生硬规定；认为这种规定不仅体现了协会暴政，

---

① "星室法庭"是15~17世纪英国的最高司法机构。1487年由时任英国国王亨利七世创设，因该法庭设立在威斯敏斯特王宫中一座屋顶饰有星形图案的大厅中，故而得名。它与英国枢密院、英国高等法院等构成英国史上最重要的专制机器。1641年7月，在英国资产阶级革命爆发前夕，英国议会通过法案，取缔了这个象征专制王权的法庭。

对医学发展及医生声誉也造成极大危害。

对普通从医者来说，内科医生协会将医生群体按照等级进行划分也是无依无据的，认为他们无权行使这种特许状中并没有给予的权力。实际上，在协会内部也存在不和谐的声音，国王查理二世的内科医生特许状中只规定了协会应有 40 名成员，并未对其资格考核做出限定。但是协会自身通过了 1555 年章程，将其成员分为正式成员、候选人与领有从业证书者，引起了诸多人士的不满。1676 年，国王颁布了一条强制性法令，明确要求协会禁止承认那些既没有在剑桥与牛津大学学习，又不属于其学校集团的人士从事内科医生诊疗工作。这只是一种政治手段，并没有什么法律权威。但协会却如获至宝，使得很多原本合格的内科医生不得不寻求与两所大学的紧密联系；在 1721 年，协会还要求牛津大学在授予荣誉学位问题上更加谨慎从事。[①]

为了保障特权，避免受到外界威胁，同时巩固自己作为独一无二的英国医生职业最高等级——内科医生权威机构的社会地位，协会也对自己成员的医学资格证考试要求极高。作为当时英国唯一的医学垄断性机构，严苛的标准使得英国正规从医者在人数上远远满足不了社会需要，甚至严重不足。到 19 世纪初，当伦敦城加上郊区人口总数超过 50 万时，协会中能够合法参与诊治的正规内科医生总数还不到 100 人。[②] 在此背景下，药剂师群体逐渐活跃起来，他们与外科医生联合起来，逐渐迎合下层民众的需要，以全科医生的名义对疾病进行诊治。内科医生们对此深感不满，在农村地区组建药房与之对抗。

不过，虽然英国医疗服务市场纷争暗斗不断，但内科医生协会的特权一直是难以撼动的。1767～1771 年，那些大都毕业于爱丁堡大学的医学生为了适应时代发展对医疗服务的要求，组建了内科医生联合会，抗议内科医生协会只重视理论教育的做法，倡导实践医学。这种斗争成果显著，内科医生协会领导人不得不认可实践医学在医疗服务中的重要作用，但他们还是坚持绅士化、重视医学理论的风范，拒绝接受时代要求的任何改变，阻碍爱丁堡大学毕业生成为内科医生协会的正式成员。

尽管协会一心想要维护自己的高贵地位，通过排斥那些出身不好的从

---

① Bernice Hamilton, "The Medical Professions in the Eighteenth Century," *The Economic History Review*, New Series, vol. 4, no. 2, 1951, pp. 142 – 144.

② *British Medical Journal*, vol. 1, no. 5427, January 9, 1965, p. 80.

医者吸引高贵人士，但在贵族们看来，内科医生协会的大多数成员具有中产阶级的出身背景，这就决定了协会的行为不可能达到绅士的标准和要求。他们指出："包含在职业立法中的绅士们大多具有伟大的人格以及独立的财富，在政府中很自然地扮演着更为慷慨大方的角色……而这个国家的内科医生们几乎都是中产阶级出身，他们作为一个群体，在相同的自由状态下，指望他们如同那些具有高贵出身、拥有巨大遗传性财富的绅士一样，在这个国家起作用是不可能的。"[①]

因此，内科医生们虽然将自己标榜为绅士，但是他们的地位实际上还不如那些拥有地产的农场主。一名内科医生社会地位的提高往往要依靠他们通过收入而购买的一份地产作为依托，或者赢得一名体面贵族的好感与支持才得以维系。这种依附性状况使得内科医生成为旧秩序的保守维护者，因为他们需要获得贵族患者的支持，这使得病人在医患关系中占据主导地位，贵族病人的意见和感受成为内科医生诊疗措施运行的必备参考。[②] 在整个 18 世纪志愿捐献医院大规模盛行的状况下，虽然内科医生主导着医学理论的发展，但他们往往也是身不由己，受到来自上层社会高贵患者意见的影响，医学知识的发展成为一种医患关系的社会联系在理论层面的反映。

这种理论上脱离实际，只重表面，屈服于权威的现实引发普通从医者的强烈不满。不过，内科医生们在 17 世纪后半期日益获得王室的认可也给医学发展带来好处，这使得他们拥有疾病理论领域中的创新开拓权，不必受神学观念的制约。[③] 而且，在 18 世纪，虽然贵族患者的意见掌控了从医者，但医学创新体系在遵循贵族与绅士病人要求的基础上，还是给予了医生们必要的自主决定权。[④] 这就为医学的科学发展创造了条件。总的来看，内科医生较为高级，注重绅士气度，只为贵族富人看病，很少为底层平民诊治，因此内科医生们受贵族患者主宰的情况较多，他们的病人往往都是那些上流社会的绅士贵族。作为医生职业的最高等级，内科医生往往挑选

① Bernice Hamilton, "The Medical Professions in the Eighteenth Century," *The Economic History Review*, New Series, vol. 4, no. 2, 1951, p. 148.

② N. D. Jewson, "Medical Knowledge and the Patronage System in 18th Century England," *Sociology*, vol. 8, no. 3, 1974, p. 375.

③ T. M. Brown, "The College of Physicians and the Acceptance of Iatromechanism in England, 1665 – 1695," *Bulletin of the History of Medicine*, vol. 44, no. 1, 1970, pp. 12 – 30.

④ N. D. Jewson, "Medical Knowledge and the Patronage System in 18th Century England," *Sociology*, vol. 8, no. 3, 1974, p. 378.

病人，试图通过依附贵族患者，靠他们的声望来提升自己的社会地位。这些贵族病患者的居住地较为分散，甚至很多人相距甚远，大都不在内科医生的居住区域内。

随着医疗科学的发展，到18世纪末，内科医生协会的特权逐渐受到挑战。在法国大革命的影响下，自由民主观念深入人心，英国医疗服务体系中大部分底层普通医生也受此影响，纷纷挑战内科医生们的权威，不甘于依附在内科医生的羽翼下，转而追求地位等同。而且，工业革命导致了人口大集中，住房问题、卫生问题与水源供应均被视为疾病爆发的主要诱因，各种类型的职业病也开始出现，中产阶级的崛起也使得他们极为看重医疗保健。所有这些都导致英国社会中的医疗服务需求量大增，作为社会中唯一能够主导诊疗的群体——人数较少、等级较高的内科医生们已经无法满足社会发展的需要。

因此，到19世纪，尽管内科医生将自己视为"纯粹"的医生，从医资格中也多少包含着艺术与科学知识，但医疗咨询的发展一直处于起步阶段。内科医生通常是剑桥或牛津大学的毕业生及内科医生协会成员，不过，那些拥有其他大学博士学位的人也能在协会授权下从医。如果不是内科医生协会成员或没有得到协会授权，从医者想要在伦敦及周边七英里以内的地区从医是非法的，这种禁令在很大程度上被滥用了。按照协会章程，内科医生不允许分发所开处方，这属于药剂师的工作，然而，内科医生为规避药剂师的竞争，兴建药房，大力培植化学家与药商群体，让他们替代药剂师工作。协会创设之后的很多年里，内科医生都被认为是这个职业中最有文化和有修养的群体，活在象牙塔中，而其他广大的民间普通从医者都是其"手工仆役"，不能算正规的绅士医生。据1841年的人口调查显示，整个不列颠联合王国总共有1776名内科医生，19106名外科医生与药剂师，以及2152名医学生。当然，还包括非正统医学界那些从事民间诊疗工作，但却无法予以分类的民间医师、男性助产士、用吸器放血者、拔牙师、药物混合与分配员。

人数上的巨大差距使得具有特权的内科医生协会从成立之初就备受普通从医者的反对，面对要求调整的改革压力，以及深受普通医生们"争权夺利"的困扰。1815年《药剂师法案》就是普通医生们要求改革精神的体现。不过，在这项法案中，内科医生协会审时度势，利用它的影响力发挥了主导作用，将原本致力于改革的趋势成功化解，使医疗界继续维持最初等级秩序分明的保守旧制度，保障了内科医生协会继续持有特权。在协会内部管理上，它为了适应时代发展，也开始放权给那些拥有资格证的医生，让他们参与协会管理。对于协会成员身份标准的要求也有所放松，不再坚持高规格的条件限制。

面对普通医生的威胁与 1832 年议会改革法案衍生出的民主理念，协会清醒地意识到自己的特权优势必须调整，医生职业发展进入崭新阶段。随着铁路、邮政系统的发展与民众文化水平的日益提高，现代化的伦敦大学也开始创建，拥有了合格的医生教学团队与研究型医院的设施配置，使得国家稳定专业的医疗机制创建起来，且有了统一负责的领导权威，可以与内科医生协会甚至内阁大臣讨论，决定医生们的命运走向。这种背景下，内科医生协会日益成为无数权威中的一个，不再拥有垄断医生职业权威的优势。1858 年颁布的《医疗法》根除了医生职业的三等级秩序，创建了中央医学委员会，为全体医生重新设置职业规划，构筑医生群体新型组织模式。

1858 年法案取消了内科医生协会的一些传统特权，将整个英格兰与威尔士整合为一体，撤销了它对医疗事务的管辖权，仅保留了医生资格认证的权力。其运行机制也由代表制取代特权制，成员分为研究员与普通员工，前者数量不断增加，能参选领导与管理岗位。协会不再是一个独立与半保密机构，而是逐渐向公众开放，鼓励民众参与医学讨论。从 1881 年开始，协会中的讲座授课逐渐增多，促进了医学知识的进步。[1]

从英国医学发展的角度来说，内科医生协会极为重要，这主要是基于它是一个最知名的医生考核性团体，考核标准的要求之高是举世闻名的，有效保障了英国社会医疗服务体系的质量与效果，避免庸医害人误国。甚至在 1886 年，维多利亚女王还在协会住所以个人名义建立了一个医学认证权威大厅，《英国医学杂志》也认为："如果我们追溯这个国家对医生的认证与考核系统，那么内科医生协会的荣誉性及权威地位是不可忽视的。"[2]尽管经过 19 世纪诸多医疗改革的"侵袭"，内科医生协会作为医生资格认证权威的定位从来未曾发生动摇，这是他们的固有传统，也是创始人汤玛斯及其支持者的心愿。虽然协会的认证标准过于苛刻，也表现得过于专制，但是，它对于医生资质标准的严格要求是无比可贵的。

---

① *British Medical Journal*, Jan. 9, 1965, pp. 81 – 82.

② *British Medical Journal*, Jan. 9, 1965, p. 82.

二　外科医生

（一）19 世纪的英国外科医生

在近代早期，外科医生长期被认为是低下的职业，人们对此的印象往往与鲜血淋漓相连，外科医生甚至有一个绰号叫作"锯骨先生"，甚至被类比为屠夫。他们与内科医生显示出来的儒雅不同，通常被描绘成魁梧的大汉。实际上，外科医生确实也没有多少文化涵养，普遍缺乏绅士风度；从规格上来说，他们得不到内科医生的认可，也不被民众认为是"纯粹的"医生，人们常视其为工匠手艺人，只能"通过自己的手工劳动护理病人，可用药膏、石膏、药擦剂或者洗涤液涂于伤口表面，但却不能开发内服药物"。[①]在 18 世纪，外科医生往往被局限于诊治外在疾病，进行"手工劳动"。包括做手术、正骨、包扎伤口、拔牙和处理脓肿及所有眼科与皮肤病。简单来说，外科医生们"只能诊断外在创伤、青肿、挫伤、溃疡与出疹等外部疾患，通过穿孔、切割、划刺及对身体某个位置进行截肢处理来诊治疾病。使用诸如石膏、糊剂、起泡剂、烧灼器等局部外用器具与药物，只需对身体外部感染负责，很少关注内在发病机理"。根据外科医生的主营业务，有人将外科学定义为："通过外伤治法进行诊断的艺术。"[②]

外科医生们主导实施的外科手术并不简单，在麻醉药启用前，通常被民众描述为无与伦比的痛苦体验。"在防腐剂与麻醉药启用前，是一个痛苦的时代，外科手术受限重重，只能做简单、快捷与令人绝望、痛不欲生的操作，通常包括截肢、切除囊肿结石与矫正骨折。"[③]外科医生要处理的工作极其复杂，包括处理脓肿与疖子、皮肤疹、肉赘、化脓性指头炎、痔疮与眼结膜炎以及无数小伤痛。化脓性结核病或梅毒初期皮肤感染引起的败血症、淋巴结和骨关节问题都是常见的待处理病症，慢性感染及溃疡，尤其是普遍存在的腿溃疡，需要外科医生们几周甚至几个月时间的跟踪随访诊治，但诊疗费却是固定的。

由于外科医生工作艰苦，且报酬与社会地位低下，有些知晓医疗行业内情的知名人士经常会对那些试图通过学徒制成长为外科医生的年轻人提

---

①　Charles Newman, *The Evolution of Medical Education in the Nineteenth Century*, p. 1.

②　A. L. Wyman, "The Surgeoness: The Female Practitioner of Surgery 1400 – 1800," *Medical History*, vol. 28, no. 1, 1984, p. 23.

③　Roy Porter, *English Society in the Eighteenth Century*, Harmondsworth: Penguin Books, 1982, p. 303.

出警告，向他们指出："作为一个绅士，你能完全不介意自己的手会被一个穷人、富人或一个病危孩子身上的创伤所感染，并且还得不到任何救助吗？你能确切知晓如何对病人抽血、放血与包扎伤口吗？你的嗅觉神经能够经受长期以来一直腐烂的溃疡气味吗？当你在去除绷带时，你的鼻子能习惯从被腐蚀的骨头里散发出来的恶臭吗？如果你不能承受这些，那么请你不要妄想做一名外科医生，还是去制帽商或香料制作商那里做学徒吧。"①

与内科医生不同，外科医生经常与病人进行身体接触。所以，外科医生虽被认为是一名工匠手艺人，没有优雅的绅士风度，但他们能接触病人，治疗效果往往更为突出，更易赢得比内科医生更为知名的声誉。18 世纪的作家坎贝尔就将外科医生摆在更值得赞誉的位置，"一个正规合格"的外科医生不仅能得到一份内科医生不配得到的"赚钱工作"，而且，"一个有天赋的外科医生，不管放在地球上的哪一个角落，只要口袋里装有他需要的医疗器具，就能在所有职业都无法存活的情况下安然度日"。②

从外科医生的从业性别结构来看，在 18 世纪前，女性从业者众多，主要包括两大群体，第一类是富裕家庭的管家，尤其是乐于助人的教士妻子，她们出于一种宗教救济情怀与社会责任意识救治病人。为那些得不到充分救助的穷人提供医疗服务，这些人往往主动学习医学知识，阅读医学名著，积极向名医请教，大都医术高明。第二类是将医学作为谋生手段的那些女子，她们通常出自贸易商、工匠手艺人、教士与医生世家，拥有充足的医疗经验并具有良好声望。经常收取可观的诊断费，小心谨慎地医治病人，很见成效。随着 18 世纪末药剂师的崛起，外科医生势力逐渐衰落，尤其是当 1745 年法案将外科医生与理发师区分后，外科医生只将工作定位为"纯粹的"外科学，并将职业掌控权放置于那些医院中的外科医生之手。在这种限制下，那些在民间从事产科学与一般性的外科手术及药物配置工作，并且在性格上过于谦虚谨慎的大量外科医生便无法获得主导医疗服务市场的权威。他们与大多数专门从事药物配置工作的药剂师联合起来，逐渐转型成为全科医生，掌管着全国大多数人口的医疗服务。这种医疗模式得到日渐壮大的中产阶级的认可，穷人更是将其视为理所当然的全科医疗师。

① I. Loudon, "The Nature of Provincial Medical Practice in Eighteenth – Century England," vol. 29, no. 1, 1985, *Medical History*, p. 12.

② I. Loudon, "The Nature of Provincial Medical Practice in Eighteenth – Century England," vol. 29, no. 1, 1985, *Medical History*, p. 13.

伦敦与地方遵循 1719 年创建的威斯敏斯特医院体制，陆续创建了诸多医院与药房，使底层民众有同等机会得以接受医生的照顾。但是，从医生性别角度看，外科医生与药剂师对医学教育的掌控使得女性从医者遭到排斥，很难继续进行医疗服务。

在 18 世纪前，当社会尤其是地方上的医疗救助资源、医生人数存在明显不足，且正规医生与冒牌者难以分辨，医疗市场极为混乱时，女性从医者实际上是非常活跃的，并不会因为受到排斥而完全湮没。在那些很难有医生出入的地方，某些女士又具有医疗经验与良好医疗声誉时，女医生势力的崛起是当时社会发展的必然。这种状况到 18 世纪末发生改变，这时候的医院教学开始发展，病患者也有机会挑选更好的医生，而女性又被禁止入校，不断增加的药剂师与交通工具的发展都使广大病人更容易接受男医生的照顾。这逐渐使得女医生作为一个职业群体，在医生行当中逐渐消失。最后，在 19 世纪中后期，英国政府出台的一系列医疗法又对医生职业进行了全面重组，并创设了医疗登记制度，将所有未登记者都视为庸医群体。这样一来，很难接受大学医学教育，且又被传统医学机构排斥的女医生很难作为医生登记入册，女性从医者的抗争不得不重新开始。①

在待遇上，外科医生的薪酬很难确定，计费账单往往要经年累月的积累，然后按地区医生与教区管理委员会之间的契约收费，每笔费用很难搞清楚，通常只汇报一个总数，病人们也可用实物替代诊疗费。外科医生通常会根据病人的实际情况核定诊疗费用，这需要充分考虑路程远近、手术的复杂性与难易程度、家庭经济情况、病人地位高低等因素的综合影响。总的来看，一名成功的外科医生如在地区的影响力较大，则也较为富裕。

虽然如此，外科医生的地位还是比较低下的。② 1545～1745 年，在长达两个世纪的时间里，他们一直与理发师联系在一起，同属一家行会，社会

---

① A. L. Wyman, "The Surgeoness: The Female Practitioner of Surgery 1400 - 1800," *Medical History*, vol. 28, no. 1, 1984, pp. 40 - 41.

② 外科医生地位的低下主要是因为英国当时的医疗科学不发达，医疗条件不利于大中型外科手术的顺利开展。因为没有麻醉剂和消毒剂，临床手术风险很大，而且不为人们所理解，外科手术只能做一些简单的伤口处理，遇到大的伤痛，外科医生无能为力。虽然有些外科医生有自己的医疗设想，手术步骤也没有问题，但因为没有麻醉剂和止疼药，消毒手段也不健全，往往病人在手术台上就已经死去。这些状况都使得外科医生无法得到社会的全方位认可，地位比较低下。有关 19 世纪初的外科学、外科医生尤其是临床外科医生职业发展的困境及民众对其的认知，参见邹翔《斯蒂芬·波拉德之死——英国现代临床医学的诞生与医疗救助之间关系的另类真相》，《史学月刊》2014 年第 8 期。

拒绝承认他们具有医生头衔；现实中，他们略带原始和文盲性质的手工技术也不利于他们得到社会认可。直到18世纪中期，在行业内著名医师约翰·亨特（John Hunter）领导下，他们才获得声誉。随着志愿捐献医院的发展与外科学的进步，外科医生的境况开始好转，1800年建立了外科医生协会。

（二）外科医生协会

在中世纪，疾病护理主要由修道院中的神职人员负责，其主要特点是照顾而非治疗，具体诊断上多用的是教会祈祷。因此，病患者所在地往往就是其最后的安息所，并非诊疗室。因为病人护理由教会人员掌控，而其教规又不允许他们贸然采取抽血放血操作，这就使得专事处理身体事务的理发师群体后来接管了此类需要处理血液问题的诊疗事务，毕竟这是外科手术的常规程序。1163年，在当时教皇亚历山大三世主导下，一场会议在法国图尔市召开，声明教会人员停止从事外科工作，只进行康复护理。将外科实践的权利正式赋予理发师。从此，理发师开始接管了外科诊治，人们称之为理发师－外科医生。这样，中世纪的外科从医者也被认为是"理发师、浴室管理员、阉割师以及浪荡的江湖游医"。

1307年，理发师们组成同业公会，并设置管理员，随时清除不合格的人。1376年，理发师同业公会规定：每年任命两位管理员，指导和规范从业，巡查使用过的器具药物，并通过考试，衡量从业者的技术水准。1423年，由民间外科实践者组成的外科医生同业公会试图联合内科医生，改变理发师外科特权，但并不成功。1462年，爱德华四世颁发特别许可证，正式授予理发师外科实践大权，并颁发特许状，允许伦敦市的理发师"神秘自由人"从事医疗。特许状的颁发确立了1376年理发师准则，使得外科医生协会雏形开始形成。1493年，民间外科医生开始与理发师联合起来，共同进行外科诊疗，并对从业者进行指导与考核。1540年，亨利八世巩固了这种联合，认为他们的联合组织是"伦敦理发师与外科医生神秘和共性的领导人和掌权者"，授予这个团体享有之前的所有特权，但没有具体限定外科职业特征。

由于在英国民间存在大量不合格的民间外科医生用药草与药膏进行医疗服务，为规范这样的行为，确保用药诊断的安全，1555年，外科医生与理发师联合会设立了外科医生从业资格考试，并选出13名主考官，成为后来英格兰皇家外科医生协会审查法院的起源。1605年，又一个委任状颁布，禁止那些无知和有意躲避考试的人从事外科实践。之后，外科医生一直遵循此例，他们常被视为工匠手艺人，人数上比内科医生多，在战乱时期需求量更大。

从 1540 年理发师 - 外科医生同业公会的创设到 1745 年外科医生公司正式创建，同业公会与外科医生公司一直垄断着解剖学和外科学的教学。但是，从 18 世纪开始，外科学私人讲座开始陆续出现，外科医生隶属于后来成为皇家外科医生协会的外科医生公司，经常参与巡视病房，很多地方还设置了外科医生助理，1794 年更是有人提议将之制度化。但在 18 世纪初，外科医生们还被认为是隶属于理发师群体的一分子，需要自己携带和保管自己的医用工具。当 1800 年外科医生协会组建时，他们的社会地位才有所提高，可以与高贵的内科医生进行对话。

1745 年前，外科医生与理发师还是同属于一家同业公会，不过，两大工匠群体间不断变化的社会地位促使外科医生群体开始寻求独立地位，而这个团体巨大的办公花费也使外科医生心生不满。为此，外科医生们于 1745 年创建了新的组织——外科医生公司，这得到伦敦同业公会的认可，但其成立对伦敦城几乎没有影响。公司的创建仓促草率，没有明确界定势力范围，仍是附属在伦敦城范围内，对于合格外科医生的考核方案也模糊不清。1746 年，厄斯金（Erskine）勋爵提出议案，认为外科医生能够在任何地方自由从医，甚至在伦敦也一样，只要他能通过 1511 年法案的检查与裁决。外科医生之所以留在同业公会，是因为他们能对那些接受内科医生协会资格证、从事内科诊疗活动的外科医生们处以罚款，但也有例外。1785 年，布朗克律师就认为，领有开业医师证的从医者并不是内科医生协会的成员，指出："内科医生协会与这座城市在法人资格上没有任何关系，与外科医生的交往也是一样。"[①]

新成立的外科医生公司拒绝接受那些通过遗传与偿还而得来的公民和社团特权，不愿意承认这样一种有可能降低自己标准与资格定位的例行程序。偶尔的，只有一个外科医生能加入同业公会，且只有在古老的同业公会团体中，外科医生们才有可能成为议会投票人。但 1748 年的新法规对如何成为一名同业公会成员没有任何提及，最离奇的疏忽是，在这部新法案中，公司并没有像古老的传统社团一样，获得 1629 年特许状准许的一定的

① Bernice Hamilton, "The Medical Professions in the Eighteenth Century," *The Economic History Review*, New Series, vol. 4, no. 2, 1951, p. 150.

强制权，既不能强制化学徒制，又不能强制化外科考试，甚至在伦敦区域内也是如此，他们的地位比之前更低了。

不过，与之前相比，新成立的外科医生公司带来的最大改变在于将外科医生们的关注重心放到纯粹的外科学上了。公司章程规定，外科医生不得从事药物学实践，也不能追求商业利益，涉外事务中只能被选举为外科学主考人，强调：“现在不能从事贸易行为，只能履行外科医生这一职责。”①这就将外科医生公司的全部控制权交到了医院中那些专职外科医生手上，因为公司其他成员都在从事产科学与药物工作，以赚取营生费用。但对公司日常事务更有效的控制权则掌握在审查法院的手中，他们对自己的官方工作过于投入，以至于没有时间去从事外科医生公司的其他活动。在沃尔（Cecil Wall）所著的《外科医生协会史》中，他这样评述道：“他们的教条是，外科学的关注点应该在于考试，只要做好这个，外科教育的发展就会自由开放，日益充分圆满，有助于外科发展，这在整个 19 世纪都被视为固定法则。”②

外科医生公司的管理主要由 3 个理事与 18 名助手负责，审查法院则包括 2 名理事与 9 名助手：在理事缺席的情况下，什么都做不了。法院的成员资格都是终身制的，为鼓励他们敬业守时，公司在 1746 年创设了一套价值 2 先令 6 便士的奖励体系，1787 年调高至 10 先令 6 便士，同样的奖励机制也体现在演讲的出勤率上。公司很少集会，只有在财政纠纷时才会召开会议。历史上，公司只召开过两次常务会议，一次在 1766 年，目的是提高住宿费，用以偿还修建新大厅时所欠债务；一次在 1784 年，目的是降低这类费用。外科医生公司的财政问题很多，书记员盗用钱款没有惩治措施，当 1796 年公司新大厅被出售时，价钱低得可怜，还不能全部收缴。法院的年度餐饮补贴数额惊人，1790 年成为理事的古宁（Gunning）就曾在其著作中大肆抨击公司的奢侈浪费。③

1753 年设置的一项章程规定，任何人在没有获得外科医生公司许可证的情况下进行外科实践都将受到每月 5 镑的罚款。不过也有例外，按照

① Bernice Hamilton, "The Medical Professions in the Eighteenth Century," *The Economic History Review*, New Series, vol. 4, no. 2, 1951, p. 150.

② Bernice Hamilton, "The Medical Professions in the Eighteenth Century," *The Economic History Review*, New Series, vol. 4, no. 2, 1951, p. 151.

③ Bernice Hamilton, "The Medical Professions in the Eighteenth Century," *The Economic History Review*, New Series, vol. 4, no. 2, 1951, p. 151.

1749 年法案，那些经过乔治二世官方登记的人员可以不经过学徒培训就能自由行医，军队和海军外科医生尤其如此。1763 年法案对此进行了拓展，将服务人员的妻儿都涵括在内。外科医生退休后，可以不接受公司调查，这使得外科医生公司显得毫无权威，而与外科教学分离的现状更是打击了外科医生公司的权威性地位。

在很长时间里，外科医生公司没有多少可用的办公场地和建筑用地，财政状况也极其糟糕，连小型图书馆也没有。这种对外科教育的忽视有着深刻的社会原因：公司领导部门观念滞后，先入为主地认为最好的外科医生都在医院和私人院校中，因而忽视对自身教育体系的发展，甚至对公司办公人员的任用也是一样。事实上，虽然苏格兰医学院校声誉卓著、医院教学蓬勃发展，以及私人教学繁盛，但外科医生公司毕竟代表着大都市的外科水平，很大程度上会影响整个英格兰，所以他们独有的优质教育体系的构建一定要费尽心思地搞好办好，就此有必要强化外科医生教学模式与方法。但是，由于时间限制与义务无报酬的活动性质，广大知名的外科医生根本不愿意参与外科医生公司组织的演讲。那些解剖学教授与教会的布道主教们也将外科医生公司视为他们挣钱的阻碍，宁愿接受罚款也不愿出席公司演讲。这样一来，外科医生公司的发展日益滞后，生气全无，地方上则更加糟糕，很多小城镇的公司分支协会到 18 世纪中期以后就已经销声匿迹了。[1]

很多学者认为，到 18 世纪末，外科医生公司的社会地位是需要被重新估量的。这是非常奇怪的评断，因为公司曾长时间无法准确阐明其处境与具体定位。这种情况下，在 1796 年 10 月，议会要求改革公司章程。1797 年 1 月 5 日，首个修改案出台，建议将外科医生公司改成外科医生协会，建制上仿效内科医生协会。4 月 10 日，法案通过二读，呈交上院，顺利通过，三读在 5 月 19 日正式完成。[2]

与此同时，反对力量也在行动。5 月 8 日，外科医生委员会组织的反对者大会在冠锚（Crown and Anchor）酒店召开，他们决定联合起来，捍卫自身权益。呈送议会一封有 178 人联合签名的请愿书，表达了他们对议案的不

---

[1]　Bernice Hamilton, "The Medical Professions in the Eighteenth Century," *The Economic History Review*, New Series, vol. 4, no. 2, 1951, p. 152.

[2]　Bernice Hamilton, "The Medical Professions in the Eighteenth Century," *The Economic History Review*, New Series, vol. 4, no. 2, 1951, p. 157.

满。特伦（Thurlow）勋爵表现得最为激进，这使得法案在三个月内又进行了三次讨论。法案的受挫加剧了外科医生公司内部活动的调整。1797年，吉布斯（Vicary Gibbs）在经过咨询后，认为公司之前招募办公人员的操作是违法的，在征收住宿费与填补空缺方面都做得不够明智，也即从1796年开始，它的所有汇报都不具有合法性，如果再不改革，外科医生组织的权威就会终结。

这种情况下，专管筹建工作的协会委员会与外科医生委员会进行商讨，在增强外科从业者集体凝聚力的前提下，规划实施以下改革：筹建大型的管理委员会；分支委员会分别对外科、产科与军队医生进行审查；按照投票方式遴选办事人员；每年选出审计员，部分从法院选取，部分从其他部门选取；设置四个季度性常设法院；建立在整个英格兰与威尔士进行外科考试的大学；建立私人解剖室；废除那些将产科学与药剂学资格取消的章程；在博物馆和出版物方面进行全面化多方位改进。但这些建议最终都被议会否定，只有审计员选取与博物馆、出版物方面的请求得到支持。①

1798年1月，修正案正式出台，保留了乔治二世的古老规定，主要的改变在于授予外科医生协会独有特权，使之成为整个英格兰与威尔士唯一能够征收疾病痊愈费的群体。2月5日，王权特许状颁发，规定之前的外科医生公司章程统统作废，特许状在1800年5月22日正式获得御准，具备了法律效力。在伦敦，外科医生协会首次集会在1800年4月10日正式召开，实现了改革规划。外科医生公司先前的"主任和理事"称谓得以保留。1821年，在乔治四世指示下，正式改为"主席和副主席"，初次法案申请的"皇家"头衔也得到承认。1843年，在维多利亚女王授意下，外科医生协会正式更名为英格兰皇家外科医生协会，并创设了时至今日仍然保留的人事任命体系，包括主席、副主席、理事会、研究员与会员。②

这样，从1801年开始，皇家外科医生协会历尽千辛万苦，终于获得特许状。1745～1800年这段时间，它只是作为一个小型的不被重视的公司，但它保存着约翰·亨特遗传下来的大量价值连城的病理学与比较解剖学收藏品，还拥有丰富的图书馆藏书，这些都被后来的外科医生协会继承下

---

① Bernice Hamilton, "The Medical Professions in the Eighteenth Century," *The Economic History Review*, New Series, vol. 4, no. 2, 1951, p. 158.

② Bernice Hamilton, "The Medical Professions in the Eighteenth Century," *The Economic History Review*, New Series, vol. 4, no. 2, 1951, pp. 158 - 159.

来。① 外科医生协会成立后，有权对出海工作的外科医生与军队外科医生进行审查测试，颁发的资格证可以让持有者在英国的任何地方从事外科工作，但没有开处方的权力。但在军队是个例外，那里的外科医生可以执行药剂师事务，不经测试就可以配制药物。

三　药剂师

药剂师是个历史悠久的古老称谓，治病处方需要药物调配的经验早在公元前460年的希波克拉底时代就已盛行，这位古希腊名医强调处方作用，倡导根据经验观察、对比，寻求治愈疾病的最佳药物配方。在其著作中，他提到200多种可用药物。基础药物学的发展奠基于公元77年的希腊医生迪斯考德斯（Pedianos Dioscorides）。他编著《药物学》（De Materia Medica）一书，记载了大约600种生药，一直到17世纪文艺复兴时代都被医药界奉为经典。在《出埃及记》中，对药剂师使用圣洁的涂洗油，采取焚香等办法进行药物调配准备及具体配置的情况等都有详细记录。阿拉伯的内科医生拉兹（Rhazes，860－926）与阿瓦拉（Avicenna，980－1037）也都曾经出版过药典、处方集一类的书，在佛罗伦萨、巴塞罗那、萨拉戈萨及奥格斯堡等各地药剂师同业公会也出版过此类著作。到12世纪，药剂师被称为"胡椒香料商"，法国商人占主体，承担着对东方药品和货物的批发与供应工作。在1345年，一个由胡椒香料商和帆布经销商组成的杂货商行会垄断了药品零售，对药物售卖进行了长达三百年的控制。② 1447年，英王亨利五世特别授权这家杂货商行会，检查那些假冒伪劣药品与香料。因此，药剂师最初只是商人，隶属于杂货商行会，主要工作是售卖杂货、零售烹饪调味料及进口商品。

1616年，英国的皇家药剂师戈登（Gideon De Laune）联合王室内科医生斯德瑞（Theodore De Mayerne）向国王詹姆斯请愿，要求获得一份特许状，赋予药剂师独立地位。1617年，国王詹姆斯应其所求，让他们从杂货商行会中独立出来，组成药剂师协会。不过，尽管药剂师获得特许状，但地位仍然低下，被认为是药品零售商，负责制造、分配内科医生所开的药方，是药物混合与零售批发商，带有浓厚的"商人"色彩。1617年前，他们更是被当作售卖糖果、蜜饯与分发药物的店主老板，和商业贸易联系紧

① Zachary Cope, *The Royal College of Surgeons of England: A History*, p. 257.
② Geoffrey Millerson, *The Qualifying Associations: A Study in Professionalization.*

密，不属于医生职业，依附内科医生。

不过，在药剂师协会创建后，英国医学界的医生职业格局发展中时常出现药剂师参与大众化医疗服务的忙碌身影，这是由当时的时代背景与其职业性质决定的。

随着工业革命的发展与中产阶级的崛起，英国社会的医疗服务需求大增，传统的内科医生因为人数较少，局限于上层社会，很难满足需要。这种情况下，从16世纪后半期开始，药剂师开始动用他们跟随内科医生学得的或自身培养的医学诊断与开处方之技能，为底层患者服务，社会威望大增，影响力不断提升。不过，药剂师诊治行为并不合法，只不过由于民众需要，整个社会也对他们从事医疗诊断的行径采取了不鼓励、不支持的态度。但是，1666年伦敦大瘟疫的暴发改变了一切，药剂师从医合法性得到社会认可。

1665～1666年，一场史无前例的大瘟疫突然袭击伦敦，内科医生纷纷逃出伦敦，躲避瘟疫或诊疗他们眼中极其宝贵富裕的外地绅士病人，伦敦广大底层民众在瘟疫袭击下备受煎熬，与病人订立的诊疗协议纷纷作废，这使得长期定居伦敦、为中下层广大民众制药配药的药剂师群体不得不执行疾病诊断权，开发处方，诊治病情。

大瘟疫之后，药剂师人数增长极快，"药品商店充满了整个城镇，很多街道挤满了八至十家，几乎每条街都有那么三至四家，大街小巷统统贴满了药物宣传告示"。药剂师中的很多人都是零售商、自耕农以及体面工匠的子女，地位卑微，但却通常是唯一可以依靠的医生。他们最能抛开内科医生的绅士情结，与广大民众打成一片，以最便宜、最有效的方式治愈病人。因此，决定药剂师社会地位的主要是家庭关系，而非职业特征。他们大都来自中下层家庭。1735年，一位作家这样说道："对于现在未陷入赤贫的农民和技工来说，如果他有两个儿子，其中一个肯定是医生。他们带着极其自然的态度来看待这个职业，将完全未受教育的小伙子交给某些药剂师代为照顾，从学徒生涯中获得一切知识。"在当时，成为一名药剂师的代价极低，学徒费用很少，货物储存与开药店的低税率也鼓励那些贫穷家庭的子女成为药剂师，让他们有机会提升自己的社会地位与影响力，拥有固定资产和财富，还可购买一张医学博士文凭，树立医生形象。

虽然内科医生一再抗议药剂师群体侵犯了自己的诊疗特权，指出药剂师群体不外出是由于他们在外面没有产业基地。但是，这种辩解不能抹杀药剂师诊治病人，内科医生逃避责任的现实。药剂师成为"那个时期能够提供医疗救助的仅有资源，且建立了专门为穷人看病的诊疗室"。[1]此后，药剂师开始广泛照料患者，为他们医治各类疾病，配制相关药物。1773 年，一个小报记者这样写道："内科医生很少去照顾大量处于疾病灾难的穷人，于是，药剂师不得不将大量病人置于自己的照料中。"[2]与内科医生相比，药剂师从医也占据着极大的市场优势，毕竟，他们的创业成本比内科医生与外科医生都要小得多，利润极其丰厚。对此，坎贝尔在 1747 年说道："没有哪一种行业，能够用这么少的钱财去创办运作如此收益广大的事业……他们的利润无法估量，难以想象。"[3]

药剂师不仅从业成本低，而且普遍好学，当 1800 年外科医生协会成立后，很多药剂师通过学习获得外科医生从业资格证，将外科技术作为必备技能的一部分。因此，在 1800 年以后，英国的民间从医者很多都是外科医生与药剂师职能合为一体的群体。到 1814 年，当时观察家指出："外科医生 - 药剂师联合群体已经成为英格兰与威尔士的一般从医者，20 个病人中，至少有 19 个人的健康是由他们进行照料维护的。"[4]

鉴于大瘟疫期间的药剂师医疗实践对保障伦敦普通民众的卫生与健康发挥了重要作用，国家开始认可药剂师群体诊疗权，社会也对药剂师从医持欢迎态度。大瘟疫之后，很多回归的内科医生被迫通过地方药剂师的协议才能诊治病人，年轻的内科医生更是发现自己的地位处于附属状态，一位内科医生因此感叹："很多人不得不依靠药剂师的关系培育自己的医疗市场，这对于一个绅士来说是毫无颜面的。"[5]

由于药剂师侵犯了原本属于内科医生特有的诊疗处方权，两者关系十分紧张，争吵不断。内科医生协会试图通过创建药房改变现状，1687 年，内科医生协会全票通过了内科医生应该给有需要的贫困患者提供免费医疗建议的计划，1688 年，又决定创建专业医务所，为穷人提供药物。与此同

---

[1]　E. Kremers and G. Urdang, *History of Pharmacy*, Philadelphia: Lippincott, 1963, p. 97.

[2]　Bernice Hamilton, "The Medical Professions in the Eighteenth Century," *The Economic History Review*, New Series, vol. 4, no. 2, 1951, p. 166.

[3]　I. Loudon, "The Nature of Provincial Medical Practice in Eighteenth - Century England," *Medical History*, vol. 29, no. 1, 1985, p. 26.

[4]　R. M. Kerrison, *An Inquiry into the Present State of the Medical Profession in England*, London: Longman, Hurst, Rees, Orme and Brown, 1814, p. 32.

[5]　Bernice Hamilton, "The Medical Professions in the Eighteenth Century," *The Economic History Review*, New Series, vol. 4, no. 2, 1951, p. 161.

时，内科医生也计划雇佣一些"诚实的药剂师"廉价地为穷人配备药物。药剂师们对此坚决阻挠，在他们的努力下，单独由内科医生组织创建的药房数量很少，廉价药物的供应数量也不多。毕竟，药房慈善并不可能让所有内科医生都将其注意力转向穷人救济，无法遏制药剂师的疾病诊断实践。

对此，那个时代的社会观察家雅各布·贝尔（Jacob bell）在其著作《大不列颠药学的历史概况》中，认为内科医生协会并未在药房管理上持续尽力，只是培养了一批化学家与药贩子，让他们成为自己听话的附属和随从。并指出与那些传统药剂师相比，这些化学家和药贩子要更为谦逊、诚实一些，"很少有化学家与药商群体妄想构建精美的房屋建筑，追求重要的席位，为争取利益不择手段，或四处从事不属于他们的工作，而那些药剂师则不同，他们通常试图在四五年时间里就要做到这些"。①

有关药房争论的小册子是那时候医学与社会生活争论的缩影，从内科医生协会的角度来看，他们非常担心医生职业的内部等级秩序会发生改变，削弱自己的诊疗特权。当药剂师指出穷人无法支付内科医生们高昂的诊疗费用时，内科医生做出回应，宣称自己对那些贵族的"仆人们"免收费用，其创建药房的动机就是为那些贵族"依附者"实施慈善照顾。从这点看，内科医生协会试图仍然按照老一套传统，将社会群体分为贵族及其仆人两大阶层，仅仅注重对这类人群进行医疗救助，忽视了当前社会出现的那些不断增长、势力不断扩大的中产阶级人士与工匠技术人员的医疗需求。

两者争吵持续了很多年，复辟时代尤为激烈，在创建药房实践的争论中达至高峰，但始终未能得到妥善解决。内科医生日益警觉地意识到："药剂师正以激进的实践破坏着自己的经济基础，越来越经常地侵犯原本属于自己垄断的医疗服务领域。"因此，他们"坚决要求药剂师应该谨记自己只是一名'医生'助理角色的古老惯例，不能独立拥有处方权"。②

1703 年，内科医生联合起来，向议会上院提交了一份药剂师行医不当的证据，正式起诉药剂师威廉·罗斯（William Rose），谴责他诊断病人，进行收费，认为他非法行医，强调药剂师的工作只能是售卖药物，而没有能力从事诊疗活动，如商人般自私自利的他们根本无法承担医师的道德责任。

---

① Bernice Hamilton, "The Medical Professions in the Eighteenth Century," *The Economic History Review*, New Series, vol. 4, no. 2, 1951, pp. 159–165.

② W. Copeman, *The Worship Society of Apothecaries of London: A History, 1617–1967*, Oxford: Pergamon Press, 1967, p. 45.

但是，内科医生集体表达的意见并未被英国议会上院所采纳。① 议会反而从现实出发，针对罗斯案件制定出专门法案——罗斯法案，倡议药剂师从医，认为"不管现存法律如何，阻止药剂师提供医疗建议、禁止其医疗实践都是违背习俗常理，不利于公共利益的"。②不过，法案虽然赋予药剂师"照料躯体"（探视、建议与开处方）的权力，但为照顾内科医生的情绪，只规定他们可以对药物供应收取费用，不允许他们收取诊疗费。③ 这导致药剂师在售卖药品时，往往会在其中添加诊断费，显得费用较高，无法在医疗服务市场的竞争中获得与内科医生们同等对话的权利。不过，不管怎样，药剂师获得了诊断疾病的权力，成为英格兰第一个既能从事治疗又能进行配药的全科医生。在医生职业的发展史上，这是个重要转折点，标志着全科医生阶层的诞生，既能合法的参与病人诊断，又可以为其发放药物，不足的就是不能收取诊疗费。

尽管法案对药剂师收费做出明确限制，但对于药剂师群体来说仍然意义重大。对他们来说，法案制定后的 1704 年是个转折点，这一年的药剂师职业开始走向正式转型时期，并拥有了诊断病人的法定权利。在这方面，药剂师更有优势，他们比 1745 年刚与理发师分离的外科医生更懂药物学，由于内科医生人数并未顺应时代发展在数量上有所增加，很多药剂师将主要精力投入医学诊断中，不再仅开店铺，专门从事售药工作，繁忙的医疗诊断需求让他们应接不暇。

药剂师从医激起内科医生的强烈反对，他们认为让那些未受过大学教育的药剂师诊断病人是极为危险的，强调严重的疾病往往表现出的症状都很轻微，药剂师们根本无法理解后续疾病的发展进程。据此，他们断言药剂师之所以想参与小病诊治，乃是试图："假装他们能够进行所有类型的疾病诊疗，并且在条件允许的情况下，抵制整个王国的内科医生权威，取消其职业的绅士尊崇地位，对大学教育进行打击"。④

尽管内科医生反对，但在"罗斯法案"后，英国所有药剂师都在从事医疗诊治工作，起初是小病，后来逐渐发展成诊治较为严重的疾病，在急

---

① W. Rivington, *The Medical Profession of the United Kingdom*, London: Longmans, 1888, pp. 21 – 31.

② W. Copeman, *The Worship Society of Apothecaries of London: A History, 1617 – 1967*, p. 48.

③ George Clark, *A History of the Royal College of Physicians of London*, vol. 2, Oxford: Oxford University Press, 1966, pp. 476 – 479.

④ Bernice Hamilton, "The Medical Professions in the Eighteenth Century," *The Economic History Review*, New Series, vol. 4, no. 2, 1951, p. 164.

诊时，他们也会召集内科医生集体会诊。造成药剂师从医普及化的社会现实是有理由的，因为英国的内科医生们往往只注意学习古典医学理论，对临床操作并不关注，而外科医生又不了解药物。这种情况下，经常参与辅助内科医生诊疗与药物配置的药剂师群体理所当然地就成为英国民众心目中的合格医生。而且，富有名望的内科医生往往将自己的医疗实践限制在那些富人阶层之中，社会底层患者求医问药极不方便。这种情况下，药剂师群体成为首选的诊断者。

虽然如此，内科医生的仇视态度还是给药剂师群体的地位提升带来伤害，另一个对药剂师不利的是古老传统的内科医生检查权。按照最初的法律规定，内科医生是可以审查药剂师店铺的，有权销毁低劣药品。这项古老的权力在 17 世纪末已经销声匿迹，但随着内科医生与药剂师的争斗加剧又重新出现。最初，根据亨利八世的规定，药品的销毁必须要得到药剂师协会管理者的授权，但 1732 年的一项法案对此做出更改，将协会管理者的裁决权废除。随着药剂师与内科医生关系的不断恶化，审查药物丝毫不能上诉的事实给普通药剂师的生存与发展带来了巨大威胁。通过这种方式，内科医生强制性地关闭了很多药剂师店铺，开始培养药商与化学家作为自己的听话随从，取代药剂师；认为他们相对于药剂师群体的“贪婪”来说，更为谦逊与诚实，指出：“很少有化学家与药商群体妄想构建与其身份不相适宜的精美居所，不择手段地追求各种利益，四处从事原本不属于他们的工作，而那些标榜诚实淳朴的药剂师通常在四五年时间里就妄图要做到这些事情。”①

不过，内科医生们的想法并未如愿，到 18 世纪中期，城镇药剂师以及整个国家的所有药剂师群体都在从事着医疗诊治工作。尽管有很多限制，但勤劳刻苦的药剂师们的医疗技术水平与药学知识一直都在稳步上升，随着时代发展，甚至那些致力于成为一名合格的内科医生者都要到药剂师那里接受学徒训练，这逐渐在医学界成为一个通用常识与规则。于是，一个新的医生类型开始崛起，这就是那些多才多艺的拿到外科医生协会资格证且从事药剂师工作的人。1815 年，这种类型的从医者被克里森（Kerrison）

---

① Bernice Hamilton, "The Medical Professions in the Eighteenth Century," *The Economic History Review*, New Series, vol. 4, no. 2, 1951, p. 165.

称为："在城镇和整个国家中从医者数目最为庞大的群体。"①

由于内科医生协会的压制，伦敦的药剂师们备受内科医生的排斥。但是，在英国地方上，药剂师群体几乎主导了所在地区的全部诊疗活动，据劳登对18世纪英国地方医师群体的研究，他得出的结论认为：大部分医疗实践的账单都是药剂师的，有些是私人账单，有些是来自教区外科医生给济贫院管理助理的账单，账单中详细记载了药物的配制与说明，还包括药剂师行程及随访次数的费用。②

因此，在19世纪初英国医生职业格局的正统医学界中，虽然存在严格的三等级划分秩序，药剂师等级最为低下，但他们所承担的诊疗义务与责任最大，其服务真实可见，管理到家。而内科医生提供的服务则比较冷漠、诊费昂贵且对中下层病人漠不关心，不愿时时探视病人。外科医生则表现出害怕使用刀具，为规避风险不敢轻易实施外科手术的倾向。后两者都存在很大缺陷，药剂师组成的药剂师协会才是英国社会公共卫生的主要捍卫者，这在地方上表现得尤为明显。药剂师协会中的成员大都社会地位低下，能力差异也很显著，有些只负责在药品柜台上售卖药物与化妆品，并提供专门医学建议的指导，也有些拥有药品店铺，并经常到病人家中随访探视，还有人在其专门创建设立的诊疗室中会见病人，为其提供有针对性的药物。他们通过这种方式，逐渐转型为全方位保障普通民众身心健康的全科医生。

第二节　非正统医学界

英国医生职业格局中的正统医学界等级划分森严、固定的状况严重影响了英国医学发展的良性生态，也完全无法适应维多利亚时代整个社会日益增长的医疗服务需求。在广大民众医疗服务要求不断提高的新形势下，医生格局中的正统医学界无法满足其需求，使得非正统医学界的医生群体逐渐占据了英国医疗服务市场的主导。在19世纪，非正统医学界主要有全科医生、民间医生以及药商与化学家群体。

---

① Bernice Hamilton, "The Medical Professions in the Eighteenth Century," *The Economic History Review*, New Series, vol. 4, no. 2, 1951, p. 166.

② I. Loudon, "The Nature of Provincial Medical Practice in Eighteenth – Century England," *Medical History*, vol. 29, no. 1, 1985, p. 22.

一 全科医生

19世纪初期，英国医学界严格遵守等级秩序，内科医生、外科医生与药剂师的划分明确、具体。而且，这种划分通常与其本身的业务追求并无多少联系。[①] 药剂师虽然大都从事实际诊疗，但也有很多人致力于从事批发性商品贸易，或从事植物学与化学研究。[②] 内科医生协会的那些成员更是往往只注意学习盖伦医学传统的理论部分，对临床操作经验丝毫不关注，而外科医生又很少了解药物。因此，经常参与药物研究与配置的药剂师就成为民众心目中知晓药物特性的杰出人士。而且，富有名望的内科医生往往将自己的医疗实践限制在那些富人高层之中，导致很多社会底层患者求医问药极不方便。这种情况下，民众认为了解药物特性的药剂师就成了首选的医疗求助对象。

随着药剂师群体参与诊疗并获立法认可，英国医学界医生职业发生重大变迁，传统保守的医生职业等级格局也受到冲击，非传统医学界的民间医生和药商们从事的也大都属于全科医疗事务。这样，由药剂师转化而来的医生群体连同非正统医学界的医务工作者，组成了以全科诊疗为其终身业务的医生群体，并逐渐作为一股强大的医生势力开始崛起。由于内科医生人数稀少，外科医生不从事诊断、开处方等疾病料理，由传统药剂师群体转型而来的英国职业医生们开始在英国医疗服务体系中占据了主导地位。他们为自己的生计着想，扩大私人诊疗业务，提升社会影响力，学习较全面的医学知识，在医院病房与走廊里观察诊断情况，发展医术，学习技能，为之后成为体面赚钱的家庭医生奠定了基础。

在当时，全科医生势力的崛起主要缘于英国民众对身体保养的需求远高于一般性的医疗服务，而且，当时中产阶级家庭数量急剧增加，他们"强烈希望能有一群人在事关医学与外科领域中给他们提供全方位服务，合理阐释任何疾病，以便让他们满怀信心地理解一切"。[③]中产阶级的这种需求使得很多年轻人立志做一名从事全科医疗的职业医生。

当人们翻阅19世纪初的外科医生与药剂师记录簿和日记本时，就会发

---

① R. S. Roberts, "The Personnel and Practice of Medicine in Tudor and Stuart England, Part II: London," *Medical History*, vol. 8, no. 3, 1962, pp. 217 – 234.

② C. J. S. Thompson, *The Mystery and Art of the Apothecary*, pp. 279 – 280.

③ I. Loudon, "The Origin of the General Practitioner," *Journal of the Royal College of General Practitioners*, vol. 33, no. 246, 1983, p. 15.

现，那个时期的外科病例如此之少、医疗行动却很多，尤其是医生们非常普遍地在从事着分配药物的工作，并且在经济上对配药行为高度依赖。① 到1840 年代，既从事医疗工作又执行配药业务的全科医生已经占据了英国医疗服务的主导，占英国所有从医者总数的 80%，且持有各种不同类型的资格证。一位声名卓著的老资格全科医生在 1847 年断言："全科医生已经是，而且继续是上层社会成员普遍拥有的职业随从，也是迄今为止中产阶级社会的较大组成部分，且也可以视为这个国家劳工阶层唯一可信的医学指导人。"②

在正统医学界，不仅英国社会历史悠久的药剂师集体转型为全科医生，外科医生协会的大部分成员也在从事全科医生的工作。在大多数民众心目中，外科医生因为疗效显著可见，常被视为无所不能的全科圣手。在 1830年，詹姆斯·帕杰特（James Paget）感叹："当我决定成为一名外科医生时，意味着我是一名全科医生。"③一般来说，"纯粹的"外科医生只能从事外科工作，不承担药物学或产科工作，只使用单纯的外科技术，但人数很少。在 1834 年，外科医生协会中 8536 名成员中只有 200 人是纯粹的外科医生，7800 人是全科医生。④

为了迎合英国社会的医疗服务需求，大部分外科医生都将外科学、产科学与药物学实践结合在一起，这虽然不利于他们入选皇家外科医生协会委员会，但却有助于使其成为著名的外科医生，并得到药剂师协会执照（LSA），成为外科医生 - 药剂师身份兼具的全科医生。到 1834 年，有 41%的外科医生协会成员通过了药剂师协会考试，成为外科医生协会资格证（MRCS）与药剂师协会资格证的双重持有者。⑤

不仅外科医生认可全科医生的工作，越来越多的内科医生也认可全科医生的工作模式，并且转型为全科医生，看病开处方同时兼售药物。甚至

---

① I. Loudon, "The Origin of the General Practitioner," *Journal of the Royal College of General Practitioners*, vol. 33, no. 246, 1983, p. 14.

② I. Loudon, "The Origin of the General Practitioner," *Journal of the Royal College of General Practitioners*, vol. 33, no. 246, 1983, pp. 14 – 15.

③ A. L. Wyman, "The Surgeoness: The Female Practitioner of Surgery 1400 – 1800," *Medical History*, vol. 28, no. 1, 1984, p. 23.

④ I. Loudon, "A Doctor's Cash Book: The Economic of General Practice in the 1830s," *Medical History*, vol. 27, no. 3, 1983, p. 263.

⑤ D. U. Bloor, "The Rise of the General Practitioner in the Nineteenth Century," *Journal of the Royal College of General Practitioners*, vol. 28, no. 190, 1978, p. 290.

连那些剑桥、牛津与苏格兰的医学毕业生也纷纷进入英格兰，作为普通的全科医生照料民众。1834 年，尼尔·阿诺特（Neil Arnott）指出："不久之后，内科医生作为一个群体就消失了，药剂师最初是一个只负责药物混合的商人，现在却意味着可能成为一名受过良好教育的内科医生；近几年来，那些有教养的内科医生因为碍于自己从医实践的经验问题……已经与之前的低下等级合为一体。"①

在全科医生工作模式广受社会认可以及医疗科学迅速发展的时代背景下，英国医学界长期以来界限分明的外科与内科差距逐渐缩小，医生们不再将外科学视为单纯的手术操作，而认为外科也需要诊疗。1834 年，伦敦医院的外科医生都认为内外科分离的传统应该打破，几乎所有医生都呼吁："内科医生与外科医生的从医实践并不应划分精确界限。"②

在英国医生职业格局中，除了内科、外科划分体系濒临崩溃外，英国传统意义上的外科医生和药剂师的从业实践也逐渐连为一体，无法区分，作为外科医生－药剂师这一全科医生称号从事着行医配药的工作。在 1834 年，皇家外科医生协会中的总共 8536 名成员中，有超过 6000 人在英国从事全科医生工作。③ 协会主席格思里（G. J. Guthrie）相信，协会成员中只有约 200 人将从医行动局限在外科学上，伦敦有 130 ~ 140 个，地方上有 70 ~ 80 个。④ 1834 年，据估计，有 3500 名外科医生协会成员（约占总数的 41%）拥有药剂师协会资格证。⑤ 到 1856 年，已经有 5580 名从医者拥有双份资格证。还有很多没有药剂师协会资格证的外科医生在从事全科医生的工作；1856 年，1500 名只有外科医生协会资格证的医生也在英国从事着全科医生的工作。

鉴于全科医生在民间的普及，当外科医生们在从事全科医生性质的工作时，他们会将原本属于自己的外科学治疗工作与药品售卖结合起来，认为自己是"从事全科事务的外科医生"，而在代表药剂师群体利益的药剂师协会看来，他们才是"英国全科医生"势力的代表。尽管这些组织都想准

---

① S. W. F. Holloway, "Medical Education in England, 1830 – 1858: A Sociological Analysis," *History*, vol. 49, no. 167, 1964, p. 308.

② *Select Committee Reports on Medical Education*, part II, London: The House of Commons, 1834, p. 112.

③ *Select Committee Reports on Medical Education*, part II, 1834, p. 87.

④ *Select Committee Reports on Medical Education*, part II, 1834, p. 84.

⑤ *Select Committee Reports on Medical Education*, part II, 1834, p. 87.

确区分出职业性质，按照英国古老传统的医疗秩序划定医生职业秩序，将外科医生与全科医生的具体事务区分开来，但在现实中，这已经不太可能，全科医生的工作业已占据了英国医疗服务市场的主导。对此，19世纪英国著名医生威廉·法尔（William Farr）甚至认为，之前孕育全科医生新职业的药剂师群体已经无法管理和控制全科医生的事务与实践，他更愿意用"外科医生"这一称号来指代全科医生，强调："那些诊治所有疾病、为病患者提供医药治疗的人，有时称其为外科医生、全科医生，或者更通俗的职业医生。"①

因此，到19世纪中期，当英国医学界医生职业格局存在着不同称呼的医生群体，并有着严格的等级划分时，医生职业势力其实是非常单薄的，作为一个专门职业，并没有强大的认同感。只有当全科医生势力崛起后，英国医学界的医生职业格局才变得较为合理，"职业医生"的名号才统一地被赋予到英国所有医生群体的身上。在所有的这些医生群体中，既有正统医学界的药剂师、外科医生和内科医生，也有非正统医学界的广大从医人士。这些人逐渐演变成为全科医生，占据着英国医疗服务的主导，在民间社会中赢得巨大声誉，发挥着重要作用。在他们集体努力下，英国医生群体的人数、影响力、社会地位都获得极大提高。但是，由于正统医学界领导者——内科医生协会捍卫特权的需要，英国社会中新出现的全科医生并不为当时的英国正统医学界接纳。

二　民间医生

在19世纪初，英国医生职业格局除了正统医学界的内科医生、外科医生与药剂师以及由药剂师群体分化转型而来的全科医生外，还有广大未被正统医学界吸收接纳的民间医生或者被称为"江湖医生"的人在从事诊疗活动。他们一般通过许多民众在乎的"服务项目"来索要报酬，主要包括医疗探视、药物、外科手术以及助产术等，而且从19世纪早期开始，疫苗接种也涵括在内。② 一般来说，当时医学方面的许多技术创新都是由民间医生来完成的，他们没有道德包袱与行业规则的严格束缚，唯利是图。这些人无所畏惧，总是能够根据现实需要找到应用于日常生活的治疗方法。比如，对于"疝气"的治疗就是民间游医的特长，之后正规的外科医生才做

---

① *Select Committee Reports on Medical Education*, part Ⅱ, 1834, p. 112.

② I. Loudon, *Medical Care and the General Practitioner 1750 – 1850*, p. 231.

这个医疗业务，并对手术进行了改进——增加了疝气带。[1]

在 19 世纪之前，英国的医疗服务往往和济贫院联系在一起，医务工作者通过与各大教区订立协议的形式提供医疗服务。并且，从 18 世纪中期开始，无论是在城镇还是在农村，所有教区都开始陆续与医生签订医疗协议，协议医疗增长得十分迅速而且明显。[2] 这些协议往往与济贫院设施供给相结合，共同保障穷人的基本生活，据 1797 年艾登有关贫穷状况的调查报告显示，英国已经有 31 个教区、市镇和城市与医师们签订了协议，要求他们给济贫院内的穷人以及院外穷人提供护理服务，并且，在 1820 年，北约克郡地区的很多大型集镇还将这种协议与济贫院穷人的管理责任结合起来，形成统一护理规则，根据济贫院的人口情况订立适宜的协议，并规定了与院外穷人医疗服务的不同之处。在济贫院内，一位专职药剂师的年薪可以达到 120 镑，还有 20 镑额外附加的"院外穷人诊治业务费"，而对于院外济贫，家庭外科医生年薪只有 63 镑，四个不局限家庭、可以面向外界行医的外科医生待遇是年薪 176 镑 10 先令。[3]

医疗协议将医疗服务确定在一个更为规范的基础之上，可以预算开支并进行花费方面的计划。这是社会福利发展的一种形式，在很多地方这个方式与越来越昂贵和"慷慨"的济贫法机制形成了对穷人照顾的基本方式。对于很多教区来说，它们之所以支持协约机制，也是由自身的经济能力决定的，18 世纪后半期异常繁重的经济压力使得它们不得不寻求这种减少开支的方式。[4] 从财政上看，济贫法是扣除物价因素，按照人均比例支出资金的，但对比 1750 年与 1803 年的情况，我们会发现，小麦的价格这些年里已经上涨了 8 倍。这样，到 1818 年，济贫法的财政支出已经达至顶峰，无论从绝对数量还是个人数目来看，都是政府难以承受的。[5] 在 1790 年代，拿破仑战争带来了急剧的价格膨胀与严重饥荒，虽然物价在 1770 ~ 1790 年保持着相对稳定的状态，但是到 1800 年突然飙升了 88%。1803 年前夕稍有回

① 罗伊·波特主编《剑桥插图医学史》，第 141 页。

② A. Digby, *Making a Medical Living*: *Doctors and Patients in the English Market for Medicine*, *1720 – 1911*, p. 225.

③ R. P. Hastings, *Poverty and the Poor Law in the North Riding of Yorkshire*, *c. 1780 – 1837*, New York: Borthwicke Paper, 1982, pp. 13 – 14.

④ Geoffrey W. Oxley, *Poor Relief in England and Wales*, *1601 – 1834*, Newton Abbot: David and Charles, 1974, pp. 65 – 73.

⑤ Paul Slack, *The English Poor Law*, *1531 – 1782*, p. 30.

落，但到 1813 年又突然蹿升，相比于 1782 年的物价水准高了 105%。对法战争结束后，农业萧条又导致了新一轮通货膨胀，此后，一直到 1834 年新济贫法修正案颁布前，物价又一直呈现回落状态。①

物价水平的跌宕起伏导致济贫法实施花费难以计算，无法对预算做出精确安排，这时候，相对来说价格确定的协议就为济贫法管理人员提供了预算开支的良好方式，可以据此做好照顾穷人的计划与安排。不过，这种协议也需要济贫法管理人员仔细斟酌，以保证能以合适价钱为穷人们提供必要的诊疗照顾，防止因为协议费用过低导致的穷人诊疗低级化趋势。不过，令人感到欣慰的是，协议也可能包含了医生免费治疗穷人的情况，毕竟，那个时候的医疗利他主义传统还是存在的。这两点决定了医疗协议在英国社会的逐渐盛行，而且，教区、商行以及友谊会等机构也通过签订协约的捐献方式，不断地争取让更多的民众可以进入地方医疗所进行诊治。②1803 年创建的贝德福德（Bedford）诊疗所在第二年只有 10 个教区捐款人，但到 1811 年，这个区域几乎全部人口的 2/3 以上人士都参与了对医院的捐款投资。③

医疗协议往往是相似的，通常情况下都是民间医生们答应提供为期一年的诊疗和药物护理工作，城镇则给予他们约定好的报酬。在 1784 年，坎普顿（Campton）郡就曾经和谢福德（Shefford）地区的民间医生乔治·希克斯（George Hicks）订立了如下医疗协议："我——乔治·希克斯医生确实同意与坎普顿的教区官员达成的约定，负责维护保障协约中提及的坎普顿教区穷人的身体健康。外科手术、妇女不适合操作的产科学工作以及小疹子治疗和骨相学诊治都设置了相应的费用开支。我以我的双手起誓，同意参与这些操作，并接受从此时至 1785 年复活节这段时间内教区提供的总额两镑两先令的服务费。"

在 18 世纪以前，英国的教区普遍认同医师账单制，即医师在照料好病

---

① Charles H. Feinstein, "Pessimism Perpetuated: Real Wages and the Standard of Living in Britain during and after the Industrial Revolution," *Journal of Economic History*, vol. 58, 1998, pp. 625 – 658.

② A. Berry, "Community Sponsorship and the Hospital Patient in the late Einhteenth – Century England," P. Horden & M. Smith eds., *The Locus of Care: Families, Communities, Institutions, and the Provision of Welfare since Antiquity*, London: Taylor & Francis Group, 1997, pp. 126 – 150.

③ Samanthe Williams, "Practitioners' Income and Provision for the Poor: Parish Doctors in the Late Eighteenth and Early Nineteenth Centuries," *Social History of Medicine*, vol. 18, no. 2, 2005, p. 164.

人后，记录开支，然后将此账单提交至教区管理委员会，由教区再统一支付。但是，到 18 世纪下半期以后，几乎 3/4 的教区逐渐采用与民间医生订立协约的形式，以此取代了账单制。只有八个教区还在延续传统，让从医者提交年度账单。一般来说，医生们在协约中得到的固定薪金是与当地的人口比例相对称的，这在贝德福德郡东部地区的农村地区和小城镇非常流行。而在那些相对大得多的城市，诸如伦敦、曼彻斯特以及谢菲尔德那里，与医生们的约定薪酬往往是由管理教区数量的多少而确定的。[①] 薪酬状况当然在各个区域表现得不太一样，与教区管理者是否慷慨和实际经济状况挂钩，还与民间医生们实际的威望和声誉相关，但不管怎样，一旦订立协约，就是相对稳定的。由于交通限制，很多协议中都会包括医生们的出行花费，教区管理者在选择医生订立协约时，也尽力选取本地区的适宜人选，如果没有合适的，就在秉持就近原则的情况下寻找契约医师。而且，医生们往往也同时在多个相互邻近的不同地区担任契约医师，负责不同地方的穷人医疗照顾。

由于那些订立协约的医生往往一个人负责很多教区的穷人医疗照顾，还要为私人护理和友谊会成员的医疗保障服务，这使得他们的负担极其沉重。托马斯·麦克拉斯（Thomas MacGrath）就是很典型的例子，他是六个教区的契约医师，并通过账单结算的形式管理着另外两个教区的医疗卫生，要照顾的总人数达到 5445 人，就算与 20 世纪晚期的繁忙医师相比，他的业务量仍是超出两倍之多。[②] 韦伯夫妇更是认为，医疗救治的基本意图是要覆盖整个英国的工人阶级，"在 1832 年，尤其值得谨记的是，在农村地区有工资收入者普遍能够得到医生救助，对于那些本地区没有成形的诊疗所，得不到任何医疗建议的人来说，这已经形成了习惯。济贫法助理委员会在针对萨福克（Suffolk）调查的报告中愉快地写道：'以医疗为形式的救助已经深入整个下层民众，并惠及这个国家的所有旅行者、技工和劳动者'"。[③]

不过，在协议条款中，麦克拉斯只需要对穷人的救治负责。如果将医

①　Samanthe Williams, "Practitioners' Income and Provision for the Poor: Parish Doctors in the Late Eighteenth and Early Nineteenth Centuries," *Social History of Medicine*, vol. 18, no. 2, 2005, pp. 168 – 169.

②　C. Webster, *The Health Services Since the War*, vol. 1, *Problems of Health Care: The Health Service before Stationery office Books, 1957*, London: Routledge, 1988, p. 356.

③　Sidney Webb and Beatrice Webb, *English Poor Law History*, London: Longmans, 1927, p. 306.

疗救治和护理仅仅算作教区组织的救助活动组成部分的话，那么实际上，他的责任更轻，需要负责的病人就更少。很多医疗救助都是由教区直接提供的，并且分类进行。大部分契约都会特别指定医师们具体负责的对象是教区中拥有救济合法权的"穷人"还是有待处理的"贫民"。① 大部分签订契约的民间医生都有着很好的组织联络系统和专业技术能力，往往都是合格的外科医生或者药剂师，抑或两者的集合体。到 1811 年，虽然在某些地方处于边缘化的民间医师们还在依照传统继续受雇佣，但是他们的地位逐渐被外科医生－药剂师群体所取代，在农村地区的教区，大部分契约医师都出自外科医生－药剂师群体，其他地区、城镇和大城市的情况也与之相同。②

麦克拉斯作为从医者是相当成功的，他从 1778 年一直干到至少 1826 年。并且是皇家外科医生协会的成员，能够支配大批学徒的保险金。据劳登的估算，在 18 世纪中后期英格兰外科医生－药剂师群体的收入能达到年薪 300~400 镑，他们收入中的 1/4 到 1/3 都是通过教区账单和定期津贴获得的。但在 19 世纪早期，国家外科医生和药剂师群体的收入下跌到 150~250 镑，济贫法契约费用占了他们收入的大部分。③ 在所有医师中，麦克拉斯算是杰出的，他能够确保自己从八个教区那里获得工资，并获得学徒保险金。这种将自己医疗实践扩大化的行为很可能得益于医疗收费时的廉价因而易于被人们所接受。

很多民间医生团体也筹建了自己的学徒制度，从中支配保证金。希克斯的行医覆盖面就包括谢福德、科普尔（Cople）、鲍尔多克（Baldock）等地区，其还登上了 1785 年的商业名人录，并在 1753 年被评定为可以专门为学徒们做技术指导的高级外科医师，年薪为 42 英镑。还有很多医师也从事着多种职业，不仅在不同地方履行职业责任，还在诊疗所、济贫院、城镇管理层担任重要职位。因此，我们可以说，18 世纪后半期乃是医学发展的

① Samanthe Williams, "Practitioners' Income and Provision for the Poor: Parish Doctors in the Late Eighteenth and Early Nineteenth Centuries," *Social History of Medicine*, vol. 18, no. 2, 2005, p. 174.

② Samanthe Williams, "Practitioners' Income and Provision for the Poor: Parish Doctors in the Late Eighteenth and Early Nineteenth Centuries," *Social History of Medicine*, vol. 18, no. 2, 2005, p. 175.

③ I. Loudon, *Medical Care and the General Practitioner 1750 – 1850*, p. 261.

黄金时期，存在着一个非常繁盛的医疗市场。①

　　不过，进入 19 世纪以后，尤其是在 1815 年之后，民间医生的社会地位与工资收入普遍下降。政府立法开始影响医疗实践，尤其是 1815 年《药剂师法案》允许海军与军队从医者流入民间社会后，医生从业人员急速增加。②

　　19 世纪，民间医生不仅人数膨胀，薪酬待遇也降低了。由于济贫费用支出繁重，各教区不堪重负，纷纷与地方民间医师讨价还价。而且，物价水平虽然在 1770～1790 年代保持平稳，但在下一个十年却飙升了 90%，不断增长的贫困问题与物价的膨胀使得济贫费用以火箭升空般速度大幅增加。③ 另外，一些医师在协议中加入的免责条款也减少了既定支出，比如在 1796 年，坎普顿教区医生就声明自己对天花和性病不负治疗义务，而之前这些服务都是包含在契约中的。其他教区也有类似规定，纷纷将难产、疫苗接种和预防注射等医疗活动排除在外，事故医疗与骨头安置是最为常见的契约免责项目。对从医者来说，这些都是非常耗时而且收费昂贵的服务。一般来说，英国各个地区穷人们的骨折和骨断裂现象较为常见，也是引发其他类型疾病的最为常见的原因，而骨头安置的花费一般为 1～2 个基尼。④

　　到 18 世纪末，医疗协议中的免责条款在英国各个地方都非常盛行。⑤ 据劳登的调查，1794 年怀特岛上的专职外科医生与药剂师年薪只有 170 镑，外科医生通过疫苗接种与女性接生服务所得的额外收益达到 45 镑，仅 1793 年，外科医生的总额外收入就达到 277 镑 19 先令 6 便士。在伯明翰，1786 年外科医生的收入为 52 英镑 5 先令 6 便士，而他的药物买卖额外总收入竟高达 173 英镑 12 先令 11 便士，另外还有从事助产士工作的额外收入 28 英镑 1 先令 4 便士。⑥ 在多塞特（Dorset）地区，1770 年代的教区医生对每个

①　Samanthe Williams, "Practitioners' Income and Provision for the Poor: Parish Doctors in the Late Eighteenth and Early Nineteenth Centuries," *Social History of Medicine*, vol. 18, no. 2, 2005, p. 176.

②　I. Loudon, *Medical Care and the General Practitioner 1750 - 1850*, pp. 231 - 235.

③　Charles H. Feinstein, "Pessimism Perpetuated: Real Wages and the Standard of Living in Britain during and after the Industrial Revolution," *Journal of Economic History*, vol. 58, 1998, pp. 652 - 653.

④　Samanthe Williams, "Practitioners' Income and Provision for the Poor: Parish Doctors in the Late Eighteenth and Early Nineteenth Centuries," *Social History of Medicine*, vol. 18, no. 2, 2005, p. 177.

⑤　A. Digby, *Making a Medical Living: Doctors and Patients in the English Market for Medicine, 1720 - 1911*, p. 226 - 227.

⑥　Frederick Morton Eden, *The State of the Poor*, vol. 2 and 3, Cambridge: Cambridge University Press, 2011.

天花疫苗接种者收取 3 先令的费用。但 1790 年，医疗协议不仅排斥天花救治，而且还不涵括性病、助产服务、骨折、骨裂和大型手术。除此之外，多塞特教区的医生协议还不包括行程费用。[①]

医疗协议中免除的服务项目增加了医生的收入，满足了他们获取更大利益的野心，但增加了穷人们的负担，他们不仅需要为购买服务支付大量报酬，还需要为那些医生的行程费用、充满野心的漫天要价买单。尤其是助产服务，很多城镇为此专门设置了一份薪金计划，希望可以得到最好的照顾。布里斯托尔（Bristol）的穷人委员会将助产士的年薪定为 6 镑，怀特岛为每个分娩手术支付 5 先令给助产士，而在诺维奇，男性助产士在 1780 年代早期就作为专职任命下来。[②]

根据英格兰惠特布雷顿（Whitbread）地区的行医者社会经验记录来看，医疗协议的总数一直保持着稳定增长，从未有减少的迹象。而且，一旦协议订立，医师们都很守信，往往工作时间很长，协议医生死亡也有人继承下去。很多城镇也都先见之明地设置了多个专职医师，让他们轮流换岗，保证在一名医师有事或者外出时，民众的基本医疗照顾得到充分保障。

民间医生们流行的这种轮换制使得他们大多数从事兼职业务，常常在不同的教区履行自己的职责。另外，当时民众采取的医生就近使用原则也非常重要，医生们往往控制的范围就是自己家附近的区域，通过私人护理、济贫法实践、教书、带学徒以及承担医院管理等行为发挥作用。履行《济贫法》救济穷人的职责是医生们最为常见的管理学任命，这与各个教区的地理环境紧密相关，在济贫法或医院布告中，医师的职业技能往往能够表现在济贫法契约中或者医院里（很多时候只是名誉上的）。这有利于他们垄断医疗市场，提升自己的社会地位。除了以自己家附近区域为根据地外，医师们也极力扩张自己的管理区域，这往往通过任命相应医师的方式实现。为了争取自己的利益，最大限度扩展管理地域，医师阶层也存在着一定程度上的激烈竞争。[③]

因此，在 1815 年之前，由于大量贫穷状况的存在以及济贫法赈济活动

---

①　G. Body, "The Administration of the Poor Law in Dorset 1760 – 1834, with Special Reference to Agrarian Distress," Ph. D. Thesis, University of Southampton, 1968, pp. 193 – 197.

②　Frederick Morton Eden, *The State of the Poor*, vol. 2.

③　Samanthe Williams, "Practitioners' Income and Provision for the Poor: Parish Doctors in the Late Eighteenth and Early Nineteenth Centuries," *Social History of Medicine*, vol. 18, no. 2, 2005, pp. 180 – 183.

的需要，正统医学界之外的许多乡村城镇都存在与民间医生签订大量医疗协议的现象，这种协议到 1790 年代后期达到高峰。此外，由于需求量的不断增大，许多民间医生可以在医疗契约和协议中占据主导地位，而且不需要承担任何竞争风险，许多协议还设定了医生们的免责条款，以便于他们赚取额外收益。不过，随着 1815 年通货紧缩时代的到来，以及英国政府在全科医生主导下通过的医疗改革法，英国医生的职业发展和整个医学界的医生职业格局有所变化。广大民间医师开始脱离地域局限，互相之间的竞争压力增大，原先能够掌握地区医疗主导权力的地方医生们控制医疗服务市场的能力大为降低，民间医师的社会地位开始下降，并最终融入全科医生的职业范畴中。

三 药商与化学家

19 世纪的英国社会有着各式各样的医疗机构，不管是穷人还是富人，都能选择自己喜欢的医疗方式。这些都使得当时英国医生的总体职业格局显得复杂斑驳。总的来看，除了正统医学界以及非正统医学界的全科医生和民间医生外，还有很多从医者都是处于"边缘化"或完全无法得到"资格认可的"。这些从医者往往用独具特色的诊断方法与诊治手段，从传统习俗、古老秘方或"新科学"那里寻求灵感，用水疗法、顺势疗法、催眠术或医疗植物学，加上各种样式的表演技巧、设计骗局或开办商业公司来吸引患者。"到 19 世纪中期，我们还无法准确分辨出职业从医者与边缘化从医者之间的区别，无论从诊疗的效果、科学依据以及成功机率来看都是如此。"[1]从 19 世纪初英国医疗服务市场的行医实践来说，这些不正规的从医者不仅包括传统上的边缘从医者，即民间医生、睿智女人、助产士、敲骨者以及流动庸医，还包括那些日渐崛起的非正统与半医疗化群体，即顺势疗法从医者、水疗法从医者、医疗植物学家以及化学家与药商群体。"罗斯法案"通过后，逐渐转型成为全科医生的药剂师职业空白迅速由人数不断攀升的化学家与药商群体填补，他们未经任何培训，占领了之前英国药剂师们从事的利润奇高的药品制造、配置与零售业务。[2]

---

① Hilary Marland, "The Medical Activity of Mid – Nineteenth Century and Druggists, with Special Reference to Wakefield and Huddersfield," *Medical History*, vol. 31, 1987, p. 415.

② Roy Porter and Dorothy Porter, "The Rise of the English Drugs Industry: the Role of Thomas Corbyn," *Medical History*, vol. 33, 1989, p. 281.

到 1818 年，一位医学界权威人士这样描述英国的医疗服务现状："在 18 世纪的最后 35 年，一个新阶层——药商与化学家群体已经崛起，他们的地位非常类似于半世纪之前的药剂师群体，我们相信在 1788 年前，整个伦敦只有不超过十名药商在按照内科医生的处方进行配药，但现在这样的人数已经超过 600！他们很多人拥有自己的配药助手，为那些小病诊断开处方、放血治疗、综合护理，几乎无人会拒绝邀请他们参与医学或外科手术的操作。"①

在 19 世纪初期，这些化学家与药商的店铺与此前传统药剂师商店几乎无差别，仅有的差别在于药剂师将医疗实践作为工作第一要旨，而药商们与化学家则与那些古老的药剂师职业守则一样，将药物零售、配置视为首要工作义务，医疗实践通常都是在售卖药物的柜台上进行的。据 1834 年医学教育委员会的观察，当时这种柜台上的诊疗行为是极其普遍的。②

近代早期以来，正统医学界的第三等级药剂师们就常常使用小瓶子、多剂量地为病人开药，药物原料大都廉价，利润极高。这种高收入工作逐渐引起普遍嫉妒，人们纷纷想介入此行业。在药剂师逐渐分化，转型为治疗医生的情况下，内科医生们为了反对药剂师的诊疗事业，准确洞察到广大民众对药剂师行业市场的重视，为此培养了大批臣服于自己的药商与化学家，让他们去篡夺和占领药剂师们的传统工作业务，并在其指导下免费给民众以确切的诊断意见，以期代替药剂师。到 19 世纪初，这种情况已经非常普遍。

由于内科医生的支持，化学家与药商群体在 19 世纪逐渐占据了辅助医疗服务市场的大片江山。他们不仅人数众多，而且多才多艺，能够提供极为广泛的医疗服务。他们也像那些正式从医者一样，在售卖药物的柜台上为病人们开设处方，通过"柜台诊疗"的方式参与诊治活动，很大程度上成为家庭处方的主要来源，大规模药物售卖与专利救济方案也大都是通过他们向外兜售的。

由于化学家与药商仍可通过非法方式参加医疗诊断，无须任何教育指导或资格认定，③ 药剂师对此表示不满，并在"改革"名义下试图将其赶出医生队伍。但形势的发展使化学家与药商人数越来越多，18 世纪末更是如

---

① *Select Committee on Medical Education*, part II, 1834, p. 112.
② *Select Committee on Medical Education*, part I, 1834, p. 175.
③ G. E. Trease, *Pharmacy in History*, London: Baillere, Tindall & Cox, 1964, p. 185.

此，随着人口数量急速膨胀，药剂师诊断急切需要药店助手帮忙。[1] 在此形势下，药剂师认可了药商活动，但请议会规范其行为，只准他们从事药物批发零售。而这种请愿只不过促进了药商联合，效果甚微。药剂师之所以不愿意放弃配药、制药权，主要原因是他们在 17 世纪就创设的专门用于混合药物的实验室后来成为首家能大批量生产高质量药物的化学实验室。药剂师协会每年从中获取巨大利润，垄断了向军队、东印度公司及海军、皇家殖民地的药物供应，一直持续到 19 世纪中期。[2]

相对于其他医学边缘化群体来说，有关药商与化学家的资料是极其丰富的，不过学者们重点关注的是这个群体的职业化发展历程，以及他们与全科医生的竞争。[3] 很少去关心他们的业务培训、经济社会地位。一般来说，药商们与化学家所从事的都是非正统的医疗工作，"柜台上开处方"以及直接向公众售卖药物，相对于其他边缘化的医疗者，他们的定义较为明晰，因为他们大都有自己的商铺。

一般来说，17 世纪以后，传统的制药、配药员——药剂师群体开始转变角色，转而从事全科医疗。这种转变加上 18 世纪末 19 世纪初来自化学家与药商群体的压力，日益显著，后者开始改变并侵占传统药剂师们配药、售药的业务。[4] 正如欧文·劳登所指出的那样，在 19 世纪初，药剂师与外科医生 - 药剂师们以药物维持生计的历史已经过去，大量的化学家与药商群体出现。他们直接向公众售药，干扰传统药剂师的柜台交易，侵犯内科医生们的诊疗权。甚至内科医生们也会利用化学家们的商店给那些前来购买药物的平民大众以免费医疗建议并开出医疗处方，收益由化学家与内科

---

[1] G. E. Trease, *Pharmacy in History*, p. 181.

[2] W. Copeman, *The Worship Society of Apothecaries of London: A History, 1617 - 1967*, p. 35.

[3] 参见 J. K. Crellin, "The Growth of Professionalism in Nineteenth - Century British Pharmacy," *Medical History*, vol. 11, 1967, pp. 215 - 227; "Leicester and 19th Century Provincial Pharmacy," *Pharmacy Journal*, vol. 195, 1965, pp. 417 - 420; L. G. Matthews, *History of Pharmacy in Britain*, Edinburgh: E. & S. Livingstone, 1962; S. W. F. Holloway, "The Orthodox Fringe: the Origins of the Pharmaceutical Society of Great Britain," W. F. Bynum and Roy Porter eds., *Medical Fringe and Medical Orthodoxy, 1750 - 1850*, pp. 129 - 157; Hilary Marland, "The Medical Activity of Mid - Nineteenth Century and Druggists, with Special Reference to Wakefield and Huddersfield," *Medical History*, vol. 31, 1987, pp. 415 - 439。

[4] 最初药商们只是药品输入者与药剂师之间的中间联系人，在 17 世纪，其工作日益与"化学"及"化学药物制作"相联系。到 1700 年，两者已能互相通用，到 1750 年代，药商们的批发与零售药店已经在地方上四处创建。参见 J. F. Kett, "Provincial Medical Practice in England 1730 - 1815," *Journal Historical Medical*, vol. 19, 1964, pp. 19 - 20。

医生平分，以此打击药剂师。[①]

　　随着 18 世纪以后正统医学界的药剂师群体逐渐转型成为专事治疗的全科医生，到 19 世纪初，英国医学界原本具有药剂师头衔的第三等级医生群体在很多地方城镇的医生名册上已经消失了，被归类到"外科医生"的医生群体中。于是，化学家与药商群体迅速填充药物学领域的职业空白，并在内科医生的支持鼓励下，垄断性地掌握与控制了英国医学界的药物配置与售卖市场，并通过"柜台诊疗"从事医疗实践。

　　药剂师职业空缺后，其名号与实践都发生了改变，化学家与药商群体取代了原本药剂师的位置，人数大增。在哈德斯菲尔德，1780 年只有两家化学家药店，到 1822 年增至 5 家，1837 年为 9 家，1870 年时达到了 19 家。韦克菲尔德在 1822 年也只有 6 家化学家药店，但到 1870 年，数目增长了 3 倍多，达到 19 家店铺。很多经历了快速工业化的地区，也都与这两个地区一样，经历了化学家店铺的高速增长。在谢菲尔德，直到 1750 年才有药商群体的活动记录，到 1774 年还只有 3 名化学家与 1 名女药商，1797 年增至 10 人，1817 年增至 17 人，1838 年达到 38 人，1841 年更是达到 56 人。相比之下，1774 年，内科医生、外科医生、药剂师总数只有 7 人；到 1841 年，连同那些不够资格的医学生，医生总数也只有 87 人。在伯明翰，1825 ~ 1853 年，那里的合格从医者人数由 30 人增至 40 人，而化学家与药商则从 22 人增至 47 人，增幅远高于从医者。

　　在韦克菲尔德，1822 ~ 1853 年的合格从医者数量从 18 名增至 26 名，增幅只有 44%，而同时期的化学家与药商人数则从 6 人涨到 19 人，增幅高达 217%。在哈德斯菲尔德，30 年间的从医者数量从 13 人增至 22 人，增幅是 69%，而化学家与药商的数量则从 5 人上升到 16 人，增速高达 220%。1853 年以后，韦克菲尔德的从医者由之前的 26 人下降为 1870 年的 18 人，但化学家与药商的数量则维持没变，任何一个时间段都会有将近 19 名化学家与药商在同时从事服务。哈德斯菲尔德的合格从医者数目也从 1853 年的 22 人降至 1870 年的 21 人，但在此时期，化学家与药商的人数不减反增，到 1870 年，总数由 1853 年的 16 人上升为 21 人。[②]

---

① I. Loudon, "A Doctor Cash Book: the Economy of General Practice in the 1830s," *Medical History*, vol. 27, 1983, pp. 265 – 266.

② 此部分论述及引文参见 Hilary Marland, "The Medical Activity of Mid – Nineteenth Century and Druggists, with Special Reference to Wakefield and Huddersfield," *Medical History*, vol. 31, 1987, p. 418 – 420。

　　而且，随着时代发展，从医者与化学家和药商群体的人数比例关系不断在发生变化，后者所占比例逐渐升高。在 1822 年，韦克菲尔德和哈德斯菲尔德两大城市的人数比还是 3∶1，但到 1866 年，比例为 1∶1。在那些城市化进程迅速的地方，后者的人数已经超过了前者。之所以出现这种状况，主要在于从医者主动交出配药权，"成就"了化学家与药商们的市场垄断。不仅如此，19 世纪英国商业文明的发展与市场意识的觉醒使大多数化学家与药商群体不甘于单纯制配和售卖药物，常常参与和制药业无关的大规模商业贸易。药物售卖也不需要处方指示，使用医学诊治的药物材料、公认的专利药品、家庭医学常见药物以及化学家与药商们自身的特效药是他们在整个 19 世纪交易的主要组成部分。配备药物过程中，他们大都会建议如何用药，这种方式使得化学家与药商们的商业空间和能力发展的维度更加扩大，从业人员增加的幅度也越来越大。

　　化学家与药商群体掌控英国医学界的药物市场后，逐渐显示出其身上的商业特色。一般来说，英国 19 世纪的化学家与药商们的商店不仅售卖药物，也会添加很多配备药物的各种原材料，还有很多化妆用品、烟草、灯花、茶叶、咖啡、药草以及其他食品、油类、蜡烛与染料可供顾客选择。很多情况下，化学家本人在管理他的药店的同时，也兼开办各种杂货店、书店、保险公司和茶叶店等商业性机构，做批发贸易的生意。

　　这种生意利润很大，到 19 世纪初期以后，很多非正统医学界的医疗实践人士都加入化学家与药商们的生意行列。比如，在 1854 年，专门从事牙医工作的乔治·亨利就曾在未完全成为牙医工作者之前，参与化学实验。而化学家与药商群体也会时而不听建议地去实践医学电疗法、草药医疗法、骨相学、温泉水疗法，或者充当助产士、管理外科设备、专业性地为顺势疗法与植物学疗法进行药品调制等，有的化学家还利用报纸宣传专吃蔬菜的素食主义疗法，并将动物诊治与兽医实践结合起来，为其配备药物。

　　药商与化学家们的这种商业行动可以视为受工业文明与商业精神极大影响的结果，但最重要的原因还是公众对医疗服务需求的多样化与高频率。他们这种多样化的服务体系使得那些付不起合格医生诊疗费的中下层劳工的卫生护理与基本生活需求有了保障。

　　对英国穷人们来说，化学家与药商们不仅为他们供应药物，还扮演着牙医、产科男医生以及外科医生的角色，尤其在慢性病与急性病的早期发作期，小手术也经常由他们完成。大多数底层妇女也更愿意到便宜的"六便士"药商们那里去接受分娩服务。据史密斯的估计，这项服务的花费远比正规医生那里低，一般在 3 先令到 7 先令之间，还是采取分期付款的形式，在漫长的 19 世纪里一直保持这个价位。① 对此，有学者指出，"之前的药商们是批发商，只为药剂师供应药物，但在 19 世纪发生改变，他们开始以远低于从医者诊疗费的价格优势在柜台售药时参与医学诊断"。②

大多数穷人与工人阶级都非常认同药商等边缘化、非正式的医疗服务，将这些非正统医学界的医疗服务与地方诊所、药房和正规医生的医疗服务同等看待，视其疗效予以客观评价。不过，在他们去正规诊所之前，往往会将生活中常见的微小病例先交给本区域内廉价方便的药商们诊断。而且，许多正规药房与诊所还限制了某些疾病的诊治，因为其设施与资金支持不了大规模的人员就诊，并会毫不留情地拒绝收治那些身患热病、慢性病与分娩导致的妇科与母婴疾病患者，这些因素都迫使很多人不得不寻求边缘化的医疗方式，而药商与化学家因为其药店的固定更容易受到青睐。

在 19 世纪中期，代表英国医学界普通职业医生声音的《柳叶刀》杂志力图阐明民众选择边缘化医疗服务的原因，指出："大城市中的民众都将医学视为一种纯粹的交易，那些穷人没有能力形成对具体诊断疗效的有效评估意识，无法对医生们的资格教育做出评断，他们对于医生们的天赋才能深信不疑，而这种信仰直接与金钱挂钩，他们接受的医疗、诊断与随访探视费用越便宜，这种信仰就越强烈。"③由此我们可以看出，药商们收费低廉或许是英国民众纷纷上门对其求医问药的根本原因。

不过，廉价收费并不是化学家与药商吸引顾客的唯一因素，很多英国社会中的中上层人士也愿意光临药商店铺，寻求诊疗意见。他们的主要目的不仅在于降低医生们的年度账单，而且是对其诊断疗效有所信服，并对其家庭医学常备自助药物的储备感兴趣。不管是穷人还是富人，都对药商与化学家们对家庭常备药物与诊疗技艺的药方储备感兴趣，认为不是所有病情都需要医生护理的，在崇尚"自助"的英国民众看来，在家庭中储备药物，发生小病时自治自愈是最理想的结果。而药商与化学家就能够满足他们这些基本需求。他们经过长期试验，发现药店中备有被证明是最有疗

① F. B. Smith, *The People's Health 1830 - 1910*, London: Croom Helm, 1979, pp. 40 - 41.

② I. Loudon, *Medical Care and the General Practitioner 1750 - 1850*, p. 133.

③ *The Lancet*, vol. 70, no. 1778, Sep. 26, 1857, p. 326.

效的小病诊断处方，同时也拥有药方所需要的各种药物原材料。一般来说，那些可以提供自治机会的药物包括植物提取液、药草，以及一些别人意想不到的材料，如猫粪与龙血竭（一种草药提取物）等。用来调制有效药物的原材料都能在药商与化学家那里找到。

在19世纪初的英国医学界，有许多用于个人自助医疗的药方，主要包括：用丁香油治疗牙疼、用樟脑油与蓖麻油治疗狂躁症、用姜黄治疗肝脏病症等；很多小册子还记载着专门用于妇科疾病的处方，原料包括铁、锑等金属元素与芦荟；还有专门介绍各类自助处方的流行小册子，比如维可莱所写的《原始医学》与布坎南所写的《家庭医学》。[①] 这些著作使得家庭自助医学深入人心，民众广为崇尚自助治病，很多小病都不愿意接受正规的医疗诊治，更愿意去药商与化学家那里，在购买药物自助治病的同时，免费聆听他们给予的自疗建议。药商们为招揽生意，也纷纷在地方媒体上吹嘘自己调制药物的本领。于是，配置家庭处方成为化学家与药商们在整个19世纪最为重要的行为方式；对他们来说，在其工作实践与从事贸易商业的生涯中，这种做法是比按内科医生的处方配制药物的工作更为重要的。

由于英国医学界在法律上对药物销售没有限制，这就使得化学家、药商与其他零售业团体能够在19世纪的大部分时间里自由销售药物，药商们还可以从事"柜台诊疗"，即在药物售卖的柜台上，不需要任何内科医生的处方指示，就对前来买药的患者诊断病情，并给他们直接出售麻醉剂等医疗药物用料。这些用料往往不难得到而且极为廉价，但却容易对婴幼儿造成重大伤害，因而受到医生、议会与关心广大民众健康权益的人士的强烈谴责。更让公众诟病的是，化学家与药商群体通常满足民众对生育控制与堕胎意愿的请求，供应生育控制器具，发放堕胎药。为追求堕胎效果，化学家与药商群体将很多药物原料调制在一起，以便增加疗效，主要原料包括艾菊油、薄荷油、杜松子酒与矿泉水盐、铁金属元素与芦荟、香菜种子、松节油、金鸡纳霜等，之后又加入了某些铅金属元素。其中，金鸡纳霜被广泛用于杀灭精子与人工流产；生育控制与堕胎手术在女性雇工较多的工业化地区更为普及。药商们通常利用广告促销的方式推广药物，在各地区大量分发商业名片，充分利用地方报纸影响力，以争取普通大众的支持。一位同时具有化学家与药商两种身份的售药者公然宣称："公众的心愿总是

① Hilary Marland, "The Medical Activity of Mid - Nineteenth Century and Druggists, with Special Reference to Wakefield and Huddersfield," *Medical History*, vol. 31, 1987, p. 429.

希望通过最好的方式、以最小的代价来照顾与护理周边亲朋，因此处方开发需要最大限度地小心谨慎、精确细致与整齐合一"，并以此严格要求自己。

不仅如此，化学家与药商群体也同时是被称为神秘"法国""妇科"药丸的供应商，他们打出广告标语，宣称这些药物能够"压制月经"，化解"女性不规律"，并将这些药物包装成"维诺斯（Velnos）蔬菜糖浆"、"寡妇韦尔奇（Welch）药片"以及"弗兰普顿（Frampton）卫生药片"，[1] 最大限度地争取民众的支持和信赖。在 1860 年，哈德斯菲尔德的化学家与药商代表查理斯（Charles Spivey）退休时，没有表达对医生们的谢意，而是"向多年来为其服务的全体哈德斯菲尔德及周边地区民众的热情支持致以由衷的感谢"，请求地方民众继续支持他的继承者。[2]

受到普遍欢迎的化学家与药商不断强化自己的销售渠道，将自己的专利药品售卖专门化，使之拥有自己独特的专业印记。很多著名商标都是在化学家的门店中造就的，比如，巴斯莱（Barnsley）地区的化学家与药商代表阿瑟（Arthur Aglesby）创造了"护理哈维的肠绞痛合剂"，利兹化学家与草药医生设计了最初名为"怀特的合成香精"，后来成为闻名于世的"Kompo"商标。[3] 在 1832 年霍乱流行期间，谢菲尔德的药商约翰·穆斯（John Moss）售卖预防药"霍乱药丸"，用亚麻籽与芥末膏涂于脚上，用樟脑酒制作擦剂，然后涂抹于腹部，取得良好效果，赢得巨大声誉。[4]

化学家与药商退休或死后，会将其常年积累的各种处方与富有疗效的秘方传给他的继承者，"这种处方传承机制不仅有效确保了处方机密与专门所有权，而且也鼓励了专业创新，保存了知识储备，为经历过反复试验、久经考验的有效药方的保存创造了有利条件"。[5]这使得化学家与药商成为英国 19 世纪专利药品的最大供应者，不过，他们也会面临流动庸医非法竞争

① P. S. Brown, "Female Pills and the Reputation of Iron as an Abortifacient," *Medical History*, vol. 21, 1977, pp. 291 – 304.

② Hilary Marland, "The Medical Activity of Mid – Nineteenth Century and Druggists, with Special Reference to Wakefield and Huddersfield," *Medical History*, vol. 31, 1987, p. 432.

③ A. Wright, "Some Yorkshire Proprietaries," *Pharmaceutical Historian*, vol. 10, 1980, pp. 6 – 8.

④ J. Austen, *Historical Notes on Old Sheffield Druggists*, Sheffield: J. W. Northend, 1961, pp. 27 – 28.

⑤ Hilary Marland, "The Medical Activity of Mid – Nineteenth Century and Druggists, with Special Reference to Wakefield and Huddersfield, *Medical History*, vol. 31, 1987, p. 433.

的威胁，对此，《药学杂志》在 1846 年抱怨道："由于现行法律承认任何人都可拥有一家'医生商铺'，将这类拥有彩色瓶罐的人都视为化学家与药商群体。这使得那些在各地巡游的庸医可以根据法律将自己定位为化学家与药商阶层，尽管只是偶尔主导市场，但他们却拥有自己的药商店铺，享有与药剂师协会成员的同等特权。"[1]

不仅如此，公众也可以通过文具店、报纸经营者、杂货店、屠宰商、美发师以及酒店老板等不同的零售商获取药物。那些通常位于城市最贫困地区的街角小店也常常售卖药物及专利药品。这主要适用于那些工人阶级病患者，与广告机构联系密切的书店经营者、文具店、印刷厂以及报纸出版商也是专利药物的主要供应者。这些非制药行业的药品供应商对化学家与药商们的工作产生重大威胁，后者的专业属性也决定了他们很难避免那些零售商群体与流动小贩的竞争，1843 年的《药学杂志》对此说道："如果公众在意他们购买药品的质量，在乎售药者的资格标准的话，毫无疑问就会打击不合格人士的售卖药物行径，提升合格药商们的信誉和利益。但不幸的是，在大部分城市中，不仅每位杂货店主或石油商人会被认为是药商，而且药商本身也被视为杂货商或石油商。这导致药商们没有显示出标准资格的任何印记或徽章，无法将自己与那些杂货商区分开。对公众来说，药店窗户上红红绿绿的药罐都是一样的，都能被统称为'一个医生的店铺'。"[2]

尽管化学家与药商面临多重竞争，但其人数仍然在 19 世纪不断增长，许多人获得了良好的名声，过着优越体面的生活。他们通常雇佣仆役，在社会中地位较高，参与公众活动。[3] 他们不仅出售处方、售卖专利药物、给予诊疗建议，而且还经常探视病人、实施手术、从事牙医与助产工作，"柜台诊疗"与医疗建议更是化学家与药商的主要工作，也是让从医者最为诟病与谴责的行为。不过，由于化学家与药商的社会影响和地位稍高于普通商贩，在处方配药上也显示出专业的睿智与效用，因此虽然正统医学界的职业医生极力打击这些边缘化从医人员，但对其伤害并不大。

化学家的"柜台诊疗"往往是与售药行为联系在一起的，人们都希望

① J. K. Crellin, "The Growth of Professionalism in Nineteenth – century British Pharmacy", *Medical History*, vol. 11, 1967, p. 223.

② J. K. Crellin, "The Growth of Professionalism in Nineteenth – century British Pharmacy", *Medical History*, vol. 11, 1967, p. 222.

③ Hilary Marland, "The Medical Activity of Mid – Nineteenth Century and Druggists, with Special Reference to Wakefield and Huddersfield," *Medical History*, vol. 31, 1987, pp. 435 – 436.

在得到药物的同时得到如何服用的提示，尤其是那些看不懂或不理解说明书的底层文盲病人更是如此。穷人们由于缺乏医疗救助，更希望能在得到药物的同时，接受服用指点。雅各布·贝尔就指出："化学家们不可避免地需要经常提供诊疗建议，这既不会为他们带来无知的非议，也不会使之失去顾客的信任。"[①]而且，化学家与药商们也都相信自己有权这样做，大不列颠药物协会谢菲尔德分支的首任秘书就很不赞同排斥化学家与药商从医，认为所有这些人员都可以自由通过柜台参与对微小病症的治疗。[②]

化学家与药商的商业化售药从医行为其实是对 19 世纪英国社会商业化发展的积极回应。在 19 世纪以后，英国的购买力急速膨胀，消费者人数大增，与此同时，城市居民的暴增也导致自助医疗运动的勃兴，种种因素刺激了药物买卖。传统的草药与农村传统医疗方式都已过时，人们迫切需要到市场上、在零售店里购买药物，寻求医疗建议。在这种背景下，英国 19 世纪的"零售革命"见证了批发商的崛起，价格竞争的激烈、广告业务的膨胀、橱窗展示的启动、现货促销的流行及商店的大幅创建，这些都以工人阶级为主要对象。化学家与药商是充分利用革命优势的第一个零售团体，他们通过广告宣传扩展服务市场，发展出现代化、富有竞争力的零售技术，将其店铺开设于核心区域，创设了极富吸引力的橱窗展示，为顾客提供具有竞争力的价格与合理周到的专业服务。医学与诊断建议被视为商品，可以售卖并讨价还价，促进了商品消费的扩大化与专利药品在 19 世纪初期以后的销售膨胀，因为零售业完全不考虑产品性能与知识。药学商品适应了多样化的销售群体，到 19 世纪初以后，受过较高训练、拥有荣誉头衔的广大药剂师协会成员都被贴上"化学家与药商"的标签，被视为小规模的贸易商与杂货商。

很多化学家与药商仅受过极其有限的医疗培训，有的甚至完全没有接受过任何类型的医学治疗与相关知识讲授的培训，因而，在药品售卖与贸易交往中也缺乏医疗知识和技术的引导。而进入化学家与药商群体中的较高阶层是需要大量知识，并要经过长时间学徒训练的。这在 19 世纪初需要花费五年时间，约 200 镑的费用。也有培训者新手是通过给知名药商充当助手或经纪人的方式完成药学教育的，还有许多人通过参加 1842 年后由皇家

① P. S. Brown, "The Providers of Medical Treatment in Mid – Nineteenth – Century Bristol," *Medical History*, vol. 24, 1980, p. 312.

② J. Austen, *Historical Notes on Old Sheffield Druggists*, pp. 44 – 45.

药剂师协会设立的拉丁文、化学、植物学、毒物学、药物学等课程，完成了在职业领域方面的专业化培训。

从 19 世纪民众接受"柜台诊疗"的反馈看，英国社会的大多数化学家与药商群体毫无疑问是拥有一些基本医疗技能和药学常识的，很多化学家在学到药物学专业知识的同时，也通过实践或非正式的培训，掌握了开处方与诊疗术。他们在经营店铺时，彼此都能认真负责，互相照顾，坚持不懈地做到最好，很多知名店铺因此能一代代继承下去，拥有优良传统与极好口碑。① 与此同时，化学家与药商店铺通常比较便利，营业时间长，店主终日服务，这种彼此照顾与便利快捷的服务都使得这一群体声誉良好。

在巨大声誉笼罩下，又没有来自道德、职业与立法方面的严格约束，化学家与药商能向特定人群有选择地出售不同东西，最大限度地争取民心，为其产品广造声势。当时，自助医疗仍是广大民众的最佳选择，为迎合这种需求，化学家与药商大量出售传统草药处方、各种专利特效药，以及顺势疗法、植物学治疗、水疗法及对抗疗法所需的各类原料，也提供那些民众们不愿意直接寻求正规医生帮助，诸如堕胎、生育控制、性病治疗与需要麻醉剂供应的医疗服务。花费也是化学家与药商医疗服务中占优势的一个方面，他们的很多产品只需要几先令或几便士，诊疗意见通常是免费的，与药品售卖附加在一起。而在 19 世纪初甚至以后很长一段时间里，英国正式从医者的一次诊断费用就需要 5 先令，这还是不包括药物费在内的。在多数情况下，对于那些需要外科或内科医生联合会诊的复杂病情，医药费往往高达好几个基尼。而且，虽然政府对于英国社会中的广大贫民专门设有济贫法医疗服务与慈善救济，但在很多城市社区中，这种简单的制度设计根本无法满足底层民众的实际需要。

在药剂师转型与内科医生支持下，为满足英国社会广大民众医疗服务的现实需要，英国化学家与药商群体作为一个新的从医阶层逐渐崛起，人数增长迅速。不过，虽然英国社会的中上层民众并不排斥化学家与药商群体的服务，但实际上，化学家与药商群体最主要的服务对象仍是英国社会中那些贫困穷苦的劳工阶层。②

---

① Hilary Marland, "The Medical Activity of Mid – Nineteenth Century and Druggists, with Special Reference to Wakefield and Huddersfield," *Medical History*, vol. 31, 1987, p. 438.

② Hilary Marland, "The Medical Activity of Mid – Nineteenth Century and Druggists, with Special Reference to Wakefield and Huddersfield," *Medical History*, vol. 31, 1987, p. 439.

小　结

工业革命与城市化启动以来，英国社会出现了与传统乡村社会完全不同的生活方式，这使得英国的许多古老传统的职业与职业格局都呈现出不同程度的改变，医学界的医生职业也同样如此。这种改变在 19 世纪初表现得已经非常明显。在当时的医学界，医生职业认同没有得到完全统一，许多不同类型的医生群体都在照顾病人，在职业格局的宏观层面来看，这些医生可以按照两个层次进行分类。第一层次是将所有从医者分成"正统的"和"非正统的"两个群体；第二层次是将正统从医者分为内科医生、外科医生以及药剂师三大类；而非正统从医者在类型上则极其多样，从助产士、按摩骨师一直到专职药贩子，他们被统称为民间医生，除此之外，还有介于正统和非正统从医者之间的药商与化学家群体，他们共同组建了捍卫 19 世纪英国民众健康的医疗网络。

虽然正统从医者被英国正统医学界严格地分为三个不同种类：内科医生、外科医生和药剂师。不过，到 19 世纪初期，大部分医生都可以称为外科医生－药剂师联合体，职业流动与变迁也较为明显。19 世纪中后期，这种倾向日益普遍，而且，成功的外科医生－药剂师一旦发迹，也会转变成内科医生，跻身上流社会。在传统保守、医疗权威机构盛行的大都市伦敦，医生职业间的流动和变化也很常见，而在没有传统束缚的地方上，这种趋势则更为普遍。一般来说，很少有医生专注于一种医疗服务，地方上几乎所有的医生都是外科医生－药剂师。[①] 他们作为与正统医学界医生职业类型不同的全科医生，希望摆脱医学界医生职业等级秩序的束缚，在所有医务工作中大显身手。

而非正统医学界的民间医生与药商、化学家群体则广受平民大众的欢迎，他们用自己勤劳的双手和好学的精神服务民众，也逐渐赢得了社会的信任。在医疗事务上，他们和全科医生一样，也倾向于反对内科医生们顽强固守的等级格局，希望建立起医生职业的统一标准，实现医生职业格局的重大改革，以提高医生们整体的职业认同感。药商与化学家群体在商业利益的刺激下，广泛从事商业活动，同时扮演着商人与职业医生的双重角色。

---

① Elizabeth Popp Berman, "Before the Professional Project: Success and Failure at Creating an Organizational Representative for English Doctors," *Theory and Society*, vol. 35, no. 2, 1966, p. 163.

第二章　社会发展与全科医生势力的崛起

19 世纪初，英国内科医生、外科医生与药剂师的划分明确、具体，而且，这种划分通常与其本身的业务追求并无多少联系。[1] 随着药剂师群体参与诊疗并获得立法认可，以及民间医生和化学家、药商群体医疗实践的日益普遍，医学界以传统保守的医生等级秩序为特点的英国医生职业格局逐渐受到冲击，医生职业内部的流动和变化加速，其中最明显的变化是正统医学界的医生权威不再，非正统医学界的全科医生作为一股新势力开始崛起，并日渐占据医疗服务市场的主导。由于内科医生人数稀少，外科医生不从事诊断、开处方等疾病料理，原本配合内科医生工作，懂得如何开处方并谙熟配置药物的药剂师群体受到民众青睐，整个社会都需要这些人全方位地护理他们的健康。这样，由 19 世纪初正统医学界第三等级——药剂师群体转型而来的全科医生开始摆脱非正统医学界不被社会重视和认可的标签，成为医学界主流，并在英国医疗服务体系中占据主导地位。他们为自己的生计着想，扩大私人诊疗业务，学习较全面的医学知识，在医院病房与走廊里观察诊断情况，发展医术，学习技能，掌握了过硬的医疗技术，由此迅速成为英国社会受到普遍认可的医生群体，社会地位与影响力大大提升。当时社会环境的变化、医学的发展与广大民众医疗需求的提升也在客观上促进了全科医生势力的发展。

---

[1]　R. S. Roberts, "The Personnel and Practice of Medicine in Tudor and Stuart England, Part Ⅱ: London," *Medical History*, vol. 8, no. 3, 1962, pp. 217 – 234.

第一节　社会环境变化与全科医生作用的提升

与传统乡村社会相比，19世纪是英国工业化与城市化狂飙突进的时期，工业社会已经形成，城市文明开始在英国立足。这就要求民众改变乡村生活的一系列习俗，适应城市文明的节奏，医疗领域也是如此。由于工业化与城市化的迅速发展，城市公共卫生状况日益恶化，人们对卫生和健康标准的要求也日益提高，医生群体的作用开始提升。人们都希望医生用他们的专业技术，保障整个社会及个人身心在各个方面和领域的卫生与健康。

一　工业化与城市化

在全科医生势力的崛起过程中，工业化、城市化是最重要的促进因素。随着19世纪英国工业革命的发展，工业城市如雨后春笋般地不断涌现，乡村人口大量流入城市中，到19世纪中期，英国城市人口已经首次超越农村人口。[①] 19世纪中期以后，随着工业革命的纵深发展，英国人口增长日益迅速，据统计，"1811～1851年，每10年英格兰和威尔士人口增长率超过23%，其中1841～1851年增长最快，达25.9%"。[②]与人口增长同步的是乡村人口大量外流，新型城镇发展不断加快，城市化进程狂飙突进，城镇人口迅猛膨胀，"在1801年，英国所有城镇中只有伦敦拥有超过10万名常住居民"，[③] 而"到1851年，英国已有10个人口超过10万的城镇"。[④]

在世界历史上，英国是工业革命完成最早的国家，是世界工业化和城市化之母。由于英国工业化和城市化的先行性和开拓性，英国在急速城市化的同时，没有任何可资借鉴的经验治理城市，致使"城市病"开始显露。其中，最为严重的就是卫生问题，因为城市的拥挤、肮脏和无序，大量传染病肆虐，对人们的生活造成极大影响。

---

① P. J. Waller, *Town, City, and Nation: England, 1850 – 1914*, Oxford: Oxford University Press, 1983, p. 1.

② R. J. Morris and Richard Rodger eds., *The Victorian City: A Reader in British Urban History 1820 – 1914*, London: Longman, 1993, p. 3.

③ John Burnett, *A Social History of Housing, 1815 – 1970*, Devon: David and Charles Ltd., 1978, pp. 6 – 7.

④ John Burnett, *A Social History of Housing, 1815 – 1985*, London and New York: Methuen&Co., 1986, p. 7.

出于专业知识和职业敏感的考虑，当人们还沉浸在经济高速发展带来的好处时，职业医生们看到更多的是工业化与城市化所带来的负面影响。皮特·加斯科尔（Peter Gaskell）甚至将工业化的城市生活看成"因身体极度劳损而衍生出长期病态与死期将近的衰落感"。在他们眼中，工业化与经济繁荣靠的是那些规模巨大、恶化环境、始终处于运作状态的工厂。它虽然繁荣了社会，但也有诸多缺陷。首先，这些工厂摆脱传统劳作模式，大量雇佣女工与童工，毫无防护设施的机器、粉尘弥漫的环境、遭受污染的大气与水源都很容易给劳作的工人带来疾病；其次，在向工业社会转型中，越来越多的人迁往大城市，城市条件日益恶化，出现疫病的可能性增加。

英国社会严重的公共卫生状况导致了恶劣的社会影响，其中最主要的影响就是使得英国社会疾病频发，民众痛苦不堪。面对着猖狂的疾病及其带来的高死亡率，1842 年，英国著名的卫生改革家埃德温·查德威克（Edwin Chadwick）出版了《大不列颠工人阶级卫生状况的报告》（*Report on the Sanitary Condition of the Laboring Population of Great Britain*）。在这份专门针对工人阶级生活状况的调查报告中，查德威克明确指出，正是由于人们任意丢弃的动植物残骸的腐烂发臭，才导致了环境的不洁净，最终使得各种流行病和其他各类传染性疾病的暴发。恶劣的公共卫生状况无疑是英国大规模瘟疫泛滥的最主要原因。在 19 世纪初，由于卫生状况的糟糕，英国社会相继遭遇霍乱、斑疹伤寒、肺结核、天花、猩红热等各种各样传染病的侵袭感染，造成了大量的人员伤亡。

在 19 世纪初，英国社会卫生状况的恶劣主要表现在以下几个方面。

一是供水污染，致使人们饮用了不干净的水。1827 年，鉴于伦敦市饮用水源的不干净，有人以漫画的形式，讽刺向伦敦市供应饮用水的水源水质污染状况极其恶劣，认为其中含有各种不同类型的细菌，简直可以称为"怪物汤"（Monster Soup）。[1] 在水源普遍遭到污染的情况下，英国历史上最为著名的泰晤士河也未能幸免。在 19 世纪以前，泰晤士河水清鱼多，是举世闻名的鲑鱼产地，也是水禽栖息的天然场所，许多年来的豪门宴饮中的水产都来自泰晤士河。夏季的河上泛舟，冬季的河边烧烤也是英国民众的乐事。[2] 但是，自进入 19 世纪以后，随着沿途城市化的大规模发展，城市居民大量增加，以及造纸厂、制革厂、肥皂厂等工厂纷纷建立，民众的生

---

[1]　Roy Porter, *London: A Social History*, Cambridge: Harvard University Press, 1995, p. 266.
[2]　梅雪芹：《环境史学与环境问题》，人民出版社，2004，第 89 页。

活污水、工业废水和其他污染物都源源不断地流入泰晤士河，使得牛津以下的河段水质急剧恶化；水流到达伦敦附近时，泰晤士河变得更加污浊不堪。1836 年，维多利亚女王登基之前，有人这样描述泰晤士河的糟糕状况："上帝为了我们的健康、娱乐和利益而赐予我们的高贵河流，已变成伦敦的公共污水沟。每天，大量令人作呕的混合物随水流入，而这水，就是欧洲最文明之都的居民的日常饮料。"①英国城市饮用水源的糟糕状况是普遍的，卡特赖特认为，到 1830 年，英格兰没有一个大工业城市有完全安全的饮用水供应源，这些地区的河流大都污染严重，以致鱼都不能生存。②

水污染的大规模出现，主要缘于英国工业化时期的工厂设置特点。因为工业革命所需要的机械动力都是水力，著名的瓦特蒸汽机也是靠水力带动的，因此工厂往往都需要建在有水的地方。"由于使用水力机，工厂不得不设在大流量的急流旁边。"③在工厂实际运作过程中，由于当时立法的欠缺，政府对工业废水的排放处理没有限制，这使得很多靠近工厂的自然河流普遍成为工业废水的排放之所。这些工业污水加上民众平时的生活污水都被排放到河流中，由于河流周边不断增加的工厂和居民，废水和废物也越来越多地扔到河里，以致远远超过了河流自身的净化能力，河流变得日益污浊不堪。在当时自来水供应尚未开始的情况下，普遍依靠河流提供饮用水的英国民众承受着河流污染带来的苦果。

二是拥挤不洁净的居住环境导致的公共卫生状况恶化，这在贫民区表现得尤为明显。居住环境的糟糕首先表现在住房结构和建造施工布局的不合理，通风效果很差。包括伦敦大都市在内的许多大城市建筑格局的构造都有问题。1845 年，恩格斯经过实际调查，认为英国很多先进工业城市的工人住宅的规划都极其糟糕，不仅建造布局不好，保养和通风条件也很差，大都潮湿并对人体健康极度有害。而且，他还进一步指出，由于工厂主、建筑公司老板和租地主人的吝啬，工人阶级的住房条件根本没有改善空间，住宅地周边往往污染丛生，垃圾、废弃物和令人作呕的脏东西不断地发散出臭味，染污四周的空气。④

---

① 梅雪芹：《环境史学与环境问题》，第 153 页。
② 〔英〕弗雷德里克·F. 卡特赖特、迈克尔·比迪斯：《疾病改变历史》，陈仲丹等译，山东画报出版社，2004，第 112 页。
③ 王觉非：《近代英国史》，南京大学出版社，1997，第 236 页。
④ 恩格斯：《英国工人阶级状况》，《马克思恩格斯全集》第 2 卷，人民出版社，1957，第 324 ~ 342 页。

不仅住房条件差，而且还存在严重的拥挤情况。据恩格斯的实地考察，英国很多地区的居住情况过于拥挤。在伦敦拜特纳－格林区，"这里有 1400 幢房子，里面住着 2795 个家庭，共约 12000 人。安插了这么多人口的空间，总共只有不到 400 码（1200 英尺）见方的一片地方，由于这样拥挤，往往是丈夫、妻子、四五个孩子，有时还有祖母和祖父，住在仅有的一间 10 ~ 12 英尺见方的屋子里，在这里工作、吃饭、睡觉"。①以查德威克重点考察的马里勒波恩（Marylebone）为例，在这个地区的全部 608 户家庭中，159 户只拥有半间房，382 户拥有一间房，61 户拥有两间房，5 户拥有三间房，只有 1 户拥有四间房。②

在当时居住环境拥挤不堪的条件下，人们的日常生活也很不方便，尤其是厕所等基础设施严重缺乏，"因为厕所不足，经常 10 ~ 20 户共同使用一个厕所"。③甚至"五十间以至五十多间房子只有一个公用厕所，所以在很短的时间内就塞满了大小便，居民们没有办法，只好把大小便倒在已经弄脏了的街上"。④这些排泄物中含有大量病菌，很容易通过空气传染给社会大众，对广大民众的身体健康造成严重威胁。

除了水污染和居住条件恶劣导致的空气污染容易引发疫病外，英国社会在 19 世纪初的城市基础设施建设也很不完善，尤其是所有街道都没有进行卫生规划的铺设，排水系统和污水处理也无法正常进行，大量污水和腐烂排泄物充斥街道，空气污秽不堪。恩格斯在观察和调研英国大部分城市中贫民居住的城市环境时，曾经动情地写道："这里的街道通常是没有铺砌过的，肮脏的，坑坑洼洼的，到处是垃圾，没有排水沟，也没有污水沟，有的只是臭气熏天的死水洼。"⑤在英国自然环境较好与建筑样式创新的哈德斯菲尔德，据 1844 年城市调查委员会的报道，也是"整条整条的街道和许多胡同及大杂院都既没有铺砌，也没有下水道或其他任何排水沟；这些地方堆积着污泥、垃圾和各种废弃物，这些废物在逐渐腐烂，发酵；几乎到处都有污水洼，因此，这里的住宅都是又脏又坏，以致疾病丛生，威胁着

---

① 恩格斯：《英国工人阶级状况》，《马克思恩格斯全集》第 2 卷，第 309 页。

② Edwin Chadwick, *A Supplementary Report on the Results of a Special Inquiry into the Practice of Interment in Towns*, pp. 31 – 32.

③ M. W. Flinn, *An Economic and Social History of Britain since 1700*, Macmillan Education Ltd., 1975, p. 80.

④ 〔英〕E. 罗伊斯顿·派克编《被遗忘的苦难：英国工业革命的人文实录》，第 29 页。

⑤ 恩格斯：《英国工人阶级状况》，《马克思恩格斯全集》第 2 卷，第 342 页。

全城的健康"。[①]

在英国街道和整个社会水污染和居住环境情况恶劣之外，19 世纪的英国社会在垃圾处理问题上也有诸多缺陷。人们普遍不自律，缺乏卫生健康意识，垃圾乱扔现象非常严重，他们在没有任何法律约束和人员管制的情况下，将剩饭剩菜、洗涤污水、夜壶尿水及其他脏污物倾倒在阴沟暗道和街道角落里，甚至公然倒在大街上，任其腐烂发臭。当时，由于政府没有介入公共卫生管理，很多城市没有有意识地规划垃圾和污染物的处理渠道，甚至在一些新建设的城市里，这种现象依然存在："在爱丁堡的新城中，沟渠设备也是不完善的。在老城里，那种'夜间从窗口倒出来的垃圾'以及矗立在大杂院楼房中没有人管也无人打扫的公共楼梯的卫生状况，纯粹是中世纪的。"[②] 最关键的是，城市中的这些垃圾被倒出后，也缺少相应的回收制度，以至于长时间无人处理。比如，在利兹城中那些专门建给工人们居住的房屋区，这些地方没有厕所，也没有人安排打扫；到处都是一片湿气和垃圾。煤炭、垃圾和各种脏东西都从房子的门窗扔到街上的院子里。厕所是很少见的。厕所前后也没有遮挡物，谁都能看见，而且都很脏，脏东西经常原封不动地堆在那里长达半年。[③]

在古老传统的乡村社会中，19 世纪英国社会出现的这些水污染、垃圾污染可能社会危害性不大，因为那时候空气流通好，居住空间也相对广阔："在乡间，就是房子旁边有一个污水坑，也不会那么有害，因为那里的空气可以四面八方地自由流通。但是在大城市的中心，在四周全是建筑物、新鲜空气全被隔绝了的街道和大杂院里，就完全是另外一回事了。一切腐烂的肉皮菜帮之类的东西都散发着对健康绝对有害的臭气，而这些臭气又不能自由地散出去，势必要把空气搞坏。这样，大城市工人区里的脏东西和死水洼对公共卫生总要引起最恶劣的后果，因为正是这些东西散发出制造疾病的毒气；被污染了的河流冒出来的水蒸气也是一样。"[④]

在 19 世纪初，空气污染是英国社会最为重视的，因为以查德威克为代表的英国卫生学界普遍相信一种"瘴气理论"，[⑤] 即认为空气污染是万毒之

① 恩格斯：《英国工人阶级状况》，《马克思恩格斯全集》第 2 卷，第 306 – 307 页。

② 克拉潘：《现代英国经济史》上卷，姚曾廙译，商务印书馆，1964，第 60 页。

③ 〔英〕E. 罗伊斯顿·派克编《被遗忘的苦难：英国工业革命的人文实录》，第 296 页。

④ 恩格斯：《英国工人阶级状况》，《马克思恩格斯全集》第 2 卷，第 381 页。

⑤ Stephen Halliday, "Death and Miasma in Victorian London: A Obstinate Belief," *British Medical Journal*, vol. 323, no. 7327, p. 1469.

源，是一切疾病的罪魁祸首。1843 年，他又据此出版了工人阶级卫生状况的另一份报告，即《一份补充报告：城镇殡葬实际问题的特别调查结果》（*A Supplementary Report on the Results of a Special Inquiry into the Practice of Interment in Towns*），认为当时英国社会的丧葬习惯导致了尸体外露，从而进一步恶化了空气；强调墓地中腐烂的尸体会造成严重的空气污染，危害人们的健康，而如果尸体本身就有致命病菌，再将之砍碎的话，那么这些病菌就会在空气中加速传播，危害更大。对此，有学者指出："墓地存在的最大影响就是疾病和病菌的引入，墓地所在地会对整个城镇卫生产生巨大威胁。"①

19 世纪英国社会公共卫生状况恶劣的原因是多方面的，既有国家法律不健全、工厂不自律等客观因素，也与当时民众的生活习惯密切相关。毕竟，19 世纪初是英国工业革命在全世界的初步发展时期，人们从来没有体验过城市化工业社会的生活，不知道城市生活该怎么过。英国城市中那些不断增长的城市居民也大都是刚刚从农村出来的农民，在农村优良的自然环境下，由于家庭和个体的分散居住所养成的生活习惯和生活方式还没有得到改变，也没有办法完全适应城市化时代来临后所开启的崭新的生活方式，在日常生活中，依旧固守着自己的乡村生活习惯，保留着乡村传统。乡村社会中将生活垃圾到处倾倒，污水随处泼洒，与尸体"共同生活"等恶劣、不卫生的生活习惯都被带进城市。比如，许多城市居民还保留着在农村生活时养猪的习俗，使得猪圈在英国城市中随处可见。

而且，英国"19 世纪早期的工人阶级流行着一种死亡文化，认为在死后的某个不确定时间里，身体和灵魂会紧密地连接在一起。这种身体与灵魂之间模糊微妙的关系导致他们极为看重尸体，认为亲人们应该接近尸体，对尸体进行关怀和照顾"。②在尸体旁"呼唤和行礼，配备茶点便餐，给棺材四周装饰礼仪性的物品"。③这种与尸体"共同生活"的民间习俗很容易使幸存的家庭成员被死去亲人身上的细菌所感染，得病死去后又去感染其他人，

---

① Robter B. Ekelund, George S. Ford, "Nineteenth Century Urban Market Failure?: Chadwick on Funeral Industry Regulation," *Journal of Regulatory Economics*, vol. 12, no. 1, 1997, pp. 30 – 31.

② Mary Elizabeth Hotz, "Down among the Dead: Edwin Chadwick's Burial Reform Discourse in Mid – Nineteenth – Century England," *Victorian Literature and Culture*, vol. 29, no. 1, 2001, p. 23.

③ Mary Elizabeth Hotz, "Down among the Dead: Edwin Chadwick's Burial Reform Discourse in Mid – Nineteenth – Century England," *Victorian Literature and Culture*, vol. 29, no. 1, 2001, p. 23.

形成恶性循环。

　　除了民众的乡村习俗外，英国工业化和城市化发展过程中的大批外地移民的某些不良嗜好也会给当地卫生环境带来恶劣影响。比如，在 19 世纪初及此前的很长一段时间里，英国很多城市充斥大批爱尔兰移民，1845 年，恩格斯在"爱尔兰移民"一目中专门写道："到现在为止，迁移来的爱尔兰人已经在 100 万人以上，而且每年还有近 5000 人迁移过来，他们几乎全都奔向英国工业区，特别是大城市，并且在那里形成了居民中的最下层。他们把自己的各种粗野的习惯带给英格兰居民中对教育和道德本来就不大感到兴趣的那个阶层，也带来了肮脏和酗酒，这种不爱清洁的习惯是爱尔兰人的第二天性。它在人口不稠密的农村中还没有多大害处，可是在这里，在大城市中，因为人口非常密集，就足以使人颤栗并招致各种各样的危险。这些爱尔兰人按照在家乡的老习惯把一切废弃物和脏东西都倒在自己门口，造成了污水坑和垃圾堆，结果把整个工人区都弄脏了，空气也弄得污浊不堪。"[1]移民们的恶劣生活习惯给英国城市的环境带来巨大压力，使得那里的公共卫生状况更加恶化，广大民众长期被疾病侵袭所困扰。

　　针对糟糕的卫生状况，查德威克根据他的卫生调查报告进一步指出，英国人陷入贫困大都是由于不良的健康状况，"疾病是导致贫困的首要原因"，而并非像统治阶级认为的"是因为懒惰和没有责任感"。[2] 并明确指出，人们身体上的糟糕健康状况主要是由卫生不洁所致的疾病而引起的。此外，他还从经济发展和国力强盛的角度，阐述卫生、疾病、经济与国家的关系，强调疾病预防可以有即时见效的经济效应，通过减少贫困，保持强壮的劳动阶级，来提升工作效率和增加国家财富。"大不列颠的卫生状况是个经济话题……减少工人阶级的疾病和伤害，不仅可以提高他们的生活质量，而且可以减少贫困率，最小化政府对市场的干预，从而提高中等和上等阶级的生活质量。"[3]这就将卫生和疾病问题的解决上升到国家稳定和社会和谐的高度，激起了统治阶级和社会大众的一致重视。

　　这样，在 19 世纪初，由于恩格斯与查德威克等人实地调查的努力，英国社会尤其是工人阶级生活卫生环境的恶劣状况得到真实披露，人们看到

---

①　恩格斯：《英国工人阶级状况》，《马克思恩格斯全集》第 2 卷，第 374 - 376 页。

②　Hepplewhite, Elizabeth Anne, "The Public Vocation of Women: Lectures to Ladies on Sanitary Reform inEngland, 1855 - 1870," B. A., Thesis, Trent University, 1993, p. 6.

③　Hepplewhite, Elizabeth Anne, "The Public Vocation of Women: Lectures to Ladies on Sanitary Reform in England, 1855 - 1870," pp. 3 - 4.

了工业繁荣和经济发展背后所付出的卫生与健康的代价。此后，英国民众不仅对工业革命造成的污染与人口拥挤的弊病与流行病泛滥现象忧心忡忡，致力于解决这方面的问题，而且还普遍意识到疾病、卫生和健康问题还会对整个社会劳动生产力的大小产生决定性影响，卫生与疾病状况的改良有助于生产效率的提升。

对于卫生恶劣与个人发展的关系，查德威克对英国社会民众观念的影响很大。他根据自己的调查报告，得出结论认为："在其（恶劣卫生环境）影响下长大的年青一代，其身体结构和总的健康状况都不如在这些媒介压力下生存下来的人们。处于这种环境的居民接受道德的影响较差，同健康的居民相比，教育对他们的影响较为短暂。这些有害的环境可能会产生一批命短、爱挥霍、轻举妄动和酗酒的成年人，这些人往往会热衷于色情上的满足。"从这个角度出发，查德威克在他的报告中不断地提醒英国政府管理者："城镇卫生工作的缺点会使人们养成最卑劣的堕落习惯，导致多数人的道德败坏，因为他们在偏街偏巷堆积的有害脏物中寻找他们赖以为生的东西。"①

在查德威克思想指导下，英国政府委派并组织大量专家，经过大规模的实地调研，于1844年出版了调查结果——《关于大城镇情况的报告》，并上报英国议会。这份报告指出："在污秽、湿气和臭味的影响下，最干净整齐的女人也必定会心灰意懒，不再那么勤快了，直到最后既不收拾也不打扫，堕落成为肮脏、爱吵闹、不安分，甚至爱喝杜松子酒的邋遢女人——这么一个妻子会使丈夫感到家庭毫无乐趣；这么一个母亲会使孩子以街道或监牢为家。工人的房子有了自来水和抽水马桶后，他们的身心健康水准会得到提高，这种提高不管在某种情况下能有多大，都会大大超过经济上的好处。"②

在这些思想理念的指导下，英国政府和广大民众对工人健康会促进国家强盛和社会加速发展的光明前景深信不疑，工厂主也迫切要求改善工人健康，以便提高工作效率。为此，很多工厂开始雇佣医生，让他们观察工人生活情况，诊疗疾病，保障工人健康，并为此投入了许多资金。

① 关于查德威克的卫生报告，参见〔英〕E.罗伊斯顿·派克编《被遗忘的苦难：英国工业革命的人文实录》，第315~316页。
② 载于1844年的英国《议会文件》第17卷，第302－321页，转引自〔英〕E.罗伊斯顿·派克编《被遗忘的苦难：英国工业革命的人文实录》，第317~318页。

二　医疗服务的现实需要

在英国社会面临如此糟糕恶劣的公共卫生环境以及有可能带来的严重后果面前，英国的职业医生虽然极其震惊，并也在致力于寻求改良方法，但是，相对于那个时代的英国文学家来说，医生们由于社会地位低下，性格上普遍是谨慎小心甚至自卑懦弱的，技术型专家的特色也决定了他们不会像文学家那样，公然批判资本主义制度，而是谨慎地试图通过数据来反映问题，以寻求更好地改善环境卫生的渠道。1837 年，在查德威克和英国职业医生们的争取下，英国政府正式确立了国民登记制度。《登记法》规定，所有英国国民必须登记其出生、婚姻状况、死亡时间。由著名的统计学家和流行病学家，同时也做过外科医生助手，精通并熟悉与亲近医学和医生群体的威廉·法尔出任登记总会总登记员一职。从 1837 年上任到 1879 年退休，法尔不仅为全英国民众的生命指数提供了排列成表的原始数据，而且还就致命疾病在地理、阶层、年龄、性别和职业等方面的分布做了富有创见的评论。[1] 这使得医学和医生的作用得到整个社会的认可。

同样在 1830 年代，鉴于社会现实的需要，英国的职业医生们还联合起来，创建了中央统计协会，倡导通过数据分析解决社会问题，这个医生们极其重视的协会依然由著名的数据统计学家、社会医学发展的奠基人威廉·法尔担任。在他的卓越领导与深入实际调研的思想引导下，协会分别于 1840 年、1850 年与 1860 年将全国人口的生老病死与环境恶劣、疾病致死情况做了精确统计，为解决社会问题提供了数据参考。[2]

经过详实细致的客观调查，医生们公布了调查结果，或以书面形式呈现，或在自己所在的文学、哲学与统计协会中展开细致讨论，并将讨论结果通过文章、报纸或信件、传单等形式发送给议会特别调查委员会或皇家调查委员会。通过努力，英国社会开始警戒与关注那些有关卫生健康领域的糟糕状况，并不断有人呼吁政府进行立法介入。这些调查中，最为显著的成果就是埃德温·查德威克主导下，涵括了许多职业医生群体在内，于 1842 年正式出版的有关英国工人阶级的卫生状况报告。这份报告得到很多当时英国医生的辅助，凝聚了英国全体职业医生的努力，反映了当时英国

---

[1]　S. E. Finer, *The Life and Times of Sir Edwin Chadwick*, London：Methuen, 1952, p. 157.

[2]　M. E. Flinn, *Introduction to Edwin Chadwick Report on the Sanitary Condition of the Labouring Population of Great Britain, 1842*, Edinburgh：Edinburgh University Press, 1965, pp. 26 - 29.

公共卫生条件恶劣的真实现状。

这些理性、科学的调查报告是在功利主义思想指导下进行的，在 19 世纪初，边沁倡导的功利主义，亦即致力寻求"最大多数人的最大幸福"理念获得社会大众的一致认可。在大多数民众看来，要实现这种理念，最好的方式就是进行科学调查，在政府中使用科学专家。为达到这个目标，1828年，伦敦大学的雏形——伦敦大学学院在功利主义者的倡导下得以筹建。1836 年，该学院与伦敦大学国王学院合并，正式成立伦敦大学，著名的流行病问题专家和医学统计学奠基人威廉·法尔、英国中央统计协会主席就是这所大学的首届毕业生。[①]

经过对形势的洞察和许多卫生调查报告的警示，到 19 世纪末 20 世纪初，贫困和疾病导致英国国民身体素质下降和道德沦丧的问题日益成为困扰英国全体民众的一个大问题，成为事关民族发展和国家进步的大事，许多人都意识到这一点，具有卫生健康知识的医生群体更是如此。约翰·爱德华·摩根（John Edward Morgan）是萨尔福德（Salford）一家医院的医生，也是曼彻斯特和萨尔福德卫生协会的名誉书记，曾负责起草当地居民健康状况的周报告和季度报告。1865 年，他在社会科学大会上提交了一份名为《大城市飞速发展、国民身体状况面临恶化危险》的报告，认为城市里的穷人们明显"缺乏耐力，肌肉发育不良、贫血，神经系统发展不平衡，牙齿肿烂，皮肤干裂，蓬头垢面"。促使全国民众对国民素质担忧的催化剂是布尔战争。1901 年，曼彻斯特市在布尔战争爆发的 10 个月里为部队征召的11000 名志愿者中，有 8000 名被发现体格不适合扛来福枪和服从军纪，3000 名可以征入军队，而这其中只有 1200 人的胸肌和肺活量符合军队的标准。[②]

在危难的局势下，出于整治社会弊端、挽救大英帝国前途的考虑，职业医生们普遍都拥有公正无私的高贵信念与投身社会服务的远大理想。这种理想主义对其职业发展影响很大，使得医生们普遍都将生活的成功归因于严格训练、强化专业技能与公众服务的较高标准上。[③] 英国的职业医生们震惊于城镇中日益攀升的死亡率，对因环境恶劣而导致的疾病与死亡状况

---

① Michael E. Rose, "The Doctor in the Industrial Revolution," *British Journal of Industrial Medicine*, vol. 28, no. 1, 1971, p. 24.

② 郭家宏：《富裕中的贫困：19 世纪英国贫困与贫富差距研究》，第 55～56 页。

③ H. J. Perkin, *The Origins of Modern English Society 1780 – 1880*, London: Routledge and Kegan Paul, 1969, pp. 269 – 270.

痛心疾首，认为这些本应避免的惨剧不应发生。为纠正这些缺点，医生们力求在边沁主义者倡导成立的新型政府中担任公共服务员，要求强化社会立法，创建医生检查员机制，构建执行、监督法律实施的行政体系，让医生专家发挥指导作用。其中，罗伯特·巴克（Robert Baker）在工厂中，萨斯伍德·史密斯与约翰·西蒙在公共卫生调查中，爱德华·史密斯（Edward Smith）在济贫法管理中，詹姆斯·盖伊（James Kay）在济贫法及健康教育领域里都发挥了重要作用。事实证明，与新政府中的其他公务人员相比，职业医生们的作用更大。[①]

工业化也促进了城市化，人们进城工作可以得到更好的物质回报，生活质量大大提高，也更容易获得各种类型的教育培训，可以参加夜校，开展社会讨论。在这种社会背景下，工人们建立疾病康复俱乐部（Sickness Benefit Clubs），以保障健康。这种早期社会保险的形式在当时非常流行，截至 18 世纪末，这类俱乐部已经遍布英国的每个村庄。[②]

在许多地方，工厂主与铸造车间负责人都为工人们提供这种性质的俱乐部，例如"1834 年，库克里（Cookley）地区的钢铁商就在其所在地建了一个乡村娱乐场，决定通过自助药房的形式确保其工人及其家庭成员能够享受医疗救助"。[③]直到 1939～1945 年战争期间，国民健康服务体系中的病人和医生也是通过俱乐部的形式联合在一起。新济贫法委员会中的监护人通过雇佣医生组成专门的"医疗俱乐部"，为穷人服务。1840 年的济贫法委员会报告显示，这种俱乐部在英格兰极为常见。医疗俱乐部的大规模组建，为以全科医生为代表的职业医生群体提供了发挥作用的空间，有利于在城市化进程中提升他们的势力。

城市化发展不仅催生了大量医疗俱乐部，医疗服务市场也不断扩大，它将大部分人集中在相对小的区域里，省去了之前医生看病的路途奔波、时间耗费，而且，人口集聚使得医疗需求相对集中，便于全科医生统一收费标准，创建自我掌控的医疗服务一体化体系。人口聚集的另一大优点在于医生们没有经济压力，可以不根据医疗服务的具体个人决定收费价目，而是考虑病人的实际支付能力。参照病人们的年度预测工资收入或每年的房租收入，在充分照顾病人的前提下收取费用，对那些年收入超过 500 镑的

---

① H. J. Perkin, *The Origins of Modern English Society 1780 – 1880*, Chapter Ⅷ, Part 4.

② G. F. McCleary, *National Health Insurance*, London：H. K. Lewis & Co., 1932, pp. 12 – 14.

③ The Lancet, vol. 46, no. 1159, November 15, 1845, p. 547.

病人，从上午 10 点到下午 8 点，每次医疗服务的收费都是一个基尼。而对那些收入在 100 镑以下的病患者，相同的服务只需两先令或六便士。[①] 同样，对于年房租收入超过 100 镑的病人来说，分娩服务费需要五基尼或更多，而对那些需要支付 10 ~ 25 镑租金的病人，这类费用只需要一个基尼。这种收费机制充满着脉脉温情，让广大中下层民众体会到温馨周到的照顾，有利于职业医生笼络民心，拓展医疗市场，扩大影响力。

工业化的迅速发展使得中产阶级群体日益崛起，他们关心身体健康，客观上为职业医生开辟了一个经济富有、人数众多且重视医疗服务的受众市场。

19 世纪前半期，医疗需求大都来自中上层民众。但到 19 世纪中期，"社会发展极大延伸了医疗服务需求，英国家庭普遍从之前将医疗服务视为生活必需品，不愿为其花费过多的境况中走出来，开始重视医生的作用，为医疗服务提供尽可能充分必要的支持"。不过，即便民众有支持医学发展的经济能力，也并不能由此解释他们乐意去支持医疗服务发展的动机。医疗服务需求的扩大不仅取决于经济因素，也取决于社会心理学因素，因为公众对健康与疾病的认知度是特定社会背景与文化模式的产物。

19 世纪初，随着工业化与城市化的拓展，人们对社会发展与进步保持乐观态度，普遍相信人类的力量可以解决任何困难，这种观念使得发展理念与个人乐观主义信仰占据了社会思潮的主导。麦考利在 1848 年宣称："我们国家在过去 160 年来，体现出来的最显著特征就是身体、道德与知识的全面发展与进步。"[②] 斯迈尔斯认为，这种进步并非单纯经济因素的刺激，也是个人努力的结果："国家发展是个人勤勉、精神进步与正直诚实品质的总体现。"[③] 公众从工业革命中得到启示，认为个人力量可以掌控一切。阿萨·布里奇称："自然正被驯服，且民众是有意识地将之按照自己的意愿进行驯服。"[④]

这种崭新的活跃思想使得中产阶级抛弃了诸如疾病缘于上帝惩罚人类

---

①　William Smart, *The Distribution of Income*, *1899*, pp. 309 – 311, 转引自 S. W. F. Holloway, "Medical Education in England, 1830 – 1858: A Sociological Analysis," *History*, vol. 49, no. 167, 1964, p. 316。

②　转引自 S. W. F. Holloway, "Medical Education in England, 1830 – 1858: A Sociological Analysis," *History*, vol. 49, no. 167, 1964, p. 318。

③　Samuel Smiles, *Self – Help: With Illustrations of Conduct and Perseverance*, London: Jhon Murray, 1890, p. 36.

④　Asa Briggs, *The Age of Improvement*, *1783 – 1867*, London: Longman, 2000, p. 34.

的罪恶是生活无可避免的伴随物等悲观论调，坚信人类也能像控制其他自然力量一样，掌控疾病。人们对未来没有限制的改进充满信心，认为最邪恶的自然力量最终都会被人类驯服。中产阶级的崛起打破了传统英国社会贵族独占优势的政治格局，上层社会日益受到崛起的中产阶级文化的影响，开始重视以全科医生为代表的职业医生的作用。①

在整个 19 世纪，与进步观同步的是个人主义信念。斯迈尔斯的《自助》就是典型。它出版于 1859 年，对新兴的中产阶级影响甚大。在斯迈尔斯看来，健康、快乐、审慎与勤勉都是成功的必备要素，且成功是一种基本美德。《便士杂志》（the Penny Magazine）和《钱伯斯日报》（Chambers' Journal）灌输着同样的理念，自助行为在所有的生活细节都会得到赞誉和称颂，被认为是生活的成功之道。②

在对个人福利的认识中，有学者认为，当社会成员越来越关注生活中的成功，越来越多地强调自己渴望征服世界时，他们就必然会对卫生保健有更为高级的需求。这在很大程度上是由他的基本生活定位与人生理想决定的，和他的随从、家庭与工作中的所有社会联系紧密相关。他给自己预期扮演的角色定位越明确，对他与周边人而言，所谓的"健康"与"良好卫生状况"概念就会凸显得更为必要与鲜明。③ 法国的托克维尔对此有深刻的揭示，在其名著《论美国的民主》的"财富的渴望"章节中，他写道："在美国，人们对身体康乐的热情追求……是普遍的"，渴望身体舒适体现了一种个人主义休闲安逸的情怀，是追求物质丰裕不可分割的组成部分。斯迈尔斯强调：身体的健康程度与事业成功之间有着紧密联系，"生活中的成功事例，比一般想象的还要更加依赖于躯体的健康"，巩固与强化"良好的躯体健康乃是通往社会顶层，不断提升自己社会地位最基本的先决条件"，宣称"甚至专业化人士的成功也要很大程度地依赖身体健康。一名作家单刀直入地描述道：'我们的伟人之所以伟大，在于他们的身体与其思想一样，都是极其卓越的'"，认为成功人士都显示出异乎常人的身体健康状态。④

---

① Michael E. Rose, "The Doctor in the Industrial Revolution," *British Journal of Industrial Medicine*, vol. 28, no. 1, 1971, p. 22.

② Asa Briggs, *The Age of Improvement, 1783 – 1867*, pp. 8 – 9.

③ R. M. Titmuss, *Essays on the "the Welfare State"*, London: George Allen and Unwin Ltd., 1958, pp. 181 – 182.

④ Samuel Smiles, *Self – Help, With Illustrations of Conduct and Perseverance*, pp. 304 – 307.

　　如此一来，19 世纪的英国社会流行一种信念：个人越健康，那么他就越有机会成功。良好的健康条件既是成功的先决条件，也是享受与利用成功的必要状态。这种健康观念和卫生要求突出了全科医生的作用，使得人们逐渐将全方位地负责英国社会中那些最广大群众身体健康的全科医生视为医疗行业的领军者，认为在他们的引领下，职业医生们才显示出高尚和伟大的光辉风采，让人觉得医生职业是一种稳定且尊贵、赚钱的特殊职业。

　　这样，在英国 19 世纪工业化、城市化与商业化不断发展的背景下，英国社会日益重视职业医生的作用，认为他们承担着整个社会卫生改良和护理民众健康、保障社会大众幸福的责任。在这种思想指导下，英国政府为促进医疗科学的发展和改良社会公共卫生颁布了诸多法案，推动了全科医生势力的崛起。

　　首先，为鼓励医学微观研究，探测出人体内细菌致病的具体路径，英国政府倡导医生进行解剖操作，并于 1832 年颁布《解剖法》，将解剖尸体的供应合法化，促进了医疗科学的发展，推动了病理解剖学的进步，将验尸行动与临床症状的检验观测结合起来，使职业医生们能够更好地理解疾病的性质、起源与发展，便于他们获得更大的成就。其次，为促使职业医生融入社会，为社会做出更大贡献，议会还于 1836 年颁布《出生、死亡与婚姻登记法》，这部法案至少有四大影响：第一，为英格兰与威尔士地区的人口统计提供了坚实基础，法案创设的中央登记办公室从此成为英格兰与威尔士地区人口结构与基本特征分析的重要媒介；第二，这部法案促进了英国政府的成长，使其更加关注民生；第三，法案为那些不同信仰者提供了避难所，使他们可以根据自己的礼仪合理地安排出生、婚礼与死亡仪式；第四，法案为现代医生职业的崛起创造了条件。从此，各个地区开始统计人口，了解现状，为分派医生深入民间，通过医疗保障护卫民众身体的健康卫生奠定了坚实基础。

　　很多学者指出，精确的数据统计使得医疗科学发生革命性变化：从一种推测的艺术正式变为精密的科学。在法案通过四年之后，伦敦的亨利·霍来顿（Henry Holland）医生充满自信地指出："通过医学数据的系统整理，医疗科学体系的构建从此有了坚实确定的基础"。1842 年，来自巴黎的杜布勒（J. F. Double）医生宣称：所有挑剔的批评家都必须承认数据收集在医学发展过程中的重要价值。1855 年，来自爱丁堡的艾莉森（W. P. Alison）也认为：英国所有研究医学重要问题的科学家只有通过数据方法才能达到目标，"除此之外别无他法"。对此，1850 年代的英国天文学家赫舍尔（Herschell）这样说道："人们或许会很奇怪，数据对于出生、死亡以及婚姻的登记本没有重大价值，何以会得到如此关注，但是……他对医学发展所起到的关键作用是无与伦比的。从此，各种特色不一、疗效各异的诊治方式与各类不同疾病的诊断类型都得到公正客观的确切记录，为医学发展提供了锐利的武器。"①

随着临床医学与病理学研究数据收集的完善，人们可以从中借鉴得失，趋利避害，促进了医疗科学的发展。而且，对这些信息的了解还能为国家医疗决策提供参考，在各地区医疗数据统计的基础上，政府可以根据医疗科学的发展，在各地区合理任命卫生医务官，以强化卫生管制，这在客观上也为全科医生群体融入社会、赢得社会认可创造了有利条件。

除了政府颁行的法案外，19 世纪英国商业化社会报纸传媒势力的强大也有利于全科医生势力的发展。在 19 世纪，英国民众普遍重视自疗，当时药物市场的繁荣也为他们提供了自我救治的可能。例如，倡导自主医疗的顺势疗法与水疗法在那时就是利用报纸媒介的宣传攻势让民众知晓了医学论战的魅力所在，尤其是关于顺势疗法。②这种在 19 世纪极为盛行的治疗方式因为玛泰（Mattei）的改造与药物制造的成功而名噪一时，传统医生对之极为恼怒，认为这种疗法是邪恶的伪科学，其所倡导的癌症治愈法只会耽误病情，祸害病人性命。在这种社会背景下，全科医生群体各自拥有的报纸传媒系统和玛泰体系的支持者展开激烈论战，纷纷创办报刊，防止错误的玛泰体系误导民心。③

同时，这套错误的医疗法则也充分利用了传媒影响力。由玛泰顺势疗法的支持者斯泰德（W. T. Stead）担任主编的《伦敦公报》（*Pall Mall Gazette*）在那个时期竟然能够成为与《泰晤士报》影响力相提并论的英国社会第二大报刊；他退休之后，还创办了月刊《评论者的评论》（*The Review of Reviews*），继续发表古怪奇特的医学观点，倡导顺势疗法的超自然效果。玛

---

① 转引自 Richard H. Shryock，"The History of Quantification in Medical Science," *Isis*, vol. 52, no. 2, 1961, p. 233.

② 这种疗法重视人体自我免疫与自疗原则，倡导"同类治愈同类"，认为如果某物质使人产生病症，那么该物质就可以治愈该疾病。它是感应巫术的一种形式，类似于吃狮子的心就会使人勇敢的原始观念，在崇尚疾病自疗的英国极为盛行，时至今日依然不衰。

③ Joseph O. Baylen，"The Mattei Cancer Cure: A Victorian Nostrum," *Proceedings of the American Philosophical Society*, vol. 113, no. 2, 1969, pp. 149 – 176.

泰体系溃败后，他又通过报纸发表文章，继续支持具有神话魔力的超自然医疗，被大量正统医学期刊所谴责。[①] 这些争论带动了医学界关于医疗科学性问题的辩论，使得医疗科学、全科医生群体成为社会关注的焦点话题，刺激了全科医生势力的崛起。

在 19 世纪英国的商业化社会中，不仅报纸传媒业发展兴旺，医学期刊和医学社团也纷纷创办，他们联合起来，形成公共舆论，与报纸传媒业一起，促进了全科医生势力的崛起。

为了提升以全科医生为代表的职业医生社会地位与影响力，许多医生致力于建立医学会社来提高他们的集体凝聚力。早在 1731 年，爱丁堡就成立了专门的医生协会，不过，这些会社起初都是非正式而且暂时性的，经常关注某些杰出人士的品行。最著名的是位于福瑟吉尔（Fothergill）地区，创建于 1752 年的内科医生联合会；18 世纪末，这个组织逐渐形成了正式礼仪，成为专职群体。苏格兰在这方面的发展要超过英格兰，早在 1734 年，他们就在爱丁堡创建了之后成为皇家医学协会的非正式组织；1782 年在爱丁堡创建了哈维学会；1789 年在阿伯丁创立了医学 - 外科学协会。不过，这些协会在提高医生社会地位，提升医生职业道德素养等方面的作用都不是很大。在伦敦，最古老的较为正式的此类组织可能是创建于 1773 年的伦敦莱特森（Lettsom）医学协会，它将内科医生、药剂师与外科医生联合起来，对其资格进行限制，并排斥那些庸医分子。其后，这个组织分裂，又另外成立了皇家药物学会。

除了创建医学会社外，托马斯·维克利（Thomas Wakley）还于 1823 年创办了影响至今的《柳叶刀》（*The Lancet*）杂志。1836 年，英国医疗协会也创建起来，其官方刊物《英国医学杂志》（*British Medical Journal*）正式创办，它们都致力"维护职业医生的荣誉和尊严"，[②]提升全科医生的社会影响力。

在英国，除了较早成立的内科医生协会、外科医生协会与药剂师协会外，医生们还建立了许多专门性团体，1850 年成立了流行病协会（The Epidemiological Society）；1856 年创建了医务人员卫生协会（The Society of Med-

---

① Joseph O. Baylen, "The Mattei Cancer Cure: A Victorian Nostrum," *Proceedings of the American Philosophical Society*, vol. 113, no. 2, 1969, pp. 155, 173.

② Steven J. Novak, "Professionalism and Bureaucracy: English Doctors and the Victorian Public Health Administration," *Journal of Social History*, vol. 6, no. 4, 1973, p. 444.

ical Officers of Health）；在 1857 年建立了具有广泛社会基础的社会科学联合会（Social Sciences Association）。所有这类团体都致力于提升从事全科医疗的医生地位，一定程度上促进了全科医生势力的崛起。

在工业化、城市化造成的卫生和环境污染的紧迫压力下，整个社会的医疗需求得到极大扩展。而且，由于相信"健康是福"，当时英国民众对自己的身体健康也日益关注。强大的社会需求促使年轻人普遍重视学习和了解与医疗话题有关的所有事务，是促进全科医学发展与全科医生势力崛起的重要因素。

在英国，在医学界被认为有着不同称呼的医生群体存在时，医生群体内部分裂，势力单薄。全科医生势力崛起后，医生群体才被赋予了职业医生的名号。他们中既有药剂师，也有传统意义上的外科医生和内科医生。这些人占据着英国医疗服务的主导，在民间社会赢得良好声誉，并发挥着重要作用，由此，医生人数剧增，其影响力与社会地位也获得极大提高。

第二节 病理学发展与全科医疗信念的普及

全科医生势力的崛起不仅有社会环境与思想观念层面的因素，也与当时民众对疾病起源的认知息息相关。从医学思想史角度看，全科医生势力崛起的重要因素在于时人病理观由"反接触感染论"转为"接触感染论"，前者认为环境清洁就可消除疾病，不重视医疗诊治；而后者则认为细菌致病，肯定医疗诊治的效果，倡导医生可以保障人们身心的全方位健康，强调全科医生的作用是无可替代的。

一 "反接触感染论"

"反接触感染论"不愿意承认疾病是由细菌病毒导致的，主要分为两种理论模型。

1. 气候致病论

据劳伦斯研究，在 18 世纪后期，许多为英国海外殖民地服务的医生们都不认可启蒙运动倡导的自身躯体是身体患病的主要原因的"身体致病论"，反而重视不同地区环境与气候对疫病暴发的决定作用，在构建环境与疾病关系时，这些人往往会信仰一种"气象形态学、气体化学及空气和电力能量的转变模式"。① 在当时，查理斯·麦克莱恩（Charles Maclean）医生是这套理论的倡导者，长期的海外游历使他坚持认为各地暴发的疾病都与当地的环境气候密切相关。②

相信"反接触感染"的医生们普遍认为饥饿和物质匮乏只会导致体质受损，疾病暴发最主要的原因在于大气环境的变化。他们将沼泽和潮湿的平地地区视为危险臭气的来源地，认为是它们腐蚀了空气。不过，从整体上看，麦克莱恩提出的气候致病论思想的主要特征是重视气候的自然转变，"每一个国家都有不卫生的季节，对某些国家而言，往往在特定的时间段，疾病会表现得比平常更为普遍和严重"，认为"春季和秋季"乃是大气变化的"极端"时刻，此时民众身体失去了最为健康的元气，疾病容易暴发。③但麦克莱恩并未阐明疾病发作的具体原因，虽然他写过湿度和温度对疾病的影响，却并未指出病因要素。只是相信："在一年的某个季节中，空气会被自动污染，变为有害物，对人体施加影响。"④

气候致病论是由当时英国的社会背景决定的。对疾病的认识和诊治是与英国的古典自由放任思想和经济利益紧密联系的，疾病的"接触感染论"必然会导致人们对自由放任思想的排斥，倡导国家干预，且由此带来的隔离防疫制度又不利于自由市场的发展，危害英国的自由主义经济贸易体系，给以市场自由为基础的英国经济发展带来危害。这种顾虑使得自由主义者认同麦克莱恩理论。1824 年，当麦克莱恩向议会请愿，辩驳瘟疫的"接触感染"性时，很多议员表示支持。英国政府更是担心："接触感染论"要求长达"四十天闹剧"的隔离防疫期会损害自由贸易，破坏商业利益，也是对个人自由的恶劣侵犯，是"瘟疫政治"，"有意谋杀"个人自由。⑤

英国社会对个人自由与经济利益的看重使得疾病的"反接触感染论"

---

① Christopher Lawrence, "Disciplining Disease: Scurvy, the Navy and Imperial Expansion, 1750 – 1825," David P. Miller and Peter H. Reil eds., *Visions of Empire: Voyages, Botany and Representations of Nature*, Cambridge: Cambridge University Press, 1996, p. 81.

② Mark Harrison, *Public Health in British India: Anglo – Indian Preventative Medicine, 1589 – 1914*, Cambridge: Cambridge University Press, 1994, p. 42.

③ Michael Brown, "From Foetid Air the Filth: The Cultural Transformation of British Epidemiological Thought, 1780 – 1848," *Bulletin of the History of Medicine*, vol. 28, no. 3, 2008, pp. 521 – 522.

④ Charles Maclean, *Results of an Investigation Respecting Epidemic and Pestilential Disease*, 2 vols., London: Thomas and George Underwood, 1817, p. 483.

⑤ Charles Maclean, *Suggestions for the Prevention and Mitigation of Epidemic and Pestilential Diseases*, London: Thomas and George Underwood, 1817, p. 459.

长期盛行，19 世纪初英国民众的病理认知长期停留在"反接触感染论"倡导的气候致病论阶段，直到麦克莱恩死后（死于 1824 年底或 1825 年初）的 1825 年底，在面临大规模疫病暴发危机的情况下，议会才勉强投票通过了一部隔离法案。尽管如此，气候致病论并未消亡，而是以更活跃的姿态出现在历史舞台上。

2. 瘴气致病论

在议会通过隔离法案的同一年，两篇讨论疾病起源的文章发表在功利学派官方杂志——《威斯敏斯特评论》上，作者是当时 37 岁、毕业于爱丁堡大学的外科医生托马斯·萨斯伍德·史密斯（Thomas Southwood Smith）。他出生于萨默斯特（Somerset）郡的马托克（Martock），在耶维（Yeovil）地区的犹太人医院东药房做过五年医生，后到伦敦热病医院工作。他信仰功利主义，是查德威克卫生调查过程中最为得力的助手之一，提出的"瘴气致病"主张是查德威克卫生改革的指导思想。在社会价值观问题上，史密斯与查德威克一样，都十分信服边沁所倡导的功利主义，所发表的两篇文章也是基于功利主义原则的，以表明他对疾病感染与隔离防疫的态度。在功利主义和医学科学思想指导下，他发展了麦克莱恩的气候致病论，提出瘴气致病论。

在第一篇文章中，他指出：尽管天花和麻疹都具有传染性，但它们都"起因于一种特别的动物毒素……这种毒素通过人与人之间的相互联系而得以扩散"，认为包括霍乱、瘟疫和斑疹伤寒症在内的各类热病都属于此类型，起初都源于"空气中某种特别的情况"。尽管史密斯认同传染的事实，但他从功利主义的视角出发，不愿意让疾病防治损害商贸利益，因此拒绝承认传染是疾病的起源所在，而是提出并倡导了一种有毒空气致命论，即瘴气致病论。

史密斯对欧洲大陆正统的"接触感染论"深表怀疑，认为它不应是抽象理论，而是"科学的问题，因而要由事实来决定民众对其的理解，是一个证据的问题，由每个人都能看到的事实决定……它与成千上万民众的生死存亡息息相关，并且与这个国家商业利益密切联系，而这种联系是整个隔离法案存在的基础"。[①]认为未经科学证实，仅凭抽象的"接触感染论"贸然损害个人自由与商贸利益毫无道理。

---

① 本处及以上的引文参见 Thomas Southwood Smith, "Contagion and Sanitary Laws," *Westminster Review*, vol. 3, 1825, pp. 134 – 137。

　　在第二篇文章中，他指出疾病隔离体系不仅是自由贸易的障碍，在行动上也过于专横，让人们遭受瘟疫般社会空气的毒害，好似"集体屠杀"。[①]他支持麦克莱恩，认为他"是一个能力超群的人，能够将其思想浓缩至一个焦点之上，将其一生最好的年华都奉献出来，创建了一套伟大的、慈悲的思想体系"。[②]对此，《季度评论》指出，史密斯是"麦克莱恩医生奇思妙想的追随者与阐释者"。[③] 但与麦克莱恩不同的是，史密斯并不像他那样强调气候，亦即单纯空气在疫病暴发中的关键作用，而是认为疫病虽源自空气，但"躯体污染和侵蚀"才是重点，强调关注大气成分中的特定污染物，认为它们才是疾病暴发的元凶，并指出这些污染物很可能源自"人体身上的病态挥发物"或"源于腐烂动植物身上的蒸发气体"。[④]

　　对于麦克莱恩倡导的气候致病论，他将其融合进自己的"瘴气致病论"中，认为："热病最重要、最为关键的起因就是由腐烂所导致的毒气外泄，或者是由有机物的分解挥发物引发。动植物在其腐烂过程中都会散发出一种很特别或者说从来未曾有过的混合物，这些混合物作用到人的身体以后，就产生了各种不同种类的热病"，而诸如炎热或潮湿的气候是腐烂的催化剂，就像精神上的焦虑和担忧一样，对人的心态产生影响，刺激疾病的暴发与扩散。[⑤]

　　史密斯的理论在一定程度上超越了麦克莱恩，不再抽象地将气候视为决定性的致病因子，而是将空气中的污染物、有毒气体作为气候致病论的考察对象。在对气候影响疾病的集中讨论中，他指出："不管是热、冷、潮湿、干燥还是电力学情况如何，一旦我们设定空气作为流行病暴发的诱因，就需向前继续探索：这些致病空气中一定夹杂着从腐烂动植物身上挥发而出的有毒气体……这些气体乃是疾病产生的首要原因。"[⑥]

　　麦克莱恩与史密斯的理论不同主要是由其工作体验决定的。前者是四

---

① Thomas Southwood Smith, "Plague – Typhus Fever – Quarantine," *Westminster Review*, vol. 3, 1825, pp. 499 – 530.

② Thomas Southwood Smith, "Contagion and Sanitary Laws," *Westminster Review*, vol. 3, 1825, p. 152.

③ *The Quarterly Review*, vol. 33, 1825 – 1826, p. 250.

④ Thomas Southwood Smith, "Contagion and Sanitary Laws," *Westminster Review*, vol. 3, 1825, p. 149.

⑤ Thomas Southwood Smith, *A Treatise on Fever*, London: Longman, 1830, pp. 348 – 349.

⑥ Thomas Southwood Smith, "Contagion and Sanitary Laws," *Westminster Review*, vol. 3, 1825, p. 142.

处游历的殖民地医生，各地变幻莫测的气候使他对天气变化非常重视；后者则整日待在大都市肮脏的卫生环境中，对污染物更为敏感。而且，在麦克莱恩时代，英国民众最关心的是如何有效地反对欧洲大陆业已成熟的疾病"感染"思想，捍卫个人自由与商业贸易；对创建一套疾病"反感染"病理体系不感兴趣，但史密斯时代的医生们需要的是创建而非驳斥，建构一种能对抗感染论的思想体系，厘清疾病发生的具体成因与要素构成。

而且，史密斯之所以对污染物、有毒气体予以重视，并在此基础上构建出"瘴气致病论"也是由其信仰决定的。他信仰一神论，在一神论信仰者群体中扮演非常活跃的角色，常常在不同场合下虔诚祷告。[1] 在他看来，一切事务都是在慈善伟大的上帝的意志主导下，按照既定规则持续运转的，人类全体最终会"从罪恶中摆脱出来，从即将到来的现世或者未来的苦难中解脱出来，进入极乐状态。"[2]认为人类现世的痛苦是为将来的幸福而做准备，包括疾病等一系列灾难只是神的规定，目的是显现神仁慈的本质与天性。

因此，与麦克莱恩理论中人类无力改变气候，消灭疾病的悲观态度不同，史密斯将空气致病的原因限定在某个地区内，定性在腐烂污染物的挥发气体上，让消灭疾病具有现实可行性。他将传染病视为人类恶劣行径的后果，认为上帝会提供解决的方式：彻底清除街道上的所有污染物，"清洁穷人们的脏污居住环境"。[3] 不过，尽管他主张清除污染物，但仍然坚持"反接触感染论"，将清洁行动视为消灭疾病的良方，而不愿去考察疾病的具体感染特征，没有将之与细菌传染联系起来。

二 "接触感染论"

"反接触感染论"看重环境清洁，不重视医疗诊治，使得职业医生长期以来不被认可。不过，以史密斯为代表的"反接触感染论"却为英国民众探寻疾病起源，科学阐释病理构想提供了正确道路。他虽将环境清洁视为清除疾病的唯一方式，但也认同疾病源于污染物感染的事实，只是基于功

---

[1] Michael Brown, "From Foetid Air th Filth: The Cultural Transformation of British Epidemiological Thought, 1780 – 1848," *Bulletin of the History of Medicine*, vol. 28, no. 3, 2008, pp. 529 – 530.

[2] Thomas Southwood Smith, *Illustrations of Divine Government*, London: G. Smallfield, 1817, pp. 59 – 60.

[3] Thomas Southwood Smith, "Plague – Typhus Fever – Quarantine," *Westminster Review*, vol. 3, 1825, p. 522.

利主义原则，从维护和保障英国民众自由和商贸利益的角度出发，拒绝承认要求进行病患者隔离治疗从而危害自由商贸利益的感染致病理论。随着医疗科学的进步，"接触感染论"逐渐占据了社会主导，它相信疾病是由细菌病毒入侵而产生的，经历了以下三个发展阶段。

1. 水源致病论

水源致病论的提出缘于当时医生对霍乱暴发的深入调查和研究。1849年9月24日，英国《晨报》（*Morning Chrornicle*）刊发文章，将霍乱暴发与饮用水污染联系在一起。同年，麻醉医生约翰·斯诺（John Snow）发表《论霍乱的传染方式》一文，认为霍乱并非通过呼吸道，而是经由消化道传染，病人粪便中带有病菌，一旦进入饮用水源，就会广泛传染。但是，英国医生们还是无法提供确切证据来证明污染水源会带来巨大危害，只是简单地认为"污水有害"。[1]

在斯诺认为水源致病的同时，1849年，跟他同时代的威廉·巴德（William Budd）根据布里斯托尔地区的霍乱数据，认为饮用水中的毒素也可能是导致霍乱蔓延的罪魁祸首。不过，他还认为自己已经确定了水中产生霍乱的根源性病毒———一种和真菌一样的水中物质，这是他及其支持者从雷德克罗斯（Redcross）街道中的水里通过显微镜观测出来的。巴德提出的这个结论激起广泛争议，吸引了许多人调查，但无法得到最终证实，引起了众人质疑。[2]

虽然斯诺和巴德无法提供令人信服的证据支持其结论，但在政府随后出台的调查报告中，人们还是发现了霍乱和腹泻与饮用水水源状况的密切关系。[3] 1836年《国民登记法》的颁布也为斯诺等人研究水源与疾病关系提供了便利，在那个时代英国的伟大流行病学家、统计学家威廉·法尔的努力下，英国政府的数据统计非常精确，每一地区的死亡率、出生率都得到明晰。根据这些数据，斯诺对1854年发生在伦敦的霍乱疫情与饮用水水源间的关系做出精确阐释，进一步证明霍乱与水源的密切联系。

---

① Christopher Hamlin, *A Science of Impurity*: *Water Analysis in Nineteenth Century Britain*, Berkeley: University of California Press, 1990, chapter 3.

② M. Pelling, *Cholera*, *Fever and English Medicine 1825 – 1865*, Oxford: Oxford University Press, 1978.

③ George Davey Smith, "Commentary: Behind the Broad Street Pump: Aetiology, Epidemiology and Prevention of Cholera in Mid – 19th Century Britain," *International Journal of Epidemiology*, vol. 31, no. 5, 2002, p. 924.

　　为了证实水源诱生疾病，斯诺利用统计数据，系统调查了 1849 年在阿尔宾·特瑞斯（Albion Terrace）地区与 1854 年在牛津中心——宽街（Broad Street）地区暴发的霍乱。对前者，他认为该地区的 16 户居民饮用水已被厕所污水及地表下水道里的渗漏水污染。在仔细调查了这些居民的家庭用水质量后，他发现其味道很像厕所污水，且含有大量已经过消化道且腐烂不堪的未消化食物。① 后者暴发的霍乱规模更大，他虽未能发现公共饮水泵中出现的细菌，但周边只要饮过此水的人纷纷毙命于霍乱的事实使他认定此水源就是导致霍乱疫情的元凶。

　　1854 年 8 月，伦敦再一次遭到霍乱侵袭。9 月 1～10 日，伦敦的索霍（Soho）区就有 500 人死于霍乱。斯诺利用这次机会，深入调研：在霍乱暴发的地区，即布罗德大街和剑桥大街的拐角处，有一处受污染的压水泵，周围几百户人家都靠它来获取饮用水。斯诺取来该压水泵中的水样，发现水中有病人排泄物中的如同稻粒般微小的颗粒。随后，他又努力获得近几周内因霍乱致死的名单，将所有的霍乱病例绘在一幅地图上，结果显示，几乎所有死者都曾居住在布罗德大街压水泵附近，而此水泵恰好处于霍乱暴发的中心带。斯诺还发现，就在一步之遥的布罗德大街酿酒厂中，无人死于霍乱，原因是那里的工人不是以啤酒当饮料喝，就是从厂中的井里取水饮用。据此，斯诺说服了市政官员，从布罗德大街街角的压水泵取下压杆，禁止居民从这里取水。此后，这一带的霍乱死亡率持续下降。1854 年，在霍乱爆发的一个月时间内，斯诺利用他的调查数据向人们证明：那些饮用受污染水源民众的霍乱死亡率是饮用较好水质水源民众的 14 倍。

　　水源致病论的另一重要证据是对比供水公司水质，然后再根据水质调查饮水人群的疫病情况。斯诺的调查显示：1853～1854 年的霍乱主要暴发在伦敦南部，死亡人数尤其集中在索斯瓦克与沃克斯霍供水公司（the Southwark and Vauxhall Water Company）的顾客中。霍乱死亡率的地理分布进一步表明污染水源与霍乱暴发的联系。因为索斯瓦克与沃克斯霍供水公司供应的水是从位于泰晤士河南岸污染较为严重的巴特西（Battersea）取来的。与之相对应的是，朗伯斯供水公司（the Lambeth Water Company）的顾客就幸运得多，该公司水源来自特丁顿船闸（Teddington Lock）上游泰晤士河较为洁净的那段水域。

---

① 本部分有关斯诺调查的论述和引文参见 John Snow, *On the Mode of Communication of Cholera*, London: Churchill, 1855, pp. 25 – 31, 38 – 54, 80, 86 – 88, 78 – 79。

据斯诺调查，在霍乱暴发的七周内，索斯瓦克与沃克斯霍供水公司的顾客因为霍乱导致的死亡率是朗伯斯供水公司顾客的 8 ~ 9 倍，在下一个七周，这个数据也有 5 倍之多。为阐明致病机理，斯诺抽取两大公司供应水的样本，进行化学检测，用硝酸银检测两大供水公司水源的盐含量，发现了显著不同。在一加仑水中，来自朗伯斯供水公司的水放置于硝酸银之中，沉淀出 2.28 个氯化银颗粒，但在污染较重的索斯瓦克与沃克斯霍供水公司的水中却沉淀出了同等质量的 91 个氯化银颗粒。水质差别使得斯诺认为只要在水中添加一点硝酸银，一眼就可看出水的不同性质。之后，他意识到含盐量存在巨大差异的原因——索斯瓦克与沃克斯霍供水公司的取水条件很明显地受到了海水涨潮的影响。①

斯诺的调查引起中央卫生委员会的重视，他们组织了一个特别调查委员会，针对 1853 ~ 1854 年的霍乱情况进行调研，得出结论：下水道——被污染的水源乃是霍乱暴发的重要原因，但对斯诺的病理推论却持保留态度；只是认为霍乱出现的原因在于空气或水源中含有的不洁净物质。约翰·西蒙——这个委员会中最具声望的人，也认为斯诺的贡献虽然巨大，但是他所建构的理论体系不完全，认为被污染的空气和水源都应考虑进去，只有这样才能搞清霍乱暴发的原因。②

斯诺利用霍乱感染与致死数据得出的结论构建了水源致病论，但是，英国"接触感染论"并未沿着这个方向发展，而是继续瘴气致病论的探讨，提出发酵致病论。

2. 发酵致病论

除了史密斯，英国民众对污染、腐烂物的深入认知大都来自李比希（Justus Von Liebig）的理论。他是一位世界闻名的有机物和农业化学家，也是很多英国化学家的良师益友。③ 1824 年，他在吉森（Giessen）大学创建的化学研究所是 19 世纪科学发展的重大成就，打破了之前个人纯粹因为兴趣才创设研究所的趋向，让研究所具备了公有的学术导向，使得许多喜欢化学的人在其中接受了化学研究的系统严格训练，培养了大批经世致用的

① D. Shephard, *John Snow: An Aesthetist to a Queen and Epidemiologist to a Nation: A Biography*, Cornwall: York Point Publishing, 1995, p. 211.

② John Simon, "Report of the Last Two Cholera – Epidemics of London, As Affected by the Consumption of Impure water," *British Parliamentary Papers*, 1856, LⅢ, p. 19.

③ J. B. Morrell, "The Chemist Breeders: The Research School of Liebig and Thoma Thomson," *Ambix*, vol. 19, 1972, pp. 18 – 19.

化学人才。在此研究所提供的便利条件下，李比希深化了史密斯的瘴气致病论。

李比希解答了史密斯不愿揭示的有关腐烂物何以诱发疾病的问题，在瘴气致病论基础上对疾病暴发的具体内因进行了更深入的研究。他认为腐烂是分解过程的一个必要步骤，是一种拥有巨大能量，能将凝聚在一起的大有机分子变为受化学力量操控的更小无机物分子的活跃进程。腐烂过程的第一阶段就是将那些大分子分解成小分子，然后再慢慢通过氧化作用使之成为无机物，方便植物吸收。

在李比希看来，所有死亡的有机物都会经历腐烂过程，如果活体生物的生命活力（亦即体内凝聚的有机体细胞活力）本身力量不够强大的话，它就很可能受到腐烂物的影响，一旦受到影响，活体中受腐烂物感染的病态部分就会不断繁殖，使体内与之有联系的所有细胞组织与体液都深受其害，于是就产生了疾病。且各种病情之所以不同，原因就在于腐烂物影响和传播的方式有异，这种理论分析了疾病发生的内在原因，并将此类比成科学界早已深有研究的发酵原理（即奶油发酵、乳汁发酵以及醋酸发酵的过程），视疾病为内在细胞不断扩大的腐蚀与感染过程，并认为这种腐蚀能互相转移，通过接触加速传染。[1]

威廉·法尔早在 1843 年就接受且扩展了发酵理论，强调发酵的特殊过程乃是疾病源起差异的最好参照。[2] 不过，发酵类比论最为成功的倡导者还是约翰·西蒙，他致力于用此理论验证和指导医学研究，并说服医疗部为此理论的深入解读投入专项资金。但他也认为这种理论存有缺陷，1850 年，他在《一般病理学》上发表文章，抱怨李比希的腐烂描述过于隐晦虚无，不足以成为科学解读疾病起源的理论范式。[3] 于是，西蒙将调查发酵作用的具体过程作为医学研究的核心任务。对此，有学者认为西蒙毕生都在努力让"反接触感染论"转为"接触感染论"，寻求促成两者转变的关键媒介。[4]

① Justus von Liebig, *Familiar Letter on Chemistry in its Relations to Physiology*, *Dietetics*, *Agriculture*, *Commerce*, *and Political Economy*, London: Tayor, Walton, and Maberley, 1851, pp. 228 – 230.

② John M. Eyler, *Victorian Social Medicine*: *the ideas and methods of William Farr*, London: John Hopkins University Press, pp. 102 – 104.

③ R. Lambert, *Sir John Simon*, *1816 – 1904*, *and English Social Administration*, p. 47.

④ Charles Edward Winslow, *Conquest of Epidemic Disease*, Wisconsin: University of Wisconsin Press, 1980, pp. 255 – 266.

经研究，西蒙认为发酵致病的理论可以让瘴气致病论转为细菌致病论。[1] 污染物、瘴气及微观细菌都是疾病发生的诱因性元素，只不过前者是表象，后者是内在实质，污秽物和瘴气只不过是使得致病细菌快速增殖与传播的媒介。1863 年，西蒙指出："疾病就如同每个发酵过程，是某些特殊分子活跃细胞转变的结果"，但因未提供科学实证，无法让人信服。[2] 他于 1867 年向李比希的学生——德国化学家土迪休谟（J. L. W. Thudichum）抱怨："寻找发酵机理的化学反应过程至关重要，做不到这一点，我们就无法得到疾病起源的确定认识，不能获得疾病诊疗与预防的有效手段。"[3] 在西蒙心目中，"微观发酵"过程是考察疾病诱因的真正有效方式，"反接触感染论"倡导的气候、污染物、瘴气致病论只是"基础的、一般表象层次或不具内在真实的知识"。[4]

3. 细菌致病论

李比希的理论实际上已经揭示出细菌在身体内部的作用机理，但描述并不准确，虽然西蒙试图弥补缺陷，探寻发酵过程，但获得成果的却是欧陆国家。随着 19 世纪法国科学家巴斯德和德国兽医科赫研究成果的出现，细菌开始作为实体被人类认知，细菌致病论确立了。这是 19 世纪中后期英国乃至世界病理科学的巨大进步，使得"反接触感染论"失去依据，政府再也无法通过政治手段，在维护经济自由与促进贸易发展的幌子下压制"接触感染论"，科学理论不会再遭受"反动政治权力的干涉与控制"。[5]

一般认为，细菌致病论的证实是在 1876 年。这一年，德国的兽医罗伯特·科赫（Robert Koch）向人们展示了炭疽热病的病源实体——芽孢杆菌。1879 年，人们又开始知道如何使用细菌。这一年，法国生物学家路易斯·巴斯德（Louis Pasteur）生产出一种防病疫苗，能用来消解和稀释家禽霍乱病毒中的芽孢杆菌，它宣告了人们对细菌的认识进入新阶段。1898 年，细菌致病论开始用于研究人体病毒学，第一个作为病原体的病毒就是从手足

---

[1]　M. Pelling, *Cholera, Fever and English Medicine 1825 – 1865*, p. 136.

[2]　John Simon, *Public Health Reports*, 2 vols, Edward Seaton ed. , London: Sanitary Institute of Great Britain, 1887, Ⅱ, p. 151.

[3]　John Simon, *Public Health Reports*, pp. 345 – 346.

[4]　John Simon, *Public Health Reports*, p. 416.

[5]　Francois Delaporte, translated by Arthur Goldhammer, *Disease and Civilization: the Cholera in Paris, 1832*, Cambridge: Mass. MIT Press, 1986, pp. 146 – 147.

口病中确定获得的。①

细菌致病论确立后，从 1860 年代开始，英国医学研究越来越重视实际调查，对接触感染源的性质特征进行调研。到 70 年代，医学发展超越了对单纯病态机体与组织的重视，开始关注发病过程的生理与生物学意义，对疾病探索采取一种纯科学研究范式，不再就病治病，而是试图懂得在没有疾病的情况下做好疾病防控工作。②

细菌致病论的出现也促进了人体研究。从此，人们可以使用内分泌的观点对人体构成细胞的化学结构进行详细考察，为人体免疫学的发展奠定了坚实的基础，使用消极的抗毒素或积极的疫苗接种开始成为人类预防疾病的必要措施。由于这些措施都需要掌握医疗技能的医生专家组织实施，外行人无法介入，于是人们开始日益重视职业医生的作用。这使得一种生机勃勃、充满希望的治疗乐观主义开始出现，人们的身体可以在医生指导下，使用化学物质，按照自己的意图行事，且这些化学物质都是数量无限、体积微观，效用无穷的，潜力不可限量。19 世纪以后，X 射线也因为临床细菌观测的实际需要被发明出来，人们对人体的认识日益深化。解剖学也成为精确诊疗的必备程序，所有解剖器官和微观活性组织都变得可视化，这种微观可视化操作促进了生物化学的发展，使得医学发展与社会前进同步，职业医生的作用与社会地位越来越高。

细菌致病论盛行后，医疗科学发展迅速，职业医生教育水平也获得提升。有学者在系统考察 19 世纪英国职业医生的声誉和影响力时，表达了对他们职业发展新机遇的羡慕。③ 1846 年乙醚的发现运用以及 1847 年三氯甲烷在麻醉领域内的广泛推行使得医院中外科手术的发展更为便利、容易，防腐剂与抗菌剂的广泛使用也使医生手术更便捷方便，更容易产生效果。人们都相信："在麻醉剂与消毒抗菌剂没有使用前，在人的脑袋、腹腔以及女性盆骨那里没有办法进行任何手术，尽管有过一些这方面的历史记录，但这只是显示了病人与外科医生双方共同具有的勇气与毅力，没有多大效果。"④ 而到 19 世纪末 20 世纪初，随着麻醉剂、消毒抗菌剂的陆续出现，人们对医学诊疗的效果深信不疑，对医生的作

---

①　A. P. Waterson and L. Wilkinson, *An Introduction to the History of Virology*, Cambridge：Cambridge University Press, 1978, pp. 30 – 34.

②　E. R. Long, *A History of Pathology*, New York：Dover, 1965.

③　George Eliot, *Middlemarch*：*A Study of Provincial Life*, Oxford：Clarendon Press, 1986.

④　W. J. Bishop, *The Early History of Surgery*, London：Robert Hale Limited, 1961, p. 131.

用越来越重视。

在细菌致病论的影响下，英国的诊疗科学发展也极为迅速，病人隔离模式陆续引进，通风口设置受到重视，医院病房粉刷也引进了石灰粉，硝酸钾与硫黄也开始被用来熏蒸病房中的衣物与生活设施，所有这些都降低了医院中细菌感染的风险。[1] 这些措施不仅改善了诊疗效果，而且大大改进了英国医生的工作条件，使得外科手术便利快捷且疗效显著，不必再使用不规范的酒精与鸦片麻醉病人，也不再需要担心术后感染的变异发炎。尤其是麻醉剂的用途甚大，扩展了外科学研究，便于医生深入探研之前不敢观测的躯体内部，减少了手术中病人休克死亡的危险。与此同时，外科手术的时间也获得了适当延长，能够合理地进行保守性的外科治疗，风险系数大为降低。不过，虽然麻醉剂导致 1840 年后的外科手术数量大增，但死亡率一直还是居高不下，直到消毒剂投入使用后，情况才有所好转。这样，随着麻醉剂与消毒剂的陆续引进，到 19 世纪末，有学者系统考察了英国社会中的医疗进步，乐观地指出："正如我们内心所期待的那样，现代社会中日益复杂的外科诊疗技术与针对疑难严重疾病的病理诊断学研究水平都随着医疗知识发展与医疗设备的进步而显著提高了，并且在医疗服务广为流行与外科服务需求激增的社会背景下，医院基础设施也获得改善。"[2]

在诊疗科学不断进步的社会背景下，英国药剂学的发展也极其迅速。在 19 世纪初，英国医学界主要使用的药物是生物碱与苷类，而到 19 世纪中期，初步得以推广使用的吸入式麻醉剂与 19 世纪晚期开始启用的镇痛剂与巴比妥酸盐都代表着科学制药方式已经广泛渗入药物调配行业。这类新型药物的陆续出现促进了制药工业的发展，制药行业开始逐渐地倾向雇佣那些深谙医学知识技能的医药化学家与生物科学家，替代了传统上医学基础知识相对缺乏、单靠经验行事的民间草药师与药材商。[3] 药学工业化的发展趋势与其新产品的广泛使用，标志着医学发展不仅在理论上进入科学轨道，物质上也有了极其充分的科学保障，显示出疾病控制已经脱离了揣测

[1]　M. C. Buer, *Health, Wealth and Population in the Early Days of the Industrial Revolution*, London: George Routledge & Sons, 1926, p. 130.

[2]　S. Cherry, "The Hospital and Population Growth: the Voluntary General Hospitals, Mortality and Local Population in the English Provinces in the Eighteenth and Nineteenth Centuries Part 2," *Population Studies*, vol. 34, no. 2, 1980, p. 258.

[3]　R. D. Mann, "From Mithridatium to Modern Medicine: the Management of Drug Safety," *Journal of the Royal Society of Medicine*, vol. 81, no. 12, 1988, p. 726.

摸索的阶段，进入物理生物学范畴的科学诊疗时期。与此同时，在布鲁文（Brunvian）疗法（认为病情是由身体刺激诱发，需要大规模服用药物抑制）与顺势疗法（认为服用大量药物只会导致身体敏感，少量服药才是正道）的竞争下，诸如奎宁、铁制药剂以及汞制药剂的用法和用量都得到科学改善。这些都有利于提升医学发展与诊疗效果，让广大民众切实感受到治愈疾病的福利，增强了医疗诊治的科学性，促进职业医生势力的崛起。

这样，在人体致病理论科学转型与医疗科学全面发展的社会背景下，以全科医生为代表的英国职业医生群体的社会作用变得日益重要，他们赢得了整个英国社会尤其是平民大众的普遍认可，为其势力发展奠定了基础。

第三节　全科医生卫生管理主导权的确立

细菌致病论获得广泛认可后，公共卫生管理重心从环境卫生转向医疗卫生。对此，美国的公共卫生先驱赛奇威克（W. T. Sedgwick）说道："在1880年之前，我们什么都不知道，而到1890年之后，我们知道了一切，这是多么伟大辉煌的十年！"[1]在细菌实体研究的发展与免疫学水平不断提高的背景下，医疗保健成为公共卫生管理的主导。

与此同时，在病理科学转变后，英国民众的传统卫生观念也产生变化。历史上，一直到霍乱复发时的1840年代，英国民众普遍都认同古希腊的经典信仰，认为卫生与健康是一笔人生财富，只属于那些贵族阶层、上流社会，下层民众根本没有资格获取和享受这种财富，因此，他们对个体诊疗不甚重视，认为自己只能依靠统治阶级，通过对全体民众有利的环境清洁保障自己的卫生健康。细菌致病论确立后，他们相信整个社会的卫生是联系在一起的，穷人和富人都会感染病菌，下层民众的身体健康与卫生条件和富人们一样都是社会的构成部分，不应忽视。[2] 这种理念的变化促使卫生管理从重视"反接触感染论"的环境清洁转为重视"接触感染论"的医疗诊断。

---

① E. O. Jordon, G. C. Whipple and C. E. A. Winslow, *A Pioneer of Public Health*：*William Thompson Sedgwick*, New Haven：Yale University Press, 1924, p. 57.

② C. F. Brockington, "The History of Public Health," W. Hobson ed., *The Theory and Practice of Public Health*, London：Oxford University Press, 1961, pp. 1 – 7.

在公共卫生管理中，"接触感染论"和"反接触感染论"传达的思想差异实际上预示了政府政策的发展趋向，决定了政策关注的具体焦点及他们与医学之间的互相联系，可简要概括为"行动主义与乐观主义"和后者。① 前者代表"反接触感染论"者的心态，他们主张未雨绸缪，事先预防疾病，通过环境清洁的"一体化"规划摆脱疾病威胁，认为"接触感染论"所提倡的隔离防疫会侵犯个人自由，损害商贸利益。而后者则代表了"接触感染论"者的心态，他们希望通过疾病发生后的医疗诊治与护理照顾来清除疾病，不希望为预防疾病大动干戈；认为细菌导致疾病发生是不可避免的，人类需要做的就是承认患病事实，做好诊治工作，隔离防疫非常必要，个人自由与商贸利益都应服从社会利益，做出适当牺牲。对此，威廉·考兰指出："人们很早就应该了解疾病是具有极其重要的社会经济联系的，且也应当认识到这其中拥有强大理念构建的基础，还与政治价值观紧密结合在一起……这种联系与信念构建的思考是公共卫生管理中具体讨论与实际行动的核心基准，那就是在涉及人类卫生与健康的主要话题中采取何种性质的科学控制，以及这种控制的愿望与目标又是什么。"②在英国社会的公共卫生管理实践中，这种科学控制主要是通过埃德温·查德威克与约翰·西蒙两个人体现出来的。

一 查德威克的预防清洁论

从英国社会的公共卫生管理史来看，它一直以来都比较重视地方自治，缺乏中央调控。虽然从 1388 年国会法案开始，英国的各大地区就有诸如隔离麻风病和瘟疫病患者，清除污染物、控制下水道，处理腐烂物、尸体、污物与静态的臭水污染物等卫生管理措施，③ 而且，在瘟疫流行时，很多地区的市政当局也纷纷成立临时卫生部，但总的来看，各地方缺乏联系与合作，地方卫生管理机构没有权力，也不是常设机构，将公共卫生管理"这项

---

① J. C. Riley, *The Eighteenth Century Campaign to Avoid Disease*, London St. Martin's Press, 1987, p. xii.

② William Coleman, *Yellow Fever in the North: The Methods of Early Epidemiology*, Madison and London: University of Winconsin Press, 1987, p. 175.

③ J. B. Blake, *Public Health in the Town of Boston, 1630 - 1822*, Cambridge: Harvard University Press, 1959, p. 11.

民族利益牢牢附属于成千上万个教区或市政的即时性需求"。①

英国社会公共卫生的恶劣状况激起有识之士的担忧。1842 年，在《大不列颠工人阶级卫生状况的报告》中，查德威克详细描述了英国社会公共卫生状况的恶劣，尤其对疾病泛滥深感焦虑，对其起因，他认为："在工人阶级中，各种不同类型的传染病、地方病和其他各类疾病都是由大气污染造成的，这种污染是由于腐烂的动植物分解、潮湿和污秽以及那些过分靠近和拥挤的住房环境导致的……这种糟糕状况可以通过下水道系统、合理的清洁、良好的通风以及各种清除大气污染的手段予以清除，这样做会使这类疾病发生的频率和强度都得到减少和减轻，并且如果这方面的有害物清除得越彻底，此类疾病就消失得越快捷。"②这份报告促使罗伯特·皮尔（Robert Peel）创建了皇家城镇卫生委员会（Royal Commission on the Health of Towns），并在 1848 年颁布了英国首部《公共卫生法》，创建中央卫生委员会（The General Board of Health），系统管理整个社会的公共卫生，并任命查德威克全权负责。

中央卫生委员会组建后，查德威克大权独揽。他本人并没有受过医学训练，只是做过律师，信仰边沁的功利主义思想，致力为英国大多数民众寻求最大幸福。因此，他主张"一体化"清除疾病、保障公共卫生，倡导采取环境清洁的疾病预防模式清除一切病原体。这种观念使他不愿重视个体诊断的医疗科学，强调只有保障整个社会的环境清洁，才能彻底消灭疾病。在这种思想指导下，查德威克虽然在卫生调查过程中非常倚重医生群体，但在卫生管理的实际过程中，他却并不认可职业医生的作用，认为医生们首先是一群商人，只是将看病治疗作为赚钱手段，根本不懂得如何才能从根本上消灭疾病。在他看来，疾病的前期预防，亦即城市的卫生清洁工作最为重要，远胜于医疗诊治。

基于这种思想认识，查德威克对医学界倡导的"接触感染论"并不认同，反而支持"反接触感染论"，尤其支持史密斯的理论，认为疾病是由充满毒性的瘴气或被污染的空气传播的。③ 在他看来，这些瘴气源于那些脏

---

① John Gordon Freymann, "Medicine's Great Schism: Prevention vs. Cure: An Historical Interpretation," *Medical Care*, vol. 13, no. 7, 1975, p. 529.

② E. N. Williams, *A Documentary History of England*, vol. 2: *1559 – 1931*, London: Penguin, 1965, p. 239.

③ R. Cooter, "Anticontagionism and History's Medical Record," P. Wright and A. Treacher eds., *The Problem of Medical Knowledge*, Edinburgh: Edinburgh University Press, 1982. pp. 87 – 108.

水、垃圾、动物粪便、工业垃圾等污染物，只要清除了这些污染物，保证了空气的洁净和安全，就可以保障人民大众的健康权益。他强调保障公共卫生根本不需要医生，只需要工程师，由他们设计出符合卫生规格的各类城市设施，即可保证城镇的清洁卫生。

在"反接触感染论"指导下，查德威克认为公共卫生管理只需要集中做好两件事：一是为所有民众供应清洁水源，以满足人们饮用水和清洗废物垃圾的需要；二是完善下水道系统建设，确保能将所有垃圾和引发疾病的污染物统统清除。在他的公共卫生管理模式中，对工程技术的重视远胜于医学。对此，有学者就曾指出，虽然英国当时的治疗科学已经得到发展，医药进步也成就显著，但整个社会却似乎都不太看重职业医生的作用。① 在查德威克执掌公共卫生管理的 1848～1854 年时间段里，医生们虽然对于卫生管理做出了很大贡献，但他们的主要工作仅仅只是精确统计各类数据，确定民众死亡原因，在实际的公共卫生管理中几乎不承担什么工作。工程师才是卫生管理的主导者，需要为整个社会完善排水系统和提供清洁水源。这种状况的出现主要是由查德威克的个人指导思想决定的，他在 1842 年进行卫生调查时，就曾这样写道："主要的救济方案，应该求教于工程学科学合理的运用，那些医务人员什么都不知道……救助必须依赖于工程师的科学建议，而不是医生意见。"②在他看来，医生只能做调查数据、分析理论的工作，公共卫生的管理实践需要依仗工程师的规划。

医生们对于这样的排斥非常反感，《柳叶刀》杂志对此抱怨："卫生改革的全部历史，包括那些关于所有民众的应用政策，都在说明对医学和医生们极其恶劣的不公正做法。"③ "没有政府有权力将诸如医生这样一种高尚的职业转为一群任人使唤的走卒苦力。"④即便到 1851 年，查德威克倡导的《丧葬法案》通过，并最终在委员会设立一名内科医生的情况下，医生们还是抱怨连连。一名医生这样质问道："谁能想象在文明发达的过去十年里，中央卫生委员会竟然交给三个非医学权威——两位上议院议员、一名律师来负责公共卫生，真是异想天开，在经历了一年多的糟糕状况后，又想召

---

① George Rosen, *A History of Public Health*, New York：MD Publications, 1958.

② S. E. Finer, *The Life and Times of Sir Edwin Chadwick*, p. 218.

③ *The Lancet*, vol. 52, no. 1312, October 21, 1848, p. 457.

④ *The Lancet*, vol. 52, no. 1306, September 9, 1848, p. 294.

集医生从事掩埋尸体的工作。"[1]在地方上，地方委员会被要求任命污染物巡视员，但对医生任命并无规定，非常"荒诞不经"。[2]

查德威克的这种做法引发了英国职业医生的不满，他和职业医生之间的对抗在 1849 年霍乱蔓延时终于暴发了。当时，除了发表文章指出霍乱暴发乃是缘于水源问题的斯诺医生外，其他人根本不知道怎样应对这种传染病。[3] 在此背景下，医生们抨击由中央卫生委员会预先制定的健康食谱，认为这些东西导致了"坏血病的大暴发"。在大多数职业医生看来，支持查德威克做法的史密斯医生也是"胡言乱语"者，英国大多数医生认为，查德威克是身边聚集着"无所事事的律师和忙忙碌碌的教士"的"独裁者"。[4]

查德威克之所以抵制医疗，重视环境卫生，与他的理想主义信念息息相关。这个信念就是他希望公共卫生能与国家福利政策紧密结合，通过公共卫生管理来为国家创造统一完善的全民福利体系，这种理念是由他在济贫法委员会中的经历决定的。他曾做过边沁的秘书，1832 年成为济贫法委员会的秘书，《新济贫法》中确定的那种低于生活舒适度的"最低检测"原则将那些需要救助的穷人置于一种被羞辱的境地，查德威克认为这不利于提高穷人的工作效率，难以满足"最谦卑民众的最低要求"，[5]阻碍了他们创造力的发挥，强调只有将贫民卫生当作整个英国社会公共卫生的组成部分，方能使穷人找到社会归属，提高工作效率。在此基础上，查德威克认为从整体上改善穷人的生活环境比任何救济都有价值；认为公共卫生管理应关注整个社会的环境改良，做好水供应、排水系统和下水道设施的完善工作，希望通过下水道污水排放及清洁水源的不断供给保障环境清洁，强调这是公共卫生管理的关键，与哈维血液循环论对临床医学的重要性相当。[6]

不过，查德威克工作时极易动怒，其专制作风也引起工程师、供水公司、地方政府、医生及《泰晤士报》的强烈不满。中央卫生委员会主席的五年领导生涯结束后，他于 1854 年被撤销职务，《泰晤士报》特别撰文欢

---

① W. M. Frazer, *A History of English Public Health*, *1834 - 1939*, London: Bailliere Tindall and Cox, 1950, p. 48.

② Steven J. Novak, "Professionalism and Bureaucracy: English Doctors and the Victorian Public Health Administration," *Journal of Social History*, vol. 6, no. 4, 1973, p. 448.

③ W. M. Frazer, *A History of English Public Health 1834 - 1939*, p. 67.

④ *The Lancet*, vol. 54, no. 1353, August 4, 1849, p. 129.

⑤ C. F. Brockington, *A Short History of Public Health*, London: J&A Churchill Inc. , 1956, pp. 8 - 16.

⑥ C. F. Brockington, *A Short History of Public Health*, pp. 1 - 7.

呼:"看似永恒的周末之夜终于结束。"① 但英国的公共卫生管理政策在查德威克努力下已经基本落实,职业医生在卫生管理机制中作用仍然很小。

在查德威克主导英国公共卫生管理时,他非常排斥职业医生,重视环境清洁,不看重医生治疗,认为环境清洁能够彻底消除疾病,医生作用无关紧要。虽然中央政府颁布的《公共卫生法》明确规定城市需要任命医生管理员,1848 年约翰·西蒙也被正式任命为伦敦市卫生医务官(Medical Officers of Health)。但查德威克还是固执地认为公共卫生管理最重要的是环境卫生,完善清洁水供应和下水道与排水系统等基础设施建设。这种做法导致疾病治疗不见成效,中央政府开始吸取教训,逐渐认识到住房条件、营养结构及医疗保健在公共卫生管理中的重要作用。②

二 约翰·西蒙的医疗至上论

虽然查德威克主导下的公共卫生管理排斥医学,忽视医生作用,但医疗诊治的明显优势在于它能取得即时成效,而主张清洁环境的疾病预防模式缺少能确定疾病诱因的实在证据,让人看不到满意的诊疗效果,看不到公共卫生管理对个人躯体健康的效用。而且,由于英国一直以来就鼓励病人们按诊疗成果付给医生相应薪酬,对毫无效果的治疗方案并不信任,这就导致查德威克倡导的卫生管理模式在功利主义者那里难以获得青睐。随着病理论的科学转型,细菌致病论深入人心,微观细菌学研究与建立在此基础上的免疫学进步使得广大民众开始重视职业医生。在伦敦市卫生医务官约翰·西蒙争取下,19 世纪后半期的医学与职业医生群体迅速成为公共卫生管理的主导者。不仅治疗首选医学,连预防也不再重视环境清洁,而是强调医疗保健的价值。

查德威克离职后,英国医生的命运发生转折。事实上,在 1853 年,医生们就促使英国议会针对霍乱问题专门成立了一个皇家调查委员会,以期望英国的卫生管理能够"由这些拥有高明科学造诣的人来指导……以发现控制疾病的最为有效的方式"。③在 1854 年新成立的中央卫生委员会中,英国政府开始重视医生和医学的重要作用。1855 年,中央卫生委员会主席本

---

① C. F. Brockington, *A Short History of Public Health*, pp. 17 – 30.

② J. M. Mackintosh, *Topics in Public Health*, Edinburgh and London: E & S Livingstone Ltd., 1965, pp. 1 – 11.

③ *The Lancet*, vol. 62, no. 1575, November 5, 1853, p. 439.

杰明·豪尔（Benjamin Hall）公开反对："中央卫生委员会脱离任何持久性的医疗关注的不正常现象，对其剥夺与医学知识和医生间的亲密联系感到失望。"[1]为表明自己重视医生与医疗工作，豪尔一口气任命了 12 个医生作为医务巡检员，并且创建了一个医疗委员会来系统调查传染病。

到 1858 年，政府又一次显示出对于职业医生们的重视。这一年的中央卫生委员会权力被分割成两大块，一块是地方政府法案办事处；一块是枢密院医疗部。前者主要负责统筹地方与中央的卫生管理政策和执行事务；后者专门负责预防疾病与保障卫生，并且让医疗部门相对独立，可以不受行政约束和管制，由职业医生专职管理，并由看重医生、熟悉医学发展的约翰·西蒙医生负责领导。此后，西蒙取代了查德威克，成为英国公共卫生管理机制的实际领导人。

为表明新时期医学与职业医生作用的重要性，西蒙特别撰写了《论英格兰民众的卫生状况》（*Papers Relating to the Sanitary State of the People of England*），它标志着英国政府已经开始致力于筹建"国家公费医疗制度"。在西蒙的领导下，英国职业医生们"野心勃勃"，计划筹建一个主要由职业医生们领导的中央卫生管理机制，希望在职业医生的专业技能辅助下，将公共卫生管理奠定在坚实的医疗科学基础之上。

西蒙让医学主导公共卫生管理甚至社会集体事务管理的思想源于他的老师——伟大的外科医生格林（J. H. Green）。格林对医生职业极为重视，指出知识阶层或者"有修养的群体"是可以按照职业类型进行划分的，认为三个不同时期或历史发展的不同阶段有"三大职业"是处于主宰性地位的，这"三大职业"分别是法律、神学以及医学。首先崛起的是法律及其相关科学，亦即法律体系的全面盛行；其次是"神学职业"及其相关理论的萌生，亦即宗教和神学体系的建立；最后是医学及其相关科学，亦即生理学的兴起，这才是最后阶段的人类成功与战胜自然的标志。对于第三个高级阶段，他强调：只有这个的主题是关于公民个人身体的，它依赖于和个人存活紧密联系的天然与复杂的器官构造，是与自然天性真正相关的东西。

因此，在格林看来，科学的意义首先在于生理科学，以及关注这方面知识的专门人士——职业医生，正是通过他们，科学才能够被广泛地应用

---

① R. Lambert, *Sir John Simon, 1816 – 1904, and English Social Administration*, p. 229.

于民众之现实需要中。而且，医生是社会发展到高级阶段的产物，对人类文明的提升影响巨大，鉴此，他强调职业医生群体应意识到自己的重要作用，具有国家责任意识，竭尽所能地为民众服务。由此，他号召成立专门的医生团体组织，规范从医，捍卫民众诊疗权益，强调："职业医生有必要联合所在领域内成就巨大或具有显赫声誉的人士，组成专门的委员会，以规范医生教育，纠正不正当的做法，保障卫生安全。既能够提升医疗科学，又能够履行作为国家政府管理部门的职责，规范与公共卫生领域相关的所有问题，在社会中，他们应该扮演公共卫生的监护人（Guardians）角色。"[1]

西蒙继承了他老师的信念，拥有坚定虔诚的医学崇拜主义信仰，从一开始就将关注重心放在医学诊治而非查德威克所倡导的环境清洁问题上。他领导下的医疗部是一个国家利用津贴补助其研究，让其利用研究成果为国家利益服务的机构。但是，为提升职业医生的地位，摆脱长期以来的附属地位，西蒙有时蓄意夸大职业医生的作用，甚至未能很好地将公共利益与医生职业利益分得那么清楚，有徇私舞弊的嫌疑。在他从事公共卫生管理工作的早期："他的办公风格和对医生职业群体的利益追求几乎是同步的，难以分辨出哪些是蓄意而为，哪些是国家政策的需要。"[2]而且，为了使政府相信只有医生才够资格管理公共卫生，他常常蓄意夸大"我们这种职业与众不同的专业技能"。此外，为了达到操纵政府要员的私心，他也会向政府官员展示医务工作者那些"几乎有着炫耀色彩的"各类报告，以骄傲的口吻阐释其价值。[3]

在西蒙的领导下，职业医生推动议会制定更为严厉、更为细致的公共卫生法律法规，还积极干预行政，使得很多部门的卫生管理人员职务重叠，让法律也带有医疗强制的色彩。在西蒙建议下，英国的公共卫生管理员有一半都在选举改革的刺激下得到精简，因那些被精简者大都是行政人员，职业医生群体的地位获得进一步巩固。通过这样的方式，英国社会建立了医生占据绝对性主导地位的公共卫生管理机制。1868 年，英国医疗协会和社会科学联合会创建了一个联合委员会，就西蒙的卫生管理机制进行调查。

这个委员会中有很多著名的医生：来自牛津的汤玛斯·阿克兰（Thom-

①　T. N. Stokes, "A Coleridgean Against the Medical Corporations: John Simon and the Parliamentary Campaign for the Reform of the Medical Profession 1854 – 1858," *Medical History*, vol. 33, no. 3, 1989, p. 347 – 349.

②　R. Lambert, *Sir John Simon*, *1816 – 1904*, *and English Social Administration*, pp. 314 – 315.

③　R. Lambert, *Sir John Simon*, *1816 – 1904*, *and English Social Administration*, p. 292.

as Acland)，来自剑桥的詹姆斯·佩吉特（James Paget），汤玛斯·沃特森（Thomas Watson）以及克里斯蒂森（Christison）和斯托克斯（Stokes）博士。阿克兰和克里斯蒂森在委员会面前证实了西蒙和其他一些医生的做法是正确的，都支持在公共卫生管理系统中将医疗摆在首要的地位。拉莫斯（Rumsey）医生在谈到西蒙工作时指出："在这个国家，他为公共卫生所做的贡献无与伦比，正是在他的努力下，国家所有部门才能合理协调，参与卫生管制。"① 与此同时，他们还认为地方卫生管理者也应是职业医生。阿克兰更是强调，为完善公共卫生管理机制，职业医生应该拥有精深的专门技术，"在法医学部门，化学、解剖学、病理学以及毒物学和大量的相关医学知识都已经相当普及或正在普及了，之前很难想象治愈病人的全科医生有必要成为一名专家，在卫生管理中发挥如此巨大的作用"。②

通过不断地争取职业医生群体的利益，西蒙开始逐渐在英国社会中树立起医生权威，甚至在医生与行政人员职能重叠，使得地方政府法案办事处与西蒙领导下的医疗部产生冲突对抗时，西蒙在 1869 年颁行法案，特别予以医生检查员优先处事权，限制地方政府法案办事处干涉医生行动。通过这种方式，西蒙"大胆冒失地为医生谋求各种新权力，确保卫生管理首要重视的就是医疗"。③在西蒙的纵容下，职业医生的权力日渐扩大到包括记账、强制执行以及研究和建议等事务，垄断了公共卫生管理工作的方方面面。④

西蒙和查德威克代表着两种不同的公共卫生管理方式，内在根源在于两者对于疾病起源的认识在理念上存在着根本差异。查德威克信奉"反接触感染论"，认为通过环境清洁的方式就可以保障公共卫生。而西蒙则信奉"接触感染论"，在承认瘴气存在的同时，强调研究其内在运作机理，利用疾病起源与发酵过程的相似之处，搞清楚发病体内部的分子异变状况，并将这种微观分子的转变与异化视为疾病暴发的真正根源。在此认知基础上，西蒙医生认为疾病诊疗应针对具体个人，不能采取一体化解决模式，主张按不同疾病的特殊性质寻求最佳的诊疗与预防方案，以保障个体卫生的方式，改良公共卫生。西蒙的管理理念提升了医学的地位，让人们

---

① *First Report of the Royal Sanitary Commission 1869*, London: Irish University Press, 1870, p. 235.

② *First Report of the Royal Sanitary Commission 1869*, p. 320.

③ R. Lambert, *Sir John Simon, 1816 - 1904, and English Social Administration*, pp. 421 - 423.

④ Steven J. Novak, "Professionalism and Bureaucracy: English Doctors and the Victorian Public Health Administration," *Journal of Social History*, vol. 6, no. 4, 1973, p. 450.

认识到医学诊断的重要作用，推动了职业医生势力的崛起。在他领导下，职业医生主导了公共卫生管理工作，使得英国社会有了"医疗专制"的风险。

从公共卫生管理的对象看，"接触感染论"强调治标，将疾病视为一个独立的诊治对象，而"反接触感染论"则要将其放入社会大环境中来考虑，以改良环境的方式达到疾病预防的终极目的。查德威克主张的预防医学模式之所以与疾病诊断联系不大，主要受当时社会自由主义思潮与自由贸易不可侵犯观念之影响，而他在政治上的独断专行也使得他更喜欢能够"一体化"清除疾病的方案，而对致病要素、致病原理不甚看重。

实际上，被查德威克视为"瘴气"的致病要素与"污浊空气"性质一样，人们将之呼入就会损害体质。空气呈现污浊状态的原因是其中缺乏氧气，或是包含了或多或少令人窒息，诸如碳酸和与碳水化合物结合的氢气等毒气成分以及某些来历不明的人体异味。只要我们进行深入探究，就完全可以了解疾病来源的具体成分与作用机理，规划疾病预防策略。比如，设置特定的通风口，让空气中含有足够的氧气成分等。但这种简单的病因论不能确定疾病产生的频率、特点与基本过程，因为还有很多其他致病原因的影响，比如说精神的抑郁状态，就是一个很主观性的东西。所以，当时有批评人士就强烈反对将斑疹伤寒症的暴发归结为贫困人士的卫生不洁，认为富人阶层也有可能因为自己独特的放纵原因得此疾病，那些从事家务管理与社会工作的中产阶级人士也同样如此。[1]

从公共卫生管理的成效来看，"反接触感染论"无法给预防医学提供直接有效的疾病清除和预防策略，因为环境主义预防理论所得出的结论只是对某地不可扭转的污染情况或"瘴气"条件之认识，对这种污染灾难的解决措施只有将其放在宏观的环境清洁背景下予以完善，其对预防医学的作用并不明显。因此，疾病清除需要针对个体的诊疗实践，不能在总体上进行宏观规划，这打击了查德威克的公共卫生管理体系，使得针对个人的全方位诊疗行动更容易受到欢迎，以全科医生为代表的英国职业医生势力崛起成为必然。

---

[1]　J. B. Davis, *A Popular Manual of the Art of Preserving Health*, London: Smith, Elder & Co., 1836, pp. 143 – 144.

第四节　倡导全科医疗的机构蓬勃发展

全科医生势力的崛起也需要形成团队聚集的力量，这对他们发展自身势力，保障自身利益，互相交流技艺、提升学识感情都是极为必要的。19世纪医院等公共卫生设施的发展为全方位保障民众身体健康的职业医生们提供了这样的机会，促进了全科医生势力的崛起。

一　医院的创建热潮

在古老的盎格鲁－撒克逊时代，英国的宗教场所都会创建自己的诊疗所来为其成员服务，主要由僧侣医生照料，也会筹建一些专门接收和照顾病人的医院，一般来说，他们都与修道院关系亲近。随着麻风病的消失与教会影响力的衰退，到斯图亚特时代，除了两大具有皇家基础的圣巴塞洛缪（Bartholomew）与圣汤玛斯医院外，英国几乎没有任何正规性的医院机构。修道院解体后，伦敦城只剩下圣巴塞洛缪、圣汤玛斯医院及一所专门的精神病院，地方上除了福克汉姆（Freckham）与贝罗特（Bellot）矿物质水治疗医院外，普遍缺乏医院设施，诊疗所在17世纪后半期都极其少见。只有当战争爆发，疫病泛滥时，才会创设临时诊所。

随着工业化与城市化的发展，人口聚集与环境污染导致病人日益增加，在医疗知识与科学水平、医学器具不断进步的情况下，人们对医疗机构的需求越来越高，要求国家给民众提供高质量、富有疗效的医疗服务。而且，医疗科学的发展也迫切需要更多的医院机构，毕竟，医学研究需要有良好的组织性机构，便于将医学知识转化为治病良方，以此提高医疗技术与服务质量。除了医学发展的需要外，医院发展还受到工业化时代劳动性质的影响与医疗慈善势力的支持，工业化时代劳动带来的疾患损伤也推动了医院建设，内科医生协会就曾为了应对工伤泛滥，倡议筹建医院。不仅如此，随着经济与社会环境的变化与人口的膨胀，很多慈善团体开始筹建医院，保障民众生命安全。1715年，著名的曼彻斯特慈善协会大力推动了医院筹建工作。

在此社会背景下，从18世纪开始，英国的医院创建浪潮开始凸显。1719年，威斯敏斯特建立了诊疗所（其后成为威斯敏斯特医院）；1724年盖伊（Guy）医院创建；1733年圣乔治医院建立；1736年皇家汉普郡

（Hampshire）医院设立；1745 年又陆续建立了米德尔塞克斯（Middlesex）医院，皇家利物浦医院以及舒兹伯利（Shrewsbury）医院；1767 年又建立了利兹综合医院。这些医院中，很多都是由以阿勒德·克拉克（Alured Clarke）为代表的慈善家志愿捐款创设的，他们都致力于为劳工大众、贫穷人士提供免费医疗救助，其工作人员也都是志愿者。[①]

在 18 世纪，大部分医院都是通过慈善家公共捐献的方式筹建的。在爱丁堡，那里的内科医生协会早在 1682 年就志愿帮助贫穷病患者，1729 年创建了皇家诊疗所。此后，医院开始大规模出现在整个大不列颠群岛，据加里森（Garrson）统计，此时期的伦敦共建立了 6 家医院，地方创建了 20 家，苏格兰 6 家，爱尔兰 7 家。[②] 而且，为了满足伦敦东区的医疗服务需求，该地在 1740 年还专门创建了伦敦医院，1745 年又在此基础上创建了米德尔塞克斯医院。第一家专科医院——妇产科医院与专门收治精神病人的首家医院，也都在 18 世纪中期建立。

在 1948 年国民卫生服务体系建立以前，英格兰、苏格兰、爱尔兰与威尔士创建的基本上都是志愿慈善医院，包括主要的急性病急救中心，著名的医学院附属医院，为特殊病人提供特色服务的专科医院，以及在小城镇与农村地区兴建的乡村医院等。这类医院共同具有的特点就是独立性较强，生存与发展完全依赖于慈善和其他的私人基金投资，医院管理工作主要由在志愿机构任职的慈善官员们负责，内科医生与外科医生大力辅助。这些医生都是为名誉而工作，不收取报酬。

尽管有很多诸如伦敦的圣巴塞洛缪等志愿医院都宣称自己拥有古老的中世纪背景，但直到 18 世纪中期，英国医院的基本轮廓、主要建构体系才逐步得到完善。在 18 世纪 10～30 年代，较早的志愿医院有伦敦的盖伊与威斯敏斯特医院，苏格兰的爱丁堡皇家诊疗所，以及地方上剑桥的阿登布鲁克（Addenbrookes）与布里斯托尔（Bristol）的皇家诊疗所。1740 年代，伦敦出现了越来越多的志愿医院，50 年代又成立了曼彻斯特皇家诊疗所，60 年代成立了伯明翰综合诊疗所，1790 年创建了格拉斯哥皇家诊疗所。进入 19 世纪后，大量志愿医院也纷纷在大城市与集镇中不断涌现。到 20 世纪，

---

① R. M. S. Mcconaghey, "The Evolution of the Cottage Hospital," *Medical History*, vol. 11, no. 2, 1967, p. 129.

② Bernice Hamilton, "The Medical Professions in the Eighteenth Century," *The Economic History Review*, New Series, vol. 4, no. 2, 1951, p. 153.

很多古老的志愿医院开始了合并浪潮，重新组建并完善了各自的医疗设施与装备，诸如巴斯（Bath）皇家联合医院、阿伯丁（Aberdeen）皇家诊疗所，以及伯明翰伊丽莎白女王医院都是如此。

1861~1891年，志愿医院床位的增加数远远超过了人口增长，这种扩张式发展在地方上最为引人注目，比在大都市表现得更为明显。[1] 志愿医院的快速增长引起广泛关注，许多学者在其著作中都提及志愿医院的快速组建与发展盛况；皮克斯通开创性地利用地区详细分析的范例阐释了各个地区医生职业的影响、信仰矛盾的分歧、个人主义与自助观念及工业化时代在地方精英群体内部盛行的家长式专制化统治风格等特点，认为这些因素的平衡通常是志愿医院构建与成长的关键因素。[2]

在志愿医院的成长中，职业医生作为从事医院工作和诊疗服务的主体，是志愿医院大规模创建的提倡者与推广者，但要使志愿医院的建设完备定型，还需要慈善捐资人的资金投入。在减少伤亡失误率、应对工伤事故、更好从事劳动，以便更有效地提高社会劳动生产率与节省纳税人资金的综合考虑下，很多在地方上被认为无比节俭、推行自助医疗的诊疗所纷纷转为综合性志愿医院。马里兰对哈德斯菲尔德地区的细致研究充分显示了早在1950年代前，志愿医院的大幅创建就以这样的运作模式不断发展。[3] 在大规模志愿医院的创建风潮下，很多地区调控劳动风险的能力大为增强，"在东部英格兰地区的很多港口城镇，赖以扬名的并不是它们的高超技术，而是其对意外事故的调控幅度"。[4]据皮克斯通的研究，英格兰西北部志愿医院的扩张特点不仅有工厂主家长式作风的蔓延，也受工人群体中自助医疗思想的影响。

因此，19世纪兴起的大规模医院创建浪潮不仅是志愿慈善的反映，更是有着巨大影响力。它表明医院的筹建不仅是慈善家偶然的志愿行动，而且依赖于当时的社会心态，广大工人阶级也在医院创建过程中发挥了积极作用。对此，皮克斯通说："大规模兴建的志愿医院令人印象深刻的特征是不仅很多

①　Robert Pinker, *English Hospital Statistics*, *1861 - 1938*, London: Heinemann, 1966, p. 49.

②　John V. Pickstone, *Medicine and Industrial Society*: *A History of Hospital Development in Manchester and Its Region*, *1752 - 1946*, Manchester: Manchester University Press, 1985, pp. 138 - 141.

③　H. Marland, *Medicine and Society in Wakefield and Huddersfield 1780 - 1870*, Cambridge: Cambridge University Press, 1987.

④　Steven Cherry, "Beyond National Health Insurance: the Voluntary Hospitals and Contributory Schemes," *Social History of Medicine*, vol. 5, no. 3, 1992, p. 461.

大资本家积极投资，而且工人们捐献频频。"①一般来说，许多志愿医院筹办和维持基金都是由工人捐献的，他们经常在工作场所通过每周六与周日募捐活动为医院筹备资金。这些筹款通常发生在英格兰有组织的劳工运动比较盛行的著名工业城镇与苏格兰地区，伦敦及周边的农村地区要少见一些。

从志愿医院的大规模兴建过程来看，费边主义和社会主义者将国家视为社会政策与公立医院体制理所当然的筹办者这一理念是错误的，英国民间社会也对此极为重视。除草药医术外，很多有组织的医疗服务都在使用正规化的职业医生，积极对待病人诊疗，提供各种可选药物。1889 年，440万人都能通过友谊会得到医疗照顾，如果算上那些正在接受医疗服务但却受益于慈善资助，没有为此支付现金的患者的话，则人数会更多。② 据统计，到 1911 年《国民保险法》颁布前，大约有 900 万人是隶属于"俱乐部"医疗服务体系之下的。③ 据《柳叶刀》杂志的统计，所有城镇人口中有1/2 至 2/3 的人接受着由医疗俱乐部所提供的各种医疗服务；所有职业医生中，有一半都在接受着这类契约式服务类型的雇佣。④ 疾病俱乐部的创建非常必要，能有效防止底层民众因病致贫。⑤ 因此，在英国社会"直到一战前，工人阶级民众对于身体的健康维护和卫生保健在态度上是相当积极的，无论是照顾自己与家庭成员，还是致力于医疗服务的管理和操控，都表现得非常积极活跃，且一直在持续稳定地强化"。⑥不过，大部分急性病患者的救治工作与医学教育的普及都是在志愿医院主导下进行的。一战后，在志愿医院交由市政委员会监管前，他们的发展脉络能代表民间医学的发展进程。

随着志愿医院的广泛筹建，治疗效果也成为当时民众支持医院发展与规划的考量要素，在他们看来，医生管理对医院发展至关重要。克里米亚战争的爆发暴露出英国医疗服务的一系列弊端，使得医院设计与规划成为

---

① John V. Pickstone, *Medicine and Industrial Society: A History of Hospital Development in Manchester and Its Region, 1752 - 1946*, p. 140.

② J. Frome Wilkinson, *Mutual Thrift*, London: Methuen, 1891, p. 191.

③ David G. Green, *Working - Class Patients and the Medical Establishment: Self - Help in Britain From the Mid - Nineteenth Century to 1948*, Aldershot: Gower, 1985, p. 95.

④ *The Lancet*, vol. 148, no. 3802, July 11, 1896, p. 117.

⑤ Steven Cherry, "Beyond National Health Insurance: the Voluntary Hospitals and Contributory Schemes," *Social History of Medicine*, vol. 5, no. 3, 1992, pp. 460 - 461.

⑥ Robert Earwicker, "The Emergence of a Medical Strategy in the Labor Movement 1906 - 1919," *Bulletin of the History of Medicine*, vol. 29, no. 6, 1981, p. 6.

当时政府关注的重点。1856 年后，政府官员考虑"弱化医院中持续发生交叉感染这一巨大的威胁，要让医院成为减少病人而非增加病人的理想场所，将诊疗效果放在首要位置"。①到 1861 年，防止疾病交叉感染的医院设计已经非常之多，"在 19 世纪七八十年代，大部分新建与重新修葺的医院都倾向于遵从同一个模式，那就是设置一系列互相连接、彼此平衡的独立凉亭"。②"凉亭"理论重视空间独立与通风效果，让各大病房独立配备自己需要的设施，用花园或草坪作为病房间的隔离带，每个病房都如同凉亭一样，设计好效果极佳的双头通风管道，狭窄的窗户几乎从地板通向屋顶，做到自然通风，提升空气质量。

志愿医院的终结主要缘于 20 世纪三四十年代的英国卫生改革，作为一种理想化的综合性、普及型医院，志愿医院的创建广受支持，但其慈善主导的身份受到很多不稳定因素的影响，资金的筹备有极大的隐患，捐献人随时可能会因为收入的变化减少投资，而不断提高的民众对医疗服务的要求也使得医院不得不连续升级医疗服务的质量与档次，外行的慈善管理人无法在服务质量与诊疗技术进步等方面做出贡献。这样，不稳定的捐献收入以及各大捐献人群体对医疗升级服务的不同看法导致了志愿医院的生存发展举步维艰。一战以及二战的相继爆发又使得国家强化了宏观调控，倡导举国体制的国有化医疗保健服务，将医院管理纳入行政规划。1945 年，工党的上台加快了医疗国有化改革的步伐，安奈林·比万（Aneurin Bevan）提出的《国民卫生服务法》将志愿医院打上了国家公共财产的烙印，将其资金来源定为中央税收财政，任职人员也配备了全职高薪的专职顾问医生与职业医院管理者。

此外，自助医疗的兴起也加速了志愿医院的终结，这种观念倡导个人自助，主张让慈善资源发挥最大作用，不浪费志愿医院中的慈善设施。广大民众尤其是捐献人非常担心志愿医院中的慈善资源会负荷过多，遭到滥用。这样，到 1870 年代，诸如慈善组织协会等传统医院捐献团体都开始考虑经济因素，尝试筹建省钱节俭的药房，让它们替代慈善医院，发挥作用。

---

① Brian Abel Smith, *The Hospitals, 1800 – 1948: A Study in Social Administration in England and Wales*, London: Heinemann, 1964, pp. 1 – 2.

② Brian Abel Smith, *The Hospitals, 1800 – 1948: A Study in Social Administration in England and Wales*, p. 154.

二　基层药房的大规模创建

药房的创建具有历史渊源。长期以来，英国职业医生单纯重视个体病人的诊疗方式并不能彻底消灭疾病，他们极力倡导的综合性志愿医院设计也无法从根本上解决流行病泛滥与社会贫困问题，激起社会舆论的普遍不满。作为应对，医生们在 1770 年代发动了一场地方热病医院创建热潮与药房建设运动，在各地密集创立小型医疗机构——药房，随时保障广大民众的卫生安全，以期永久性地解决公众舆论的不满。药房建设运动的成就巨大，它促使广大医生深入民间，了解民众的贫穷与疾病间的密切关系，从而更有针对性地解决其苦累病痛。1801 年，医生们还在此基础上主导创建了具有专门性治疗价值的伦敦热病医院。

药房如志愿医院一样，也是一种慈善机构，主要从事药物分配工作，医生也可以通过免费或少量收取诊费的形式给予治疗建议。这种类型的机构最初主要是由内科医生设想创建。1698 年，为了抑制药剂师权势，内科医生协会为穷人们开设了很多药房，为他们提供廉价药物，免费给予诊疗意见。不过，直到 1770 年，伦敦的莱特森才开办了第一家规模较大的专门性药房，为病人提供医疗救助。此后，药房发展迅速，受到慈善主义团体的大力支持，这种类型的设施除了能开拓医疗空间，给药剂师与外科医生照料与探访病人提供便利之外，药房本身还会雇佣医疗与护理人员，直接深入病人家中，带去他们所需要的食物饮料。随着时代发展，药房也在不断增设床位，以尽可能地迎合民众的医疗服务需要。

药房的出现一定程度上减轻了志愿医院的负担，弥补了医院数量上的不足。有学者指出："18 世纪是医学知识发展的顶点，首次尝试进入大众公共服务的模式。富裕的内科医生往往对那些富裕病人情有独钟，药房医生是一个新角色，他们冒着生命危险在穷人简陋的房子里帮助他们对抗病魔。"①从当时的医疗服务现实来看，虽然药房最主要的作用是储存药物，按内科医生的处方指示配药售药，并没有多少病房及室内医疗设施，但它的门诊服务至关重要，为底层民众的小病治疗提供帮助。而且，通过家访，药房还发挥了如同现在基层卫生保健院一样的功能。

与志愿医院一样，药房也是 18 世纪医疗慈善主义的产物，一般认

---

① M. C. Buer, *Health, Wealth and Population in the Early Days of the Industrial Revolution*, p. 136.

为药房产生于英格兰，即从 1695 年一直延续到 1725 年的皇家内科医生药房。① 到 19 世纪初，伦敦市已经拥有了 16 家综合药房，地方上有 22 家。自创建开始，药房发展速度是惊人的，起先几年，每年药房病人只有一两千人，但到 19 世纪末，整个英格兰每年去药房的人数至少已经达到 10 万多人。②

大部分药房在初建时都使用出租房，随着病人不断增多，药房陆续迁移到专门的基地中。和志愿医院一样，药房也是通过那些拥有推荐权的捐献人资助创建的，他们通过信件推荐适合接受医疗慈善救治的人士。捐献者能推荐的病人数量与其捐献数额的比例相当，药房管理委员会通常就在捐献人之间通过竞选产生，管理者社会关系一般都在药房附近。具体管理工作由一名秘书和财政人员负责，还有一位专门负责传达和搜集处方的采收员。不过，为了更好地照顾病人，药房的主要作用还是医疗。药房内常常配备有一名或数名内科医生或外科医生按时出诊，有些药房也提供助产服务，雇佣产科男医生及助产士，并按生产次数提供薪酬。通常药房医生都进行家访，但区域仅限于药房附近，也接收远处而来的病人，英国医疗界这种药房林立的盛况直到 1911 年《国民保险法》通过后，才逐渐消退。③

药房大都一周开门六天，由内科医生和外科医生轮流值班，药剂师则需要长期住在药房，接触各种不同类型的病例，这使得药房医生积累了丰富的疾病诊断经验。除分配药物外，药房看似并不重要，但它却是一个相对完善的医疗机构，能够提供医学、外科学与产科护理等医疗照顾，且人群涉及面较广。它的创立主要是为弥补 18 世纪医疗慈善中志愿医院的缺乏，满足日益膨胀的医疗需求。与医院相比，它具有三大优势：一是规模较小，基础设施不多，耗费较小；二是能通过家访医疗的形式为那些不能远行至医院的穷人提供医疗照顾；三是为内外科医生联合诊治提供良好契机。

药房创建也是 18 世纪医疗慈善的反映，目的是塑造对社会有用和值得救助的穷人，避免他们沦为乞丐和流浪汉，威胁社会安全。介绍信是穷人们进入药房的凭证，一般说明两个意思：一是证明他们太穷付不起医疗费

① I. Loudon, "The Origins and Growth of the Dispensary Movement in England," *Bulletin of the History of Medicine*, vol. 55, no. 3, 1981, p. 322.
② I. Loudon, "The Origins and Growth of the Dispensary Movement in England," *Bulletin of the History of Medicine*, vol. 55, no. 3, 1981, p. 324.
③ I. Loudon, "The Origins and Growth of the Dispensary Movement in England," *Bulletin of the History of Medicine*, vol. 55, no. 3, 1981, pp. 328 – 329.

用；二是证明他们的品行还不至于沦落到送往济贫院的地步。统治阶级创建志愿医院、药房等慈善医疗机构的目的是让病人们尽快恢复健康，更好投入工作，创造财富。但是，在具体的医疗行动中，内科医生通常都更愿意跟富人打交道，不了解城镇地窖或租房客的卫生状况，而药房医生则不同，他们愿意与底层民众打交道，通过家庭探访的形式，在垃圾堆和恶臭下水道中拜访底层病患者，药房医生的做法意义重大："反击了那些对此一无所知的人，警告这个国家所发生的问题。"①

工业化时代底层民众的恶劣卫生状况长期以来一直被人忽视，直到查德威克的调查报告出版，人们才为之震惊。在此之前，进行家庭探访的药房医生是探寻这一未知领域的先驱。在探访过程中，他们经常看到下层民众遭受着传染病危害，有机会遇到不同类型、各种程度的流行病，有利于药房医生们深入进行疾病病理与治疗研究。因此，药房医生通过家庭探访的有利形式，不仅成为公共卫生运动的先驱，且成为流行病医院创建的领路人。②

尽管药房能够发挥巨大作用，志愿医院的地位还是仍然高于药房的。一般来说，很多医院都是由创建完善的药房发展而来的，为满足社会上平民大众的医疗需要，药房里面设置的病房不断增加，于是药房就逐渐变成了医院。而后药房又会作为医院补充继续存在，或被医院同化，成为旗下的门诊部。在19世纪初，医院门诊极其少见，无法满足广大城镇居民的需要，很多急性病人与偶然事故伤患者又使广大求医者无法立即获得推荐信，进行住院治疗，需要用探访形式进行医疗护理。而且，医院能接收的病人类型也有明确限制，拒绝7岁以下病患者，以及意识不清醒与怀疑感染天花、疥疮等传染病，肺痨及濒死状态的病人进入医院。③ 这些不足都需由药房来弥补。对此，布里斯托尔地区药房的药剂师和产科男医生罗尔夫（W. D. Rolfe）强调："药房的创建是为了保障穷人们的利益，他们都因为各种原因待在家中，被医院抛弃，无法成为医院的住院和门诊病人。"1770 ~ 1840年，医院对药房的优势并不明显，到19世纪后半期，医院逐渐垄断教学研究和医疗技术后，才占据了明显优势。因为技术条件高低有别，医院

---

① Charles Creighton, *A History of Epidemic in Britain*, 2 vols., London: Frank Cass, 1965, vol. 2, p. 134.

② I. Loudon, "The Origins and Growth of the Dispensary Movement in England," *Bulletin of the History of Medicine*, vol. 55, no. 3, 1981, pp. 332 – 333.

③ I. Loudon, "The Origins and Growth of the Dispensary Movement in England," *Bulletin of the History of Medicine*, vol. 55, no. 3, 1981, p. 334.

往往接收诸如截肢之类的纯技术外科手术病人，而药房只能接收医院"抛弃"与拒绝接收的传染病患者和濒死病人。

与志愿医院医生只关注病人的外表病痛不同，药房医生更为侧重观察病人的总体情况，考虑周边环境对病情的影响。因此，对于身怀远大抱负的医生来说，药房给他们提供了一个研究医学自然发展史的良好契机，对环境与疾病间互相联系的考察通常会在药房的年度报告或医护手册中出版，是现存的工业化年代里有关疾病诊疗记录的高价值文献。

和医院相比，药房的优势在于花费较低，它不需要管理病人的寄宿及床位，也不需要在病房维修与保障中付出精力和成本，因而诊疗费相对低廉。据利物浦志愿医院在 1801 年的统计显示：医院中病人看病的人均花费是 3.1 先令 4 便士，而药房诊疗只需 2 先令 10 便士。① 在志愿医院，食品和燃料费用占据了医院总开支的 64%，而在药房，这项开支只占 3%。1774年，威斯敏斯特药房的管理委员会曾自豪地认为："我们这个机构立足于中等收益，尽可能节约资源。医院的大部分花费都耗在建筑、佣工、燃料及食品供应上，以至于体现这个机构真正价值的治疗花费被极大缩小，而在我们这里，所有无关花费都是不存在的。"②

如果志愿医院能够满足社会发展与人口膨胀的需要，能够扩大门诊并推广家庭医疗，那么药房的发展可能毫无必要。但纵观整个 18 世纪及 19 世纪初的英国历史，医院机构远远不够，对接收病人的限制很多，这些不足注定了药房机构的崛起。后者不仅满足了贫穷病人的需要，而且立足基层、重视家庭医疗的形式也改善了医患关系，有利于职业医生加强对疾病与环境间复杂关系的研究，促进医学发展，提高职业医生的技能。不过，在药房与医院共生的历史语境下，两者也会充满着竞争的敌意。随着 19 世纪后半期志愿医院在医疗教学与研究方面的全面垄断，药房声誉及重要性都大为降低，大部分工作都由志愿医院门诊部代理。虽然世纪转型期人口暴增，但药房病人却并未增加。③

随着医学社会化与医疗科技的发展，药房与医院间的平衡被打破，医院优势日益明显。最后，《国民保险法》的出台使得大多数民众都成为职业

---

① 先令和便士是当时英国的货币单位，换算情况是 1 英镑等同于 20 先令，1 先令等同于 12 便士。1971 年，英国进行了货币改革，先令不再作为英国货币单位。

② I. Loudon, "The Origins and Growth of the Dispensary Movement in England," *Bulletin of the History of Medicine*, vol. 55, no. 3, 1981, p. 338 – 339.

③ *British Medical Journal*, vol. 1, no. 6118, April 15, 1978, pp. 974 – 977.

医生管理下的合法病人，药房地位下降，最终消失。不过，直到 1948 年国民卫生服务体系出现前夕，很多药房仍然存在于医院旁边，发挥作用。药房建筑有的成为私人药房（比如 Surrey 药房），有的成为政府办公用地（公共药房），还有的成为艺术学院（Exeter 药房）。尽管如此，1770 ~ 1850 年是药房大规模建立发展的黄金时代，他们补足了志愿医院的缺陷，为城镇穷人带去了温馨人道的医疗照顾，并在医疗方式上做出革新，有利于提高医生技能，扩大职业医生的社会影响力。

三 其他诊疗机构的发展

1. 济贫院诊疗所的普及

除了志愿医院与药房外，地方政府与济贫法管理机构也会创建医疗机构，救治病人。郡政务会一般会负责监督构建为精神病人特别创设的收容所，市政或地区委员会则需要管理控制本地区很多隔离医院。而对于需要长期护理的年老体弱赤贫患者，济贫法建立的济贫院及其医务所就成为他们的最后安息地。在 1890 年代，志愿医院只占有总病房床位的 26%，济贫院诊疗所占据了 20%。[①] 因此，古老的济贫法也在底层民众的医疗照顾上发挥着重要作用，给赤贫病人提供帮助。而且，在 1850 年代，济贫法药房也开始陆续创建，补充济贫院医疗，不过并未普及，只局限在伦敦及较大城市。[②]

2. 专科医院的发展

除志愿医院、药房与济贫院诊疗所外，19 世纪前半期的英国还出现了专科医院。这种类型医院的出现主要是弥补志愿医院对病人收治的限制，接收志愿医院不愿接收的病人，主要致力于地区服务，服务领域刚开始重点在于妇产护理、整形外科，及眼科、耳鼻喉科诊断。

专科医院的发展起步于 19 世纪前半期，数量的增长速度惊人，单从 1860 年至 1880 年，英格兰就创设完善了 30 家专门医院，大部分都属于私人性质。通常由一名认为自己在某领域富有特殊专长的医生创设，或是医生为提高业务量在其富裕和有影响力的朋友资助下建立。[③] 对这些医院来

---

① http://www. hospitalsdatabase. lshtm. ac. uk/the – voluntary – hospitals – in – history. php
② Ruth G. Hodgkinson, *The Origins of the National Health Service: The Medical Services of the New Poor Law*, 1834 – 1871, pp. 205, 314.
③ R. M. S. Mcconaghey, "The Evolution of the Cottage Hospital," *Medical History*, vol. 11, no. 2, 1967, p. 130.

说，地方上的综合性发展条件优越，那里的专业医院通常被看作志愿医院主要部门的发展。① 它们的设立为那些拥有一技之长的民间医生提供了就业机会，便于他们融入社会，获得认可。

　　3. 乡村医院发展迅速

　　除上述医疗机构外，乡村医院也在 19 世纪发展迅速，它的设置主要是为了应对工业化发展后乡村社会的凋敝与资源匮乏。乡村医院着力处理突发事故与民众发生的意外伤病，为当地或周边穷人无偿提供服务，按照康复程度每周进行一次分期付款。专科医院主要是为满足工业化或煤矿工人群体的需要，或处理不断增长的农村地区意外事故。② 从 1860 年代开始，乡村医院增长迅速，一般由农村医生创立，医疗设施简单。到 19 世纪中期，当很多大城镇都已兴建起志愿性综合医院时，乡村医院则成为小城镇和农村地区的医疗服务供应者，又称"辅助医院"。③

　　1859 年，艾伯特·纳普（Albert Napper，1815 – 1894）创办了首家正式命名为克兰利（Cranleigh）的乡村医院，到 1877 年，整个英国已经创设了 200 家乡村医院，1896 年更是达到 300 家，分散在全国各地。④ 这些医院一般床位较少，但医生、护士与管理人设置都比较齐全，成为工业化时代捍卫农村民众福利的阵地。专科医院的医生们一般都与附近居民熟悉，关系良好，不会因为疾病诊疗的程序与方式问题产生争论，医患关系比较和谐。

　　与志愿医院、济贫院诊疗所、药房等医疗机构备受重视不同，乡村医院一直以来未曾受到整个社会特别的重视，但在 1990 年代，罗伯特的著作揭示了乡村医院的重要性，他在书中展示了乡村医院作为地方医院、社区医院或全科综合医院的重要性，认为其重视社区共同利益的特性使它长盛不衰，过半数的原创机构现在都保存着原来或相似的模样。⑤ 很多发展成为

---

① Lindsay Granshaw, "Fame and Fortune by Means of Bricks and Mortar: the Medical Profession and Specialist Hospitals in Britain," Lindsay Granshaw and Roy Porter eds., *The Hospital in History*, London: Routledge, 1989, pp. 199 – 220.

② Steven Cherry, "Change and Continuity in the Cottage Hospitals: 1859 – 1948," *Medical History*, vol. 36, no. 3, 1992, pp. 271 – 289.

③ Arthur Newsholme, *Medicine and the State*, London: George Allen and Unwin, 1932, p. 93.

④ R. M. S. Mcconaghey, "The Evolution of the Cottage Hospital," *Medical History*, vol. 11, no. 2, 1967, p. 132.

⑤ Meyrick Emrys – Roberts, *The Cottage Hospitals 1859 – 1990*, Motcombe: Tern Publications, 1991, p. 207.

后来的地方医院，"逐渐收敛起自己的朴素设置，与综合性医院融合交集在一起，大部分乡村医院事实上都是综合性医院的母体"。①

　　与志愿医院不同的是，乡村医院的财政支持主要由接受其良好服务的地方民众负责，财政困境也能得到及时资助，不存在倒闭的风险。医生们也努力捍卫着归属自己门下诊治与护理的病人数目，相对于那些他们能够收取更多医疗费的地方，乡村医院反而是地方医生更乐意服务的地方。②

　　随着各类医疗机构的蓬勃发展，到 19 世纪末 20 世纪初，英国社会已经拥有了上至贵族王公，下至平民百姓都能够享受医疗服务的一系列医院设置，不仅有为城镇民众服务的综合性志愿医院，为城镇贫民服务的药房，为赤贫民众服务的济贫院诊疗所，为乡村民众服务的乡村医院，还有专门立足于特色疾病的专业医院。这些稳定的医疗服务机构容纳了大批的职业医生，他们可以自由地从事医疗业务，交流知识心得，发展职业技能，通过治病救人的方式获得社会荣誉，提升社会影响力。通过这种方式，医院为医生职业的容身、培养与发展奠定了坚实基础，也为 19 世纪全科医生势力的崛起构筑了家园式的温暖港湾。

小　结

　　对英国社会来说，19 世纪既是一个从农业社会向工业化、城市化、商业化为主体的现代社会转型的时期，同时也是科学技术蓬勃发展的一个世纪。这两者是相辅相成的，转型社会中出现的一系列社会问题激起了科学家们的研究激情，从而促进了科学发展。与此同时，科学发展进一步促进了社会加快转型。在这种良性循环的发展体系中，医疗科学迅速取得进步。毕竟，社会转型加剧了人们心理上与身体上的不稳定与不安全的焦虑感，转型社会中势力与财富日益膨胀的中产阶级也开始关注自己的身心健康，希望能够在激进变革的社会中保持躯体健壮与心灵充实，这一切都使得传统社会中本无地位的英国医生群体的作用提升。

　　意识到自身的重要性后，以全科医生为代表的英国医生群体开始主动去适应社会发展，摆脱英国医学界医生职业格局中古老等级秩序的桎梏，

---

① F. B. Smith, *The People's Health, 1830 – 1910*, London: Croom Helm, 1979, p. 278.

② R. M. S. Mcconaghey, "The Evolution of the Cottage Hospital," *Medical History*, vol. 11, no. 2, 1967, pp. 137 – 138.

从社会转型期下的英国广大民众实际需要出发，承担全科诊疗的事务，将自己定位成负责全科医务的医生，不再以绅士、工匠和商贸阶层制造医生职业的人为分裂。

在全科医生定位确立的社会背景下，随着人们对疾病起源认知观念的转变，英国社会医疗科学的发展开始摆脱传统自由主义商贸理念的制约与束缚，病理科学、诊疗科学与药物配置学等医药学领域都获得突飞猛进的发展，使得英国社会中以全科医生为代表的职业医生群体的技能和学识得到改善，提升了他们在从医实践中的诊疗效果，获得广大民众的普遍认可，声誉大增。在这种背景下，英国社会的公共卫生管理也不再忽视全科医生，而是重用他们，期望他们在卫生管制中发挥积极作用。而且，为了实现全科医生作用的最大化，英国政府也通过颁布法案的形式便于医生作业。所有这些都使得英国的全科医生群体势力大增，社会影响力与地位不断提升。与此同步的是，全科医生社会影响力的提升和民众需求的增加促进了医疗机构的蓬勃发展。在这些医疗机构中，全科医生们之间的交流更为便利，其技能与学识修养的提高也有了家园港湾式的维护和保障，这种便利条件巩固了全科医生们正在不断提升的社会地位，促使他们的势力更加壮大，为以后全科医生能够主导医学界，顺应时势地改变英国医生职业格局奠定了基础。

第三章　全科医生主导下的英国医生职业变迁与格局调整

　　随着英国全科医生势力的崛起与壮大，医生职业内部已经发生重大变迁，正统医学界的内科医生在医疗服务中的主导地位被非正统医学界的全科医生所取代。从整个医生行业看，传统由内科医生主导的英国医生职业人员配置格局已经无法顺应时代发展和反映医学界医疗服务的现实。而让全科医生们难以忍受的是，他们虽然占据英国医学界医疗服务的主导，但还是感觉不到英国医生职业具有统一的职业认同感，掌控英国医学界医生职业总体格局的仍然是那些古老腐朽的内科医生协会等特权势力，顽固地、不合时宜地让医生职业格局保留着具有封建落后与腐朽保守特征的三等级秩序。

　　在此背景下，全科医生迫切希望进行医疗改革，按照时代发展的要求，迎合现实需要，为广大民众提供更好的医疗服务，让医生职业变迁的既成现实用法案形式确定下来，并重塑英国的医生职业格局，打破三等级秩序，消除医生群体间的职业认同隔阂，联合起广大从医者，树立统一的医生职业认同，建立医学界医生职业格局的新规范。最终，在全科医生和广大有识之士的共同努力下，英国医学界成功构筑起新型的能够反映医生职业重大变迁的医生职业格局，分化瓦解了医学界封建腐朽的三等级秩序，并以全科医生为核心，联合起非正统医学界的民间医生群体，两者合二为一，共同成为英国医疗服务体系的主导人。此外，全科医生还积极推动英国医生教育内容调整与教育体制整合的改革运动，规划成立了具有共同职业认同、能够代表英国全体普通职业医生共同利益的英国医疗协会。

第一节　正统医学界医生等级秩序消亡

在全科医生的推动下，19 世纪英国医生的职业格局发生了两大显著变化，一是全体医生的职业认同逐渐完善，职业隔阂渐趋消失，三等级秩序日益松动并最终瓦解破灭；二是医学教育的理念与教育机制发生了显著变化，使得医生的个人形象逐渐从人们印象中古典儒雅的"绅士"转变为重视手工技能的科学"专家"。两大变化加上中产阶级的崛起，使得英国医生的职业格局在维多利亚时代完成蜕变：传统上一直拥有特权地位的内科医生协会会员们赢得了诸如专职顾问医生的荣誉；被称为商人与"内科医生仆人"的药剂师和脱离了理发师行业的外科医生逐渐成为全科医生，也即英国职业医生的代表。这种变化是由全科医生推动的，为打破陈旧医生职业格局中的三等级秩序，塑造医生的统一化职业认同与适应医生统一认同的教育体系，他们都做出了极大努力。从历史发展角度来看，全科医生们的努力主要是通过政治运作实现的，其中，政府颁布的法案影响最大。

一　1815 年《药剂师法案》

全科医生势力崛起后，他们并未形成职业化的稳定集团。在英国医学界医生职业格局等级秩序森严的社会背景下，他们迫切想要成立一个能代表自己利益的组织，打破医生职业的等级秩序，重塑英国医学界传统古老的医生职业格局，确立属于全科医生群体的自我认同。在此愿望激励下，全科医生立志改革。在其势力的前身乃是属于传统药剂师群体的现实背景下，全科医生们的改革计划主要是通过倡导颁布《药剂师法案》来实现的，分为两个阶段。在第一阶段中，全科医生改革者的要求比较简单，希望能制定《药剂师法案》，规范化学家与药商群体的活动，防止不正当竞争，捍卫全科医生的利益，较少提及改革医生职业格局的愿望。但在第二阶段中，全科医生们重新调整了改革方向，试图通过颁布《药剂师法案》的形式，打破旧的不能适应时代发展和反映现实状况的医生职业格局，摧毁医学界三等级秩序，缔造能够代表全科医生势力的新集团，切实反映英国医学界全科医生占据医疗服务主导的新局面，重塑英国医生的职业新格局。

1. 第一阶段

这一阶段可视为药剂师群体向职业医生的过渡阶段，主要目标是争取传统药剂师的职业利益。1793 年春，来自伦敦的药剂师群体创建社团，于 1794 年召开会议，认为当前的药剂师职业受到化学家、药商以及不道德人士的威胁，存在不正当竞争，不仅使药剂师名誉受损，也使得他们的经济状况恶化。① 与会人士组建了"大不列颠药剂师联合会"，主张限制竞争者——药商与化学家的权力，要求政府立法提高药剂师职业的从业资格，创设监督机构，严加规范。

联合会是英格兰药剂师从业者集体意识的共同表达，这是第一次城乡所有药剂师联合起来提出立法要求，表达了保护自身权利的渴望。不过，联合会的立法要求只是对自身利益受到侵害后的消极反应，而非积极进取，是向后看而非向前看。他们的主要目标是保障药剂师的药物配置垄断权，但在现实中，药剂师主要从事的并不是药物买卖，而是作为职业医生，为广大中下层民众提供医疗诊断服务。药剂师们需要做的应该是确立自己的职业医生意识，明确自己的诊疗责任，将自己从药物买卖中解脱出来，专注于医疗救治。

从这个角度看，药剂师与化学家和药商群体的工作应是互补的。药剂师如果想将全部精力都投身于医疗服务，就必须要保证有足够的化学家和药商群体来为其提供药物。而且，药剂师们无法收取诊疗费，有意将诊疗费附加至药物买卖费用中的行径也导致他们在药品市场中处于不利地位，难以抵挡化学家与药商们的竞争。因此，作为社会上占据主导地位的职业医生群体，药剂师们需要做的应该是寻求诊疗收费的立法保障，将自己定位成国家职业医生，与以药商和化学家为代表的药物销售员区别开来。

2. 第二阶段

随着药剂师日益广泛参与医疗诊治工作，他们作为全科医生的现实已经受到社会认可，并占据社会主导。这样，作为全科医生代表的药剂师群体，开始调整立法方向，要求顺应形势发展，打破英国古老传统医生职业格局中的等级秩序，创建一个基于现实需要的医生职业新格局。

1805 年，毕业于爱丁堡大学的哈里森（Harrison）联合地方药剂师协会成员，以"联合教员"的名义在伦敦召开会议，试图按照形势发展的需要，统一医学教育，打破三等级秩序；设置最低从医标准，将合格者按内科、外科、产科、药学和兽医等医学实践进行归类，创建医生登记簿，规定只

---

① S. W. F. Holloway, "The Apothecaries Act 1815: A Reinterpretation, Part I," *Medical History*, vol. 10, no. 2, 1966, pp. 109 – 110.

有加入登记簿的医生才有权行医，所有登记者需要缴纳年费，并为此创设特别监督委员会；倡导根据需要适当创建医院与医学院。① 他们不断向议会请愿，但遭到内科医生协会的强烈反对，认为这会对他们的特权优势造成危害。

为打击该计划，内科医生协会提出了自己的改革草案，试图扩大权力，全面控制整个英国的医生群体。他们在 1806 年宣布了自己的改革计划：对所有内科医生、外科医生、药剂师以及化学家与药商的年龄、培训与资格认定进行详细严格的规范化要求，将全国分为 16 个大区，每区安置一名资历深厚的内科医生，在相关助手的帮助下，检查那些疑似不合格的从医者，只有在检查通过，得到允许后才能继续行医。② 这套计划试图让内科医生协会成为所有英国医生的监护人，进一步强化医生职业格局中陈旧腐朽的等级制度：内科医生高高在上，其下依次是外科医生、药剂师，最后是化学家与药商；严格要求每个群体只能做自己的分内之事，不得越权。并根据每个群体的需要，相应确立自己的教育体系、资格认定标准与社会定位。这种陈旧过时的分层制远远落后于社会发展对医疗护理的需要，遭到英国大多数从业医师的一致反对，很快遭到议会否决。

在内科医生提出自己的改革方案的同时，哈里森也一直在为自己的改革理想不断奋斗，奔波于各大团体之间寻求支持。不过，在坚持奋斗了六年之后，1811 年，他最终放弃。但是，他开启的这种立法浪潮并未消退，很快就被重新组织起来。1812 年，改革运动重新兴起，伦敦药剂师因为玻璃价格导致的 "窗户税" 增长——因战争因素上调了 "5～45 先令" 而聚集起来，宣告成立药剂师与外科医生－药剂师联合会（Associated Apothecaries and Surgeon－Apothecaries，简称 AASA），在乔治·曼尼·布罗斯（George Man Burrows，1771－1840）领导下，他们呼吁政府进行医疗改革，要求：（1）组建一个能区分药剂师、外科医生－药剂师、助产士与化学家等群体的考试鉴定机构；（2）禁止那些未受教育者参与医疗实践；（3）颁行从医资格证；（4）对学徒制进行规范；（5）创建医学专门学校；（6）全科医生们联合起来，成立 "第四团体"。③ 他们的这些计划试图让外科医生－

①　*The British Medical Journal*, vol. 1, no. 4957, January 7, 1956, p. 3.

②　S. W. F. Holloway, "The Apothecaries Act 1815: A Reinterpretation, Part I," *Medical History*, vol. 10, no. 2, 1966, p. 115.

③　*Transactions of the Associated Apothecaries and Surgeon－Apothecaries of England and Wales*, vol. 1, London: Burgess and Hill, 1823, p. xi－xxxiv.

药剂师合法转型为全科医生，并接受医学、外科与产科培训，让所有从医者都获得合法的资格审核。

1813 年 1 月，药剂师与外科医生 – 药剂师联合会成立专门的伦敦委员会，将立法请愿书呈送议会，并拜访三大协会寻求支持，试图联合他们来赢得法案通过。但内科医生协会明确表示拒绝提供支持，外科医生协会则表现出漠不关心的态度，药剂师协会在问询过内科医生协会的意见后，也宣布不予支持。即便如此，请愿书还是在议会中获得了宣读的机会，正统医学界的皇家三大协会对此表示坚决反对。① 化学家与药商群体也被鼓动起来，反对法案通过。最终，伦敦委员会于 1813 年 5 月 26 日撤销提案。

1813 年 12 月，法案重新修正，呈送到外科医生协会，内容上稍稍做了温和的调整：（1）年满 21 岁的申请人需经过五年的学徒期和一次考试，并具备医药学知识，才有机会获得从医资格证；（2）外科医生需持有外科医生协会或药剂师协会的资格证；（3）全职的海军与军队外科医生仅在其医疗服务后接受检查即可；（4）助产士需接受资格审查；（5）医生助理需有学徒经历；（6）学徒期违约金为 25 镑。最后特别强调，不得损害内、外科医生协会的特权。

在修正案中，全科医生积极寻求与保守势力的妥协，抹去对内、外科医生协会与化学家和药商不利的条款：放弃设立医学院校与管理全体医生的专门机构。② 试图通过这样一种肯定内科医生与外科医生优势地位，保证原有医生职业格局等级秩序不变的形式来获得协会支持。当法案再度呈交三大协会时，内科医生协会没有立即给予答复，外科医生协会及药剂师协会态度犹豫，没有明确表态。但布罗斯没有放弃，在他的努力下，许多地方上的从业医生涌入伦敦，呼吁改革。皇家内科医生协会意识到此为大势所趋，改革无可避免，为维持特权，将改革进程纳入自己的预定轨道。内科医生协会主席约翰·莱瑟姆（John Latham）宣称："对药剂师伦敦委员会提交至议会的法案在形式上并无异议……给予药剂师协会尽可能大的权力……在下议院经过内科医生协会的讨论与核实后，可予以批准通过"，对内科医生协会的这种表态，布罗斯非常高兴，决心"尽心尽力地与协会精

---

① *Transactions of the Associated Apothecaries and Surgeon – Apothecaries of England and Wales*, *vol. 1*, p. xxxvii.

② *Transactions of the Associated Apothecaries and Surgeon – Apothecaries of England and Wales*, *vol. 1*, p. xxxvi.

诚合作，通过这个平台，努力取得法案的顺利通过"。①

此后，布罗斯开始与内科医生协会合作，改革提案。在内科医生协会授意下，提案将药剂师协会推向权力中心，使之成为"占据社会主导的大多数职业医生的理想、抱负以及愿望的主导者和负责人"，② 从而防止全科医生成立新团体，打破旧秩序。提案还规定，药剂师协会拥有裁决全科医生从业资格，掌管全科医生教育的权力。这个提案遭到许多全科医生群体的反对，约翰·梅森·古德（John Mason Good）声称："法案的这种妥协是两百年来最为腐朽愚蠢的落伍行径，让 19 世纪的启蒙主义光辉颜面尽失。"尽管如此，为促使法案尽快通过，让全体全科医生能在药剂师协会的统一管制中不再分裂，伦敦委员会还是认可了此提案。③ 它在 1815 年 7 月 5 日获得下议院批准，11 日又在上议院获得通过，12 日得到皇室准许，正式通过。从此，"由尊贵的国王詹姆士一世授权给伦敦药剂师协会的一项扩大和增强的垄断管制权，能够规范整个英国药剂师活动的法案正式成为公共法则"。

法案认可了药剂师的全科医生身份，允许他们开处方；由药剂师协会统一掌管英国所有全科医生的教育与实践，并且扩大了协会的管辖范围，将之拓展至整个英国；规定药剂师可以检查药物，一旦发现弄虚作假、坑蒙拐骗，可以立即将造假的伪劣药物焚烧销毁；对于违反规定的，第一次罚款 5 英镑，第二次 10 英镑，三次及以上 20 英镑。对检查工作的药剂师资格要求甚严，伦敦 30 英里地方以内的药物审查员必须在药剂师协会里任职10 年以上，而超过这个领域范围的药物审查员必须有超过 10 年的药剂师工作经验；法案规定不得妨碍化学家和药商们的制药售药行径，并对剑桥、牛津大学与皇家内科医生与外科医生协会的特权予以保障。④ 为打击庸医，加强医生培训，法案赋予药剂师协会在内科医生控制范围之外的最大特权，要求英国所有全科医生都须获得药剂师协会颁发的从医资格证，出示一份法定课程表的学习证明；还接受内科医生协会的意见，为职业医生确立五

---

① Elizabeth Popp Berman, "Before the Professional Project: Success and Failure at Creating an Organizational Representative for English Doctors," *Theory and Society*, vol. 35, no. 2, 1966, p. 172.

② George Man Burrows, *A Statement of Circumstances Connected with the Apothecaries' Act and Its Administration*, London: J. Callow, 1817, p. 6.

③ Elizabeth Popp Berman, "Before the Professional Project: Success and Failure at Creating an Organizational Representative for English Doctors," *Theory and Society*, vol. 35, no. 2, 1966, p. 173.

④ S. W. F. Holloway, "The Apothecaries Act, 1815: A Reinterpretation, Part I," *Medical History*, vol. 10, no. 2, 1966, pp. 124 – 125.

年制学徒培训。①

　　为保障内科医生协会特权，法案第五条规定，全科医生"在为病人调制与分派药物的时候，应听从拥有法定诊断资格的内科医生的指导"；在药剂师协会的具体管理中，法案规定，所有协会成员必须接受内科医生协会主席和四名内科医生高层或由他们指派的内科医生的指导，在所有药物制造与买卖、检查等行为上，"内科医生协会及其主席的权威都要得到完全、绝对的保障"。即便如此，内科协会仍不满足，又在法案中添加了违约惩罚条款，给拒绝服从协会指示的全科医生"定罪"，时刻提醒他们："你们的工作只是内科医生的附属。"② 对此，《柳叶刀》在1826年激愤指出：1815年的《药剂师法案》将药剂师为代表的全科医生们定位成"一群地位卑微的药物零售商，只会遵照内科医生处方指令的廉价寄生虫"。③

　　在这部法案中，以药剂师为代表的全科医生为了顺利实现改革，进行了妥协，放弃创建一个能监督与指导全科医生新势力的领导机构，让医生职业格局中的三等级秩序继续维持，未能创建起能够代表全科医生新群体势力的"第四团体"。

　　1815年《药剂师法案》的颁布反映了当时占据医疗服务主导地位的全科医生群体力求打破英国传统医学界医生职业格局中划分细致、彼此孤立的等级秩序，改变全科医生医学教育模式，创建适应时代发展的医疗新秩序的美好愿望。在最初提案中，全科医生们积极倡导树立新规则，改革教育机制，立法规范从医实践，打击庸医，试图确立全科医生的自我认同，促使原本分裂的医生职业等级秩序获得统一，重塑医生职业格局，构建起适应现实需要、符合全科医生从医实践的教育机制。但是，为了实现愿望，促成法案通过，全科医生们最终与旧势力妥协，背离了改革初衷，打破等级秩序、创建医学教育新机制的愿望并未实现，反而巩固了古老腐朽的医生职业旧格局与内科医生特权，缺陷重重。

　　第一，从执行效果看，法案未能实现预期目标。

　　《药剂师法案》颁布的主要目的是"避免那些无知庸医损害民众健康，威胁卫生安全"，但在实际执行中，起到的效果却截然相反。五年制的学徒培训严格限制了职业医生的数量，让那些有着高明医疗技术的合格民间医

①　*The British Medical Journal*, vol. 1, no. 4957, January 7, 1956, p. 4.
②　John Cordy Jeaffreson, *A Book about Doctors*, London: Hurst and Blackett, 1860, p. 70.
③　*The Lancet*, vol. 6, no. 153, August 5, 1826, pp. 594 – 595.

生干坐冷板凳，不能为急需治疗的病人配送药物，诊治病患。对此，人们质问道："英国到底基于什么样的原则要将五年制的学徒期作为医学教育不可分割的组成部分呢？"①

不仅如此，法案的首要目标——对庸医行为的打击也是失败的。药剂师协会往往只按照法案的硬性规定，不打击庸医群体，只打击那些能力突出、对民众帮助甚大但却敢于蔑视协会权威的从医者。1840 年代，英国医学界一位观察家这样写道："药剂师协会为了捍卫自己的特权频频起诉那些公正的人。"② 而且，虽然全科医生们最想限制那些化学家与药商群体进行非法的从医实践，但由于内科医生协会以及化学家与药商群体的坚决反对，他们这一迫切要求并未实现，反而使得更多的未受束缚的药商与化学家的人数不断增长，许多没有资格证的化学家与药商销售假冒伪劣药物，危害社会，更与内科医生狼狈为奸，予以厚礼获取后者支持，这些人模仿全科医生的从医实践，参与诊治病人，并开发处方，严重损害了全科医生的利益。③ 在此背景下，虽然全科医生也试图阻止那些"不合格"的化学家与药商群体在现实中参与医疗诊断，切断他们与病人间的直接联系，但却遭到他们的激烈反对，使得他们组织专门委员会，捍卫自己的诊疗权益，由此促使法案添加条款，允许未经培训的化学家与药商参与诊疗。④ 因此，法案未能清除化学家与药商等非法医生，也未能出台规定，惩罚他们。1844 年，药剂师协会承认："毫无疑问，大量不合格的从医者正在广泛地参与医疗实践。"⑤

第二，从规范职业医生从业秩序的角度来看，法案也未能发挥积极作用。

对于英国的全科医生群体来说，他们最为关心的就是打破"罗斯法案"中不让其收取诊疗费的规定，因为这个规定使得全科医生们往往在收取药物费用时将诊疗费附加其中，致使药物昂贵。不仅民众对此怨声载道，还

---

① S. W. F. Holloway, "The Apothecaries' Act 1815：A Reinterpretation：Part Ⅱ," *Medical History*, vol. 10, no. 3, 1966, p. 228.

② *The Quarterly Review*, vol. 67, no. 12, 1840, p. 56.

③ I. Loudon, "A Doctor's Cash Book：The Economic of General Practice in the 1830s," *Medical History*, vol. 27, no. 3, 1983, pp. 266 – 267.

④ G. E. Trease, *Pharmacy in History*, p. 181.

⑤ S. W. F. Holloway, "The Apothecaries' Act 1815：A Reinterpretation：Part Ⅱ," *Medical History*, vol. 10, no. 3, 1966, p. 230.

让那些化学家与药商群体有机可乘，通过廉价促销的方式占领全科医生的医疗市场，给全科医生的从医前景带来恶劣影响。因此，全科医生非常希望通过《药剂师法案》来确定诊疗收费，让他们可以按照市场价格售卖药物，避免民众非议，规避化学家与药商群体的不正当竞争。但是，法案结果却让全科医生们大为失望，法案只规定取得合格证的药剂师可以自由行医配药，丝毫没有提及诊疗费问题。除此之外，全科医生们要求的规范化学家与药商的行为、重塑医学界医生职业格局新秩序、统一全科医生医学教育、创建医学院校等意见均未提及。对此，全科医生们愤然指出："相比最初的提案，这项法案令人失望，它的公正性被无情剥夺！法案对医疗实践的规范远远不够，很多工作仍然由无知无能者操纵，药商们继续制作与分配药物，有资格的医疗助理员严重缺乏；最后，全科医生不仅没有达成心愿，反而面临新的限制。"①

因为这些缺陷的存在，很少有全科医生完全满意这项法案，直到1827年，他们还在为修正法案而努力。到1830年代，英国医学界的医生职业格局并没有顺应时势地发生调整，仍然固守着旧有的三等级秩序，没有一个机构能代表占据医疗市场主导地位的全科医生群体的利益诉求。1830年，著名的全科医生威廉·盖茨克尔（William Gaitskell）向《柳叶刀》杂志的创刊人托马斯·维克利抱怨道："医生群体的各个不同分支都有各自的学会、特许状、运营公司，而全科医生却被完全排斥在外，或仅仅只是作为一个附属物存在，他们不能参加这些团体的理事会，也不能参与分享其荣誉。作为一个全科医生，他不属于任何一个分支，被完全排斥了。"②

第三，从完善医学教育机制的角度来看，法案虽然在医学教育的内容、考试形式上有所创新，但内科医生协会有意设立的五年制学徒期却对全科医生的医学教育危害甚大。

《药剂师法案》确立的学徒制度的危害，正如当时的一位观察家所言："这种学徒制的倾向，总是对全科医生获取良好的综合性医科教育产生极大阻碍，在很大程度上阻止了人们对综合教育的获取。"③不仅学徒制度本身有问题，实施过程也有很大缺陷。比如，学徒制对学徒期满后的主考人选取

---

①　*Transactions of the Associated Apothecaries and Surgeon – Apothecaries of England and Wales*, vol. 1, p. lviii.

②　*The Lancet*, vol. 14, no. 355, June 19, 1830, p. 451.

③　*The Quarterly Review*, vol. 67, no. 12, 1840, p. 65.

存在诸多弊端，《药剂师法案》规定：只有在药剂师协会工作 10 年以上才能被任命为考试主管人，而这样的席位通常是通过继承或购买手段获得的。外科医生协会里资历丰富的考试主管人在药剂师协会那里不值一提，标准完全不统一，后者所认可的权威专家往往没有专业能力，但又不受任何约束，独断专行，不负责任。比如，在现实实践中，在进行助产士教育测试时，药剂师协会根本没有能力组织任何考试，但他们却硬是创建了一个团体，做着自己根本不熟悉的工作。①

而且，大多数全科医生认为，五年制的学徒期毫无必要，会给他们套上沉重枷锁。因为很多全科医生有丰富的从医经验，本来就有能力承担诊疗病人的重任，也知道采用怎样的处方对疾病进行医治，但学徒期的规定却将他们的治疗权无情剥夺。为此，1833 年曼彻斯特的所有全科医生聚集起来，向议会请愿，要求废除这项法案。认为它"充满着各种限制，让人感到极不公正、受压抑，并且本身带有纠缠不清的麻烦……对于每一个在英格兰和威尔士获得医学和外科医生资格证的从医者来说都是如此"。在这样的标准下，那些本来可以很好照料底层民众，弥补医生短缺但又未经过学徒培训的合格医生都被医疗服务市场排斥在外。

第四，法案有意让药剂师协会大权独揽，但是这并不利于医学的长远发展。

药剂师协会长期地位低下，依附内科医生协会，虽然全科医生大都是从药剂师身份转型而来的，但是药剂师协会本身却在全科医生群体中并无多大权威。法案强化的内科医生权威地位更是让广大的全科医生感到药剂师协会只是受特权势力操控的一颗棋子，对其权威性并不认同，反而很是排斥，尤其是在分裂性的医生职业格局丝毫未得到调整，全科医生没有归属感的情况下更是如此。

而且，英国的全科医生在医疗服务中的人数是很稀缺的，正统医学界的从医人数满足不了市场需要，所以很多医疗机构在民间都是独立于正统医学界存在的，一直有着强大的独立自治传统，要求大批之前独立、不受协会管束的从医者服从强制性的医学教育规划本来就需要谨慎斟酌，但法案却未考虑到英国医学界的医疗服务现实，不仅不鼓励以民间医生为代表的非正统医学界全科医生从医实践，反而依从内科医生协会淫威，不断打

---

① S. W. F. Holloway, "The Apothecaries' Act 1815: A Reinterpretation: Part Ⅱ," *Medical History*, vol. 10, no. 3, 1966, p. 234.

击不服从特权协会管制的全科医生，从而扰乱了整个社会医疗服务的正当秩序。

在 1831 年，皇家委员会的调查报告对此进行了充分调查，指出："法案给药剂师协会以绝对的从医诊断与药物分配权，在英格兰，有 9/10 的全科医生都是彼此独立的，并不受协会管束，但让他们从医配药却非常必要，这就与药剂师协会的绝对垄断产生了矛盾。"①直到 1856 年，很多全科医生都不愿意与药剂师协会主动联系，认为他们是独立的，就算自己拥有从医配药的证书，也与这个协会毫无干系。②

究其原因，《药剂师法案》之所以缺陷重重，主要原因是代表英国医学界特权势力的内科医生协会的阴谋。他们当初坚持学徒制原则的主要目的就是维护英国传统以来的医学界等级秩序，试图使药剂师群体封闭化、定型化，避免他们与外科联合，遏制全科医生势力的发展，避免他们对传统医生职业格局造成冲击，危害内科医生协会的权威地位和内科医生的特权优势；为维护自己的特权优势，内科医生有意让自古以来一直地位低下、服从于内科医生协会的药剂师协会充当全科医生的考核主体，便于内科医生协会的操纵控制。

因此，《药剂师法案》的颁布实际上是内科医生协会的胜利，他们成功地通过与全科医生协商妥协的方式，将一场原本激进的改革变为固守现状、巩固英国传统医生职业旧格局的良药，使得英国医学界的医生职业格局"存在四大等级分明的职业特色，分别是内科医生、外科医生、药剂师以及化学家与药商群体"，并且，"以最为精确的方式突出四大等级的显著特征，使其每一等级都受到各自领域的保护，保证不会受到其他等级的贸然干涉"。③从法案实施的后果看，内科医生的愿望成功得到了实现，全科医生们主张顺应时代发展、革新医生职业格局的愿望不仅没有实现，反而强化了传统医生的职业格局。

对此，《柳叶刀》认为："这项法案只对少数人有利，大部分人都深受其害，不论对公众还是医务工作者都是如此。它阻碍了民众迫切需要的实

---

① S. W. F. Holloway, "The Apothecaries' Act 1815: A Reinterpretation: Part Ⅱ," *Medical History*, vol. 10, no. 3, 1966, p. 223.

② *Association Medical Journal*, vol. 4, March 29, 1856, p. 254.

③ S. W. F. Holloway, "The Apothecaries' Act 1815: A Reinterpretation: Part Ⅱ," *Medical History*, vol. 10, no. 3, 1966, p. 229.

用科学之发展，并为大批无知药商的胡作非为开了绿灯。"①指责《药剂师法案》表现出"贪婪的气质、阴谋的特性以及无知的愚蠢"。②

因此，《药剂师法案》远未达到最初目标，很多方面深有缺陷。不过，这项法案意义重大，不仅在除了学徒制以外的医生教育内容和体制上做了创新，而且还首次动员了大批激进人士，试图打破英国医学界的传统医生职业格局，倡导破除三等级秩序，为此后英国全科医生们继续进行医疗改革指明了方向。

二 1858 年《医疗法》

1815 年《药剂师法案》虽然冲击了英国医学界的医生职业格局，却仍然保留并巩固了传统的三等级秩序，并未使之发生改变，全科医生们的自我认同意识也并未得到确立。1823 年，为争取全科医生的社会地位与职业认同，外科医生兼民主派人士托马斯·维克利为此创建了激进主义医学杂志——《柳叶刀》，认为英国全科医生没有认同感及相应的社会地位，毫无威信。③ 谴责英国医学界的医学权威机构无法代表占据医疗服务主导的全科医生势力，各大机构的责任义务模糊，且滥用特权。自创刊以来，《柳叶刀》杂志始终认为：英国医学界迫切需要打破等级秩序，重塑医生职业格局体系，以全科医生为主导，顺应时势地创建一个权威、统一的职业医生监督机构，负责所有职业医生的医学教育、确立职业医生的自我认同。④

在维克利看来，传统的等级秩序导致医生职业三足鼎立，彼此互不归属，甚至排斥，难以构建职业医生的自我认同，且无法满足社会民众的医疗需要，只有通过整治，建立以全科医生为主导的职业医生认同，病人权益才能得到维护，庸医实践才能被制止。在 1815 年全科医生构建医疗新秩序的努力失败后，到 1820 年代中后期，维克利倡导开展职业医生的国家登记运动，即通过国家统一登记的形式来构建职业医生统一的自我认同，制造了强大声势。⑤ 他呼吁登记在册的职业医生群体确立职业认同，明确职责义务，创建独立自主的职业化组织，影响深远，"如同 1832 年的议会改革

---

① *The Lancet*, vol. 6, no. 154, August 12, 1826, p. 625.

② *The Lancet*, vol. 7, no. 162, October 7, 1826, p. 5.

③ Michael Sanderson ed., *Disease, Medicine and Society in England, 1550 – 1860*, p. 48.

④ Roy Porter ed., *Doctor of Society: Thomas Beddoes and the Sick Trade in Late Enlightenment England*, London: Routledge, 1992.

⑤ Ivan Waddington, *The Medical Profession in the Industrial Revolution*, p. 54.

法案一样，都发生在相同的社会背景下，给现有秩序带来沉重打击"。①这场运动的起因主要有两个：一是为了提升职业医生的素养；二是弥补《药剂师法案》不足，确定职业医生的自我认同，重塑医生职业格局。②

运动倡导人都认为旧秩序极不合理，将占据医疗服务主导的全科医生群体排斥在外，却将内科医生协会控制的内科医生群体置于职业秩序的顶层；对于最符合医生职业、1745年就与理发师职业分离、1800年创建独立协会的外科医生群体，旧秩序只是模糊地将其定位于尊贵的内科医生与卑贱的药剂师群体之间，职责与地位都不明确。

随着中产阶级的崛起，医生职业认同变得日益复杂，外科医生为了满足日益增长的中产阶级医疗需求，增加了私人业务，比内科医生收费便宜，且比药剂师更加专业。但是，从传统法律看，他们只被允许医治外伤，不允许探究内部病理，这损害了许多中产阶层的诊疗权益。1828年，当一名外科医生试图了解伤寒症发病的内部根源时，就遭到内科医生的谴责，认为他们"不应为斑疹伤寒症患者提供诊疗服务，因为按照规定，这类疾病是属于内科而非外科的"。③长期以来的职能分离削弱了医生职业认同，使得他们无法形成一个稳定的职业共同体，不明确自身职责、义务，身份模糊。

而且，在运动倡导人看来，英国医生职业格局的三等级秩序也不符合当时英国医疗服务市场民众的现实需要。实际上，在19世纪的英国医疗服务体系中，医生流动极其普遍，地方上尤其明显。很多外科医生都在从事内科医生的业务，两者职责界限模糊。而内科医生为了赚钱，也从事手术，甚至产科、药物配置和零售活动，《柳叶刀》杂志依据现实，对医生职业的职能分离现象大加批判，主张将两者灵活结合、综合考虑。但是，内科、外科医生协会都在各自的诊疗领域中受困于持续不断的争斗。④

尽管英国社会急需确立职业医生的自我认同意识，但主宰英国医疗秩序的特权协会并未顺应时代发展，反而继续要求医生们具备良好的道德素养、接受古典教育及培养绅士礼仪，捍卫古老的医生职业等级格局。于是，除了医学界人士外，也有许多有远见的政治家要求通过改革重塑医生职业格局。19世纪初，国会法案陆续要求重建医疗秩序，但很少得以顺利通过。

---

① N. Parry and J. Parry, *The Rise of the Medical Profession: A Study of Collective Social Mobility*, p. 117.

② M. Jeanne Peterson, *The Medical Profession in Mid - Victorian London*, p. 17.

③ Ivan Waddington, *The Medical Profession in the Industrial Revolution*, p. 7.

④ Ivan Waddington, *The Medical Profession in the Industrial Revolution*, pp. 54 - 68.

大部分议员都与内科医生关系密切，对其照顾有加，1815 年《药剂师法案》虽然倡导改革旧的医生职业格局，但它并未做到，更未能创设代表英国全科医生群体的专门性组织。

《药剂师法案》之后，英国医学界并未形成统一的全科医生自我认同机制，分裂现象依然存在。为保持稳定，安享特权，内科医生协会支持分裂。在全科医生势力全面崛起的背景下，内科医生协会仍然顽固坚守三等级秩序。这种背景下，以全科医生为代表的英国大多数职业医生又在 19 世纪二三十年代掀起了医疗改革的浪潮，要求构建适应现行医疗服务体系的职业认同秩序，反对极度专制、顽固保守且拥有特权的内科医生协会主导英国医学界。

1815 ~ 1850 年，全科医生们创设了很多组织，力求能够代表自己的立场，为他们的总体利益服务。其中，1844 年 12 月创建的全科医生国家联合会（National Association of General Practitioners）就是典型代表。这个组织的主席和倡导者是德高望重的全科医生罗伯特·雷尼·潘宁顿（Robert Rainey Pennington，1764 – 1849），他曾在 1812 ~ 1815 年的医疗改革中发挥了重要作用。[①]

全科医生国家联合会致力于创建一个以医学、外科学和产科学为主的皇家全科医生协会（The Royal College of General Practitioners of England），作为与皇家内科医生协会、外科医生协会、药剂师协会平等的"第四团体"，以规范全科医生工作。这种意图刚刚表达，就遭到皇家内科医生协会和外科医生协会的强烈反对。但全科医生国家联合会并未气馁。在 1847 年，他们内部集结组成以医学、外科学与产科学为主的全科医生国家学会（The National Institute of General Practitioners in Medicine, Surgery, and Midwifery），继续推动全科医生间的联合，传播自己的思想观点，以引起社会注意。这个学会有一个理事会，专门设置了一个每周二下午 4 点钟召开会议的制度，让其成员在涉及医疗改革的各大问题上发表意见。

1847 年 12 月 8 日，学会向国务秘书请愿，认为解决问题的唯一方式在于给予全科医生颁布合法的皇家特许状，联合起在医学、外科学与产科学学会中的全科医生。他们在 20 日将此意见书提交议会。此时，面对着社会大众日益提升的医疗需求，人们也逐渐认识到皇家内科医生协会、外科医

---

① R. M. S. McConaghey, "Proposals to Found a Royal College of General Practitioners in the Nine-teenth Century," *Journal of the Royal College of General Practitioners*, vol. 22, 1972, p. 783.

生协会、药剂师协会与全科医学国家学会的联合是大势所趋，只有三大集团与全科医生进行合理商讨，才能彻底解决医学界纠纷。这种背景下，在药剂师协会的推进下，皇家内科医生、外科医生、药剂师协会等团体与全科医生国家学会一起召开了首次会议，商讨颁布法案。

很多会议代表来自皇家内科医生协会、外科医生协会、药剂师协会及全科医生国家学会，会议达成共识：颁布一个能够规范医生从医实践的法案，法案授予全科医生特许状，并冠以"英国皇家全科医生协会"（The Royal College of General Practitioners of England）的名称，并建议成立登记委员会，规划登记费征缴系统。1848 年初，这份议案的报告由皇家内科医生协会主席、皇家外科医生协会主席以及全科医生国家学会主席共同签署，形成了"1848 年法案"。

"1848 年法案"保障了迄今为止全科医生们一直追求的权益，将其职业正式归结为医学、外科与产科三分化医疗技术领域，同时使皇家内科医生协会的权力更加巩固，也认可了皇家外科医生协会的特权。全科医生由此也拥有了自己的团体，可以自由追求利益，这为医疗技术卓越与名声卓著的从医者开放了大门，使他们能够更便利地进入内科医生协会，并让那些有天分和野心的全科医生成为有影响力的外科医生。他们还可以进入研究机构，在自己的研究领域中有所突破；在聚焦全科医学发展的同时，适当地在各大研究机构中发挥自己的专长，将某一专业领域中的优势扩展，促进和带动医学知识的全面进步。[1]

皇家全科医生协会的创建让全科医生国家联合会的领导层心满意足，认为医生职业团体间的矛盾已经得到融洽解决。但普通全科医生却并不这么认为，甚至在全科医生协会起草最后声明时，很多全科医生在场者并不认为全科医生协会的创建是一个好建议。因为和传统古老的皇家内科医生协会、外科医生协会相比，全科医生协会并没有获得有关医生教育和资格认证方面的权力，这在无形中降低了全科医生的地位。而且，很多内科医生和外科医生也不愿意将自己置于第三个协会的管制之下，让自己担负着低人一等的名号。而在与外科医生协会进行商谈的时候，外科医生协会也

---

[1]　Report of the Council of the National Institute of General Practitioners in Medicine, Surgery and Mid-wifery, 1848, p. 56. 转引自 R. M. S. McConaghey, "Proposals to found a Royal College of General Practitioners in the nineteenth century," *Journal of the Royal College of General Practitioners*, vol. 22, 1972, p. 787。

不允许全科医生协会单独举行外科学考试。[①] 1850 年，争论和矛盾仍在持续。这意味着针对全科医生的医疗改革必须由政府主导推进。

到 19 世纪中期，英国医学界又发生新变化，许多地方医生已经拥有了很高的学位与头衔，从爱丁堡、格拉斯哥或新成立的伦敦大学那里获得了充足的医疗知识，增强了职业技能，没有学位的医生们也大都拥有药剂师协会与外科医生协会颁发的资格证。为了提升社会地位与影响力，他们纷纷介入公共事务，从事济贫法医生、公共精神病院医生或公共医院的外科医生等工作。医生职业秩序中处境卑微的他们，也都转型成为全科医生。他们代表了全体英国职业医生的共同愿望，积极倡导医疗改革，重塑医生职业新格局、新秩序，通过构筑全科医生的职业认同来统一整个英国的职业医生认同体系。虽然医疗界特权势力竭力阻挠议会启动医疗改革，但越来越多的政府官员们担心公众会对医学发展与医生职业丧失信心，像美国那样，陷入传统医药产业最终失去民众支持的悲惨局面。[②]

在此顾虑下，议会终于颁布了 1858 年《医疗法》，目的是抚慰倡导医疗改革的全科医生群体，同时也平息特权势力的焦虑，在形式上实现全科医生的自我认同。有学者认为：这部法案实际上是全力支持"国家公费医疗制度"的约翰·西蒙与特权机构内科医生协会互相妥协的结果。[③]

西蒙很早就对建立医学国家主义策略非常感兴趣，主张借鉴德国的"医学警务化"（Medical Police）体制，实现国家主导下的由职业医生管制整个社会的公共卫生。为达此目的，他不仅凸显医学与医生的重要作用，还试图使用国家力量，通过立法来宏观规划职业医生与医疗格局，以此让英国医学界的医生职业摆脱互相隔离的分裂局面，作为一个整体凝聚在国家体制下，服从国家管理。西蒙的努力乃是源于其老师格林的愿望，后者在 1834 年曾写信给外科医生协会主席，认为应该创建一个"具备统治力的实体、委员会或协会，能够对所有职业医生关心的事件进行协调主导，捍卫所有职业医生的利益；政府也有责任保障职业医生群体工作的效率与私

---

① R. M. S. McConaghey, "Proposals to Found a Royal College of General Practitioners in the Nineteenth Century," *Journal of the Royal College of General Practitioners*, vol. 22, 1972, p. 787.

② P. Starr, The Social Transformation of American Medicine, New York: Basic Books, 1982.

③ T. N. Stokes, "A Coleridgean against the Medical Corporations: John Simon and the Parliamentary Campaign for the Reform of the Medical Profession 1854 – 1858," *Medical History*, vol. 33, no. 3, 1989, pp. 343 – 344.

人行医的道德完善，提高其责任意识，这是国家大计"。[1]在格林看来，医疗改革的目标就是要创建国家公费医疗制度。西蒙秉承了格林的意志，尽力筹建国家公费医疗制度，试图让国家强化对职业医生的调控，塑造整体化、具有国家责任意识的职业医生，通过他们保障广大民众的医疗健康和社会卫生。

在1854年西蒙未进入中央政府前，曾不无悲观地指出：医学处境悲惨，不像法律与宗教，它完全被剥离出国家体系之外，因为立法体系从未确认过"医生权威"。[2] 在他看来，塑造这种权威是必需的，首要策略就是调整英国传统以来的医生职业格局，强调未经改革的医生职业格局不符合国家发展的客观实际，有必要成立一个正式部门加以管制，以避免医学界医生职业内部的"混乱和无序状态"、纠纷与"互相对立、各大竞争协会与集团、不同职业阶层之间互相嫉妒的心态"的泛滥、盛行。[3] 为确立"医生权威"，西蒙建议："创建一个能够经营、管理所有医生群体的唯一机构，这个机构需要有一个实体性的领头——不仅致力于促进当下急需实施的法律的执行，而且要有能力推动当下医疗科学的进步，根除医生职业内部的分裂状况，将他们从长期以来的不和谐中解放出来，达到和谐目的。"[4]

在这种思想理念的指导下，西蒙努力改造英国的医生职业，尤其是对普通全科医生的权利非常照顾，予以这个机构管制所有公共卫生事务的权威，让它具有法律以及宗教般的影响力，按照其老师格林的说法，就是要让医生群体成为国家可以依赖的"知识分子，或者博学阶层"。

为达此目标，西蒙认为首要任务是改变现有的医生职业格局的分裂状态，将全科医生当作所有英国职业医生的代表，听从他们的意见，构建统一的医生资格标准。这种资格上的限定应包括内、外科与药学，考试也应该由三大协会共同掌管，分区进行。同时还要有一个经过法律核准的"限制医生从业"的登记机构，明确只有符合登记标准的人才有资格"掌控所

---

[1]　J. H. Green, *Suggestions Respecting the Intended Plan of Medical Reform*, London: S. Highley, 1834, p. 4, 转引自 T. N. Stokes, "A Coleridgean against the Medical Corporations: John Simon and the Parliamentary Campaign for the Reform of the Medical Profession 1854 – 1858," *Medical History*, vol. 33, no. 3, 1989, p. 348。

[2]　John Simon, *Reports Relating to the Sanitary Condition of the City of London*, London: John W. Parker and Son, 1854, p. xxvi.

[3]　John Simon, *Reports Relating to the Sanitary Condition of the City of London*, p. xxv.

[4]　John Simon, *Reports Relating to the Sanitary Condition of the City of London*, p. xxvii.

有公共机构里的医生雇佣，或给予医生认证，获得医疗参与的劳务费用"。他相信这种登记注册制度既有利于职业医生群体，又有利于公众。① 出于这样的考虑，他创建了中央医学委员会（General Medical Council），要求这个委员会既直接对政府负责，又必须在医生的职业资格审核过程中担当权威指导。

为安抚传统医学界权威机构——内科医生协会、外科医生协会与药剂师协会，1858 年《医疗法》确立的中央医学委员会中有 17 名成员来自不同的大学与传统医疗界特权机构，其余 6 名成员则由当时的中央医学委员会主席库珀（W. F. Cowper）指定任命。与此同时，法案规定继续保有等级化格局下的英国医生职业名号。之后，为实现医生职业平等，促进职业认同，政府在创建专门负责监督、指导医生教育与资格审核的中央医学委员会时，还创办了一个专门关于医生资格登记工作的公共刊物，将所有合格医生的姓名都平等地附在刊物上，包括了从最为高贵的哈利大街专职顾问医生到最卑微的乡村医师。在医生职业分裂性问题上，这部法案象征性地联合了原本分裂的医生职业，使之汇聚起来，形成互相融合的统一体系。40 年后西蒙回忆起这份由他起草的法律文件时，这样说道："在这些年的卫生管理进展中，1858 年称得上是一个重要的突破口（White Mark），这部法案首次赋予了联合王国所有职业医生群体一个法定的国有机构与体系。"②

不过，1858 年《医疗法》出台的过程是艰难曲折的。对此，有学者指出，1840～1858 年，先后有 16 部议案申请递交议会，至少有一个内政大臣——詹姆斯·格瑞艾姆（James Graham）先生已经对医疗改革彻底绝望，认为确立一个能让所有关心医疗现状的群体普遍满意的医疗改革模式是不可能存在的，政府无法做到这一点。事实上，1858 年《医疗法》的提出，也完全是根据卫生医务官西蒙的备忘录整理颁行的，与政治家的智慧无关。③ 在 1840 年代，医疗改革的主要目标是全科医生们争取让外科医生协会成为民主机构。几经努力，1843 年外科医生协会章程颁布，却毫无民主

① T. N. Stokes, "A Coleridgean against the Medical Corporations: John Simon and the Parliamentary Campaign for the Reform of the Medical Profession 1854 – 1858," *Medical History*, vol. 33, no. 3, 1989, pp. 350 – 351.

② John Simon, *English Sanitary Institutions*, *Reviewed in Their Course of Development*, *and in Some of Their Political and Social Relations*, 2nd ed., London: John Murray, 1897, p. 269.

③ Charles Newman, *The Evolution of Medical Education in the Nineteenth Century*, pp. 184 – 185.

可言，全科医生们创建了全科医生协会（College of General Practitioners）。[①]
到了 50 年代，医疗改革的主导变为由谁代表医生职业的问题：是西蒙希望
的国家控制还是继续由医生协会主导和掌管？

1858 年《医疗法》的颁布主要分为两个阶段，第一个阶段是 1854 ~
1856 年，代表全科医生利益和声音的地方医疗与外科联合会于 1854 年起草
了医疗改革方案，医生协会并未参与。不过，内科医生协会非常支持全科
医生们提出的打击庸医，实施庸医惩治条例的构想，在保证内科医生至高
无上地位的基础上，允许全科医生追求与外科医生平等的地位。[②] 而外科医
生协会试图采取一种单向制、集中统一地登记所有医生名录的方式，不愿
让自己与全科医生排在一起，并排斥内科医生的崇高地位，还认为法律不
应将所有的"江湖游医"都视为非法。关于外科医生精英人物的医改要求，
斯托克斯的博士论文予以了细致分析，他指出：与内科医生不同，外科医
生支持全科医生追求地位平等的想法，其领导人本杰明·布罗迪（Benjamin
Brodie）先生想将全科医生势力融入现有的医生职业等级秩序中，将其视为
一种能摧毁等级秩序的必要让步。[③]

第二个阶段是 1856 ~ 1858 年，其特征是政府试图全面掌控医疗界，迫
使传统的英国医学界医疗权威机构交出手中特权。这使得医生协会紧密联
合在一起，共同抵制政府规划。本阶段起始于 1856 年 4 月中央卫生委员会
新任主席库珀的到任，他热衷于创建一个等同于政府实权部门的医学委员
会，并主张由王室任命委员会成员，由医学专业毕业生而非医疗机构成员
担当委员重任，登记也采取单向化字母顺序：高级内科医生、外科医生与
全科医生的地位一律平等，共同称为"内、外科合格医生"。库珀也想当然
地认为内科医生应该通晓外科事宜，反之亦然。他的规划无视医疗界权威
机构的感受，对此，内、外科医生协会愤怒地声称："这份医疗法案，将会
彻底摧毁协会权力，将之交给纯粹处于设想阶段，尚未成形、充满不确定

---

①　I. Loudon, *Medical Care and the General Practitioner 1750 – 1850*, pp. 282 – 296.

②　T. N. Stokes, "A Coleridgean against the Medical Corporations: John Simon and the Parliamentary Campaign for the Reform of the Medical Profession 1854 – 1858," *Medical History*, vol. 33, no. 3, 1989, p. 353.

③　T. N. Stokes, "The Campaign for the Reform of the Medical Profession in Mid – Victorian England," Cambridge University M. Phil. Thesis（unpublished）, 1987, chapter 3, 转引自 T. N. Stokes, "A Coleridgean against the Medical Corporations: John Simon and the Parliamentary Campaign for the Reform of the Medical Profession 1854 – 1858," *Medical History*, vol. 33, no. 3, 1989, p. 354。

性以及变动不定的机构，那就是所谓的医学委员会。"①

　　为表示反对意见，阐明自己的态度和立场，内科医生协会与外科医生协会两大医生特权协会联合起来，于 1856 年 10 月中下旬正式颁布了自己规划的医疗改革方案：首先，王室对医学委员会的提名人数应该只占少数，医疗权威机构应该是其主要代表；其次，所有登记医生要么拥有一份从医许可证，要么是协会成员；最后，推荐使用"双向"登记制，一个针对内科医生，一个针对全科医生，并要确保内科医生不用学习外科且免遭起诉。

　　库珀在 1858 年 3 月将他的草案提交给议会，试图让国家控制医生职业体系，皇家内科和外科医生协会对此表示坚决反对。此时，原先支持库珀的帕默斯顿（Palmerston）政府已于 1858 年 2 月倒台，继任者是迪比（Derby）勋爵领导的保守党政府，新任内政大臣是斯宾塞·沃波尔（Spencer Walpole）。这样，形势的发展超出了西蒙原先的想象，也"超出了库珀的掌控范围，取决于沃波尔先生，所有的改变都将会在他的支持下做出"。② 沃波尔是一个典型的温和保守主义者，反感激进改革，对于 1832 年的议会改革法案，他这样说道："改革一词，从来不是意味着一个体系的彻底废除，以及另一套体系的重建。它意味着一种体系的延续，只不过经历了阵痛的不适应期，需要及时进行修整、扩展以及调整而已，它应该包含旧的东西并对新生的要求予以吸纳。"③

　　对于两大医生协会提出的温和渐进的医疗改革建议，作为帕默斯顿政府中的皇家委员会代表，他于 1857 年 6 月明确表示："不应该忘记的是，这些团体（医学界权威机构）是古老英国的特色代表，它们是国外没有的财富，是按照英国宪法准则要求严格创建的，目的是给予医生职业足够的自治权力。搅乱他们的活动，将会带来冲突倒退，不会促进立法发展。如果将医生职业交由一个完全由王室任命的委员会控制，势必会创建一个非英国式的独裁政治机制。"④

　　在沃波尔要求下，库珀必须"对其法案中的两大要点进行重新考虑：一是赋予委员会的巨大权力，他担心会彻底摧毁医疗机构的自主活力；二是没有条款能够保障各大医疗实体的独立活动，并保持医疗机构的活跃生

　　① *The Lancet*, vol. 67, no. 1712, June 21, 1856, p. 699.
　　② *Special Report from the Select Committee on Medical Act (1858) Amendment (No. 3) Bill*, 1878 – 1879, xii, Q. 558.
　　③ *Quarterly Review*, 1859, vol. 212, p. 555.
　　④ *The Lancet*, vol. 69, no. 1763, 1857, pp. 612 – 614.

机"。库珀按照要求重新设计，于是，最终呈现出来的 1858 年《医疗法》在很多重大问题上违背了其最初意愿，要求创建一个只对议会负责、拥有能够调控医学教育与医疗登记方式的权威医疗委员会设想破灭了；要求内科医生掌握外科知识的意愿也未能实现；与此同时，法案还增添了允许内科医生们收取谢礼的权利，取消他们在这方面会面临的起诉。

在这次妥协中，全科医生群体对未能达到库珀最初提案中的三个基本要求感到非常失望：其一是现存医疗机构在政府中的声音表达问题；其二是医学领域（内科、外科与产科）中的考试问题；其三是无差别地对待内科医生与全科医生的双向登记问题。在全科医生最为关心的几大问题上，他们已经通过《柳叶刀》杂志与各类医学期刊表达了自己的强硬立场，但在三派力量角逐（西蒙与库珀、内外科医生协会、内政大臣）过程中，他们的观点并未获得慎重对待，所谓全科医生观点能代表全体英国职业医生利益与"医学界公共舆论"的共识成为空谈。对此，劳登甚至指出："对医学界医生职业格局进行激进变革的机会很大程度上都局限在 1820 ~ 1850 年。"[1]

尽管 1858 年法案存在缺陷，但在英国所有医疗改革中，成就和影响力最大的还是这部法案，它创新性地设置了中央医学委员会，确立了医生登记制度，打破了沿袭已久的古老的英国医生职业等级格局，让所有的全科医生们拥有了属于自己的身份定位。在此基础上，全科医生构筑起属于自己的职业认同，而对于英国社会中那些拥有特权的内科医生来说，他们一直作为英国社会中占据医学界主导地位的精英人物存在，也在这部法案中强化了自己的定位，与代表英国普通职业医生的全科医生身份认同截然不同。对于这部法案，传统观点都认为："这是一部典型的维多利亚时代妥协法案，既创建了新的东西（医学教育与登记的中央委员会），又没有对旧的东西给予太大伤害。"[2]（21 家医疗权威机构仍然存在，拥有某些考核医生与认证方面的权力）

总的来看，1856 ~ 1858 年的医疗改革围绕着职业医生由国家控制还是由医疗机构掌握而展开，职业医生本身自主的要求完全被忽视。取而代之

[1]　I. Loudon, *Medical Care and the General Practitioner 1750 – 1850*, p. 297.

[2]　D. L. Cowen, Liberty, "Laissez – Faire and Licensure in Nineteenth – Century Britain," *Bulletin of History Medicine*, 1969, vol. 43, no. 1, p. 32; W. L. Burn, *The Age of Equipoise*, New York: Norton, 1964, pp. 202 – 211; T. R. Gourvish, "The Rise of the Professions," T. R. Gourvish and Alan O'Day eds., *Later Victorian Britain 1867 – 1900*, London: Macmillan Education, 1988.

的是，法案确立了国家与医疗特权机构共同掌管职业医生的原则。在传统特权医疗机构反对下，西蒙代表的国家派想要结束传统的医学界权威机构掌权的历史，创建国家医学机制，让职业医生成为国家管理控制的棋子，但此愿望最终未能实现。他主导确立的中央医学委员会并没有"决定职业医生任职资格与准许医疗登记"的权力，且"传统医疗审核权威机构的继续存在使得库珀法案中最关键的部分被阉割了"。① 传统的医学界权威协会对于这项法案倒是"非常满意"，②因为他们圆满捍卫了自己在医学界的主导地位。外科医生协会的满意程度表现得最为突出，因为法案确立了单向度、按照字母排序的医生登记规则，还缺乏对无证从医的实际束缚，而这两条在内科医生协会那里显然都是不受欢迎的。1858 年 8 月，外科医生协会主席表示："从目前看来，恭喜议会顺利解决、合理处置了一直躁动不安的医疗改革问题。"③

尽管这部法案立意很好，但实施中阻碍过大，效果不佳。让英国议员普遍感到恼怒的是，在这部法案规定下，那些进行非法从医实践的人们仍然得不到确切定性。议会也知道禁止行医的指令很难得到贯彻，社会公众也对之并不欢迎。法案虽然规定非经正规注册的合格医生不允许在公共医疗服务部门担任职务，但由于很多医生都在公共部门兼职，担任卫生管理员、养老院医师、法院法医、济贫法医生等职位，因此这种专业技术性职业很难被消除，更无法予以撤销。

不过，这部法案颁布后，中央医学委员会从此可以通过中央政府介入医疗管制，为职业医生全面融入国家管理奠定了基础，也为西蒙筹建"医疗专制"主义国家医学体制提供了便利。而且，法案也使得医生群体开始出现制度性的联合，内科医生和外科医生、药剂师协会虽然继续保留，但其影响力大不如前。英国医疗协会极为不满，并通过他们的喉舌——《英国医疗日报》进行抗议。在中央医学委员会努力下，英国以全科医生为代表的职业医生自我认同意识逐渐增强，医生教育与监督审核机构获得国有化统一设定，还陆续筹建了庸医惩治机构与职业医生的代表性组织。

此后，在中央医学委员会主导下，英政府于 1886 年再次颁布《医疗

---

① *Special Report from the Select Committee on Medical Act（1858）Amendment（No. 3）Bill, 1878 - 1879*, xii, Q. 553 and 554.

② Ivan Waddington, *The Medical Profession in the Industrial Revolution*, p. 129.

③ Ivan Waddington, *The Medical Profession in the Industrial Revolution*, p. 131.

法》，要求职业医生只有在医学、外科学或产科学方面拿到资格证，才能正式行医，消除医学诊断与外科学的分裂，使得全科医生成为英国职业医生的代名词。在中央医学委员会的压力下，内科医生协会与外科医生协会也逐渐达成一致，同意授予从医者内科医生（L. R. C. P）与外科医生（M. R. C. S）双重资格证，药剂师协会也根据之前科目的应试成绩，承认两大协会颁发的资格证。至此，英国医学界的医生职业格局得到彻底改变与调整，以全科医生为代表的所有职业医生规避了职业认同的分裂，确立并完善了医生职业的身份认同，改变了英国医学界长期以来的等级分裂格局。

第二节　非正统医学界医生群体的整合

在 19 世纪，正统医学界的英国医生职业格局呈三等级分裂的状态，缺少能代表全体职业医生的组织，民间医生更是长期游离于正统医学界之外。他们作为个体的职业医生，都看重私人业务，对医生职业认同漠不关心。[1]全科医生势力崛起后，积极整合广大医生群体，完善他们作为职业医生的身份认同。为了达到这个目的，全科医生还倡导并最终成功地创建了一个能代表英国全体普通职业医生共同意志和利益，具有强大凝聚力的英国职业医生代表性组织——英国医疗协会。

一　民间医生的职业转型

现实中，伦敦医学界存在的三大皇家授权的医疗协会造成了医生群体的职业分裂，皇家授权与悠久的历史底蕴使得三大协会有权确立医生群体的身份地位。但是，由于他们的保守特性，这些机构只能代表分裂化的医生群体，不能让"职业医生"的定义获得整个社会的认同。在内科医生协会领导下，三大机构联合在一起，维持着医生群体的分裂现状。例如，外科医生协会成员如果想要加入内科医生协会，就不得不向外科医生协会提交辞呈，并支付罚款。[2]为维持稳定，这些机构很少参与政治，也很少设定从医门槛，对违法从医者也不追究起诉。[3]

---

① Michael E. Rose, "The Doctor in the Industrial Revolution," *British Journal of Industrial Medicine*, vol. 28, no. 1, 1971, p. 25.

② Zachary Cope, *The Royal College of Surgeons of England: A History*, p. 8.

③ George Norman Clark, *A History of the Royal College of Physicians of London*, Volume 1, Oxford: Clarendon Press, 1964, pp. 507 – 516.

　　因此，在很长时间里，英国并不存在医生这一职业化群体，没有专门的成员设置、组织安排及制度设计。直到 18 世纪后半期，以全科医生为代表的职业医生才开始赢得社会认同，占据了英国社会医疗服务体系的主导。最初，医生作为一个专门性的纯正职业开始在伦敦获得发展，不久就迅速蔓延至英国社会的每一个角落。这种状况的出现首先得益于英国民间从医者数量的迅猛增加。在 1783 年，伦敦只有 1000 名正式医生，算上英国其他地方的总共也不过 3000 人，但到 1815 年，数据统计显示的医生数量已经达到 6000 ~ 9000 人，而到 19 世纪中期，更是达到了 14000 ~ 18500 人。① 大规模膨胀的医生数量为他们赢得社会关注、组建职业机构奠定了基础。

　　虽然特权机构在界定医生群体的身份中起到关键作用，但在 18 世纪后半期，伦敦与地方民间医疗团队对塑造医生自我身份认同的影响更大。医疗团队力量形成后，传统医生的培训与学习规划发生了改变。一般来说，英国的医生培训都是独立的，但到 18 世纪后半期，这种培训最为常见的形式却是"在病房中行走"——要求培训者在伦敦某个医院或地方诊疗所中跟在医生身边进行跟踪学习，生源量也在 1790 年至 1815 年间增长了 3 倍多。② 这种方式促使年轻的医学生们在一起共同工作，亲密交流，与其他医院的探访者切磋培训经验。这样，以医院和诊疗所为代表的医疗团队力量逐渐培养出了一大批医生，让他们具有了共同的职业认同，改变了传统的医生职业三等级分裂格局。

　　医疗培训机构的大规模创建使得医生在从医实践上具有一致性，他们大都怀有进行全科诊疗的远大理想，在位于伦敦和英国民间地方的小医学院中，学徒和病房护理人员以及要求获得培训的外科医生和药剂师都参与了新兴医学院开设的课程学习。在全科医生势力崛起的形势下，许多课程为迎合他们的需要而得以开设。③ 为推动这股势力的发展，照顾社会上广大民众日益增多的医疗需求，许多医学期刊也不断涌现。在 18 世纪末，医学期刊还是个崭新事物，但也受到全科医生们的重视，在他们看来，这些期刊是塑造他们职业认同的重要手段。第一份以伦敦为基地的医学期刊创办

---

①　M. J. Peterson, *The Medical Profession in Mid - Victorian London*, p. 8.

②　Susan C. Lawrence, *Charitable Knowledge*: *Hospital Pupils and Practitioners in Eighteenth - Century London*, Cambridge: Cambridge University Press, 1996, chapter 4, p. 357.

③　Susan C. Lawrence, *Charitable Knowledge*: *Hospital Pupils and Practitioners in Eighteenth - Century London*, chapter 5.

于 1757 年；到 1800 年，已经有八份类似的医学期刊出版发行。①这些刊物的出版发行为不同地区的全科医生群体提供了联系与交流的渠道。在此便利条件下，全科医生们自己组建的社会组织也在繁荣发展，在 1750 年前，这类组织就已经存在，之后发展得更为迅速；在 1782 年，全科医生们还成立了致力于改良医学知识的医生联合会。②

在医学期刊和全科医生组织的促进下，在 19 世纪初，伦敦城之外的医疗活动也活跃起来，到 1815 年，大部分地方上的全科医生群体都具有了外科医生与药剂师的联合身份，且在三等级秩序的界限外活动，不属于传统社团。③ 他们的认同意识不同于英国的传统医生群体，视自己为从事全科医疗服务的职业医生。他们与伦敦同行一样，接受着相同的医学培训，在伦敦充当学徒，从事病房护理的工作；在具体的医疗实践中，他们也表现得较为活跃，积极与外界取得联系，在各处创建医疗俱乐部与医学图书馆。

这样，到 19 世纪 20～30 年代，地方上的民间医生也开始出现具有统一职业认同的医生群体，几十年前发生在伦敦的历史重新上演。与此同时，在医学期刊和医生组织的推动下，民间从医者不仅数量大增，而且他们之间的联系也日益紧密，医疗实践的空间大大扩展；19 世纪初，不断新建的地方医院也为地方医生的工作带来便利，方便他们聚集在一起，共同交流，学习技艺。一般而言，地方上的医疗俱乐部与医学图书馆就是伴随着地方医院的建立而创设的。俱乐部和图书馆发展起来以后，多数形成了专门性组织，成立内部人员组建的医疗科学协会，独立于医院，形成科学色彩较为浓烈的民间团体。这些机构与地方医院一样，共同塑造着民间医生的职业认同感。在共同的职业引导下，民间医生掌控的科学协会数量激增，1780年 1 个都没有，1800 年有 4 个，1820 年增至 12 个，1830 年更是达到 21个。④ 在这种社会背景下，英国的民间从医者作为全科医生的职业认同感不断增强，全科医生势力逐渐扩至从中央到地方上的所有民间医生。

---

① Elizabeth Popp Berman, "Before the Professional Project: Success and Failure at Creating an Organizational Representative for English Doctors," *Theory and Society*, vol. 35, no. 2, 1966, p. 165.

② Susan C. Lawrence, *Charitable Knowledge: Hospital Pupils and Practitioners in Eighteenth – Century London*, p. 261.

③ George Norman Clark, *A History of the Royal College of Physicians of London*, Volume 2, Oxford: Clarendon Press, 1964, p. 639.

④ Elizabeth Popp Berman, "Before the Professional Project: Success and Failure at Creating an Organizational Representative for English Doctors," *Theory and Society*, vol. 35, no. 2, 1966, p. 166.

二　职业医生组织机构的建立

对英国职业医生来说，创建一个代表性组织是完善医生职业认同的关键，长期以来等级森严的英国医学界秩序混乱，也需要职业医生们自主构建一个能代表他们的机构。阿伯特认为："形成一个单独完善、资格认证清晰的国家联盟，是职业医生最终成形、受到公众或法律承认的先决条件。"[①]

全科医生整合民间医生后，传统上以三大医疗协会为主体、以伦敦为中心的医疗秩序已经无法适应英国医学界的实际状况。占据当时英国医疗服务主导的全科医生们迫切需要创建一个代表性团体，能够把全国范围内的全科医生群体联合在一起，维护他们的利益，改变内科医生主宰英国医疗界的传统等级秩序，塑造英国医生职业新秩序。在当时，全科医生成功创建了两大组织，一个是药剂师与外科医生–药剂师联合会，这个组织以伦敦药剂师群体为基础，具有一定规模，也获得了法律认可，但却未能成功转化为一种职业化、专业性的机构。[②] 另一个就是由地方医生主导创建的地方医疗与外科联合会（Provincial Medical and Surgical Association，简称 PMSA）。这个组织以地方医生为基础，最初势力不强，但最终却发展成为以全科医生为主体的英国职业医生代表性机构，1855 年改称英国医疗协会。

PMSA 成立于 1832 年 7 月，由查理斯·哈斯汀（Charles Hastings）、詹姆斯·普克·夏普德（James Pook Sheppard）、尤纳斯·马尔蒂（Junas Malden）三个在伍斯特（Worcester）医务所工作的医生在召开地方医疗与外科联合会的首次会议上成立。[③] 在此之前，哈斯汀敏感地意识到很多医学知识未能在英国的地方医生与医院之间得到充分运用，关键原因在于英国医学期刊只出现在伦敦，内容只包括有关伦敦医生的，相比之下，欧洲其他国家由于地区性医学期刊的普及，医学发展日新月异。因此，1828 年，在几位同事帮助下，哈斯汀创办了医学期刊——《中部地区医学与外科报告》，

---

① Andrew Abbott, *The System of Professions*, Chicago: The University of Chicago Press, 1988, p. 83.

② 这个组织被内科医生协会利用，成为捍卫医学界腐朽等级秩序的棋子，参见本章第一节。

③ W. H. McMenemey, *The Life and Times of Charles Hastings: Founder of the British Medical Association*, London: E&S Livingstone, 1959, pp. 39–43.

尽力搜集医学知识，并推动这些知识在地方上的传播。①

　　杂志创刊后，广受欢迎，在成功出版了四年之后，因为出版人的去世而被迫停止发行。② 在 1832 年出版的最后一份样刊中，杂志建议："地方上的职业医生应该联合起来，组成一个友好的科学联合会。"③这项建议被迅速付诸实施，不久就创建了 PMSA，首次会议也在伍斯特医务所召开。

　　由于有着前期广泛的宣传基础，PMSA 在一开始就获得巨大成功。在第一次会议上，哈斯汀成功招募到 150 名职业医生，他们大多是《中部地区医学与外科报告》的订阅者。几乎都来自地方，大部分属于中部地区。④ 这些人很少与伦敦的三大医疗协会有过联系，大都在地方医院工作，是地方职业医生中的精英群体；在身份上，他们都是外科医生与药剂师的混合体，执行全科服务。然而，尽管他们是职业医生，但其职业认同却是模糊的，在传统医生职业秩序中找不到自身定位。虽然他们不像 50 年前那般孤立，与伦敦正统医学界隔离，但也并未出现"互相联合的体制……可以推动治疗科学的前进与发展"。⑤在这样的时代背景下，他们都致力于寻求职业认同，使自己从事的全科医务工作得到确切的职业医生定位。为达到这个目的，哈斯汀要求所有英国地方上的职业医生联合起来，推进医学科学发展，形成一个有着共同职业意识的医生圈子。

　　在组织建构上，哈斯汀参照了 1831 年在约克建立的英国科学促进协会（British Association for the Advancement of Science）的建构模式。⑥ 19 世纪初，地方科学协会发展极其繁荣，且多由地方职业医生创建。⑦ 英国科学促进协会就是那个时期第一个具有浓厚地方性色彩的英国国家科学联合会。1832 年，当联合会在牛津召开常务委员会会议时，哈斯汀特别出席了此次

---

① W. H. McMenemey, *The Life and Times of Charles Hastings: Founder of the British Medical Association*, p. 57.
② P. W. J. Batrip, *Themselves Writ Large: The British Medical Association, 1832 – 1966*, London: BMJ Publishing Group, 1996, pp. 4 – 5.
③ *The Midland Medical and Surgical Reporter*, vol. 3, 1832, pp. 302 – 303.
④ PMSA, *An Account of the First Meeting of the Provincial Medical and Surgical Association Held in the Board Room of the Worcester Infirmary, on Thursday, July 19, 1832*, Worcester: H. B. Tymbs and H. Deighton, 1832, pp. 36 – 46.
⑤ PMSA, *An Account of the First Meeting of the Provincial Medical and Surgical Association Held in the Board Room of the Worcester Infirmary, on Thursday, July 19, 1832*, p. 3.
⑥ 这个协会成为当时英国社会最重要的科学组织，一直延续至今。
⑦ Arnold Thackray, "Natural Knowledge in Cultural Context: The Manchester Mode," *The American Historical Review*, vol. 79, no. 3, 1974, pp. 672 – 709.

大会，对这个组织印象深刻，此时距离第一次 PMSA 会议召开相隔一个月的时间。[①] 在 PMSA 首次会议上，他两次提到英国科学促进协会，建议效仿其建制。[②] 与会者之一，同时也是组织创始人的约翰·康奈利（John Connolly）这样回忆道："自参加联合会的牛津会议后，在他的思想中留下了极为深刻的印象。"[③]这样，PMSA 很大程度上参考了联合会在地方传播科学知识的模式，并效仿其促进综合性科学知识的年度报告出版与发行模式。不过，模仿的最好效果却是 PMSA 每年都会在不同地方召开常务会议。[④]

　　不断变化年度会议的召开地点深具谋略意义，足以在各地方引起轰动性评论。《柳叶刀》以嘲弄的口吻称 PMSA 是"流浪医生"或"流浪医学俱乐部"。但实践证明，这种漫游型的会议方式便于动员地方上的职业医生加盟，扩大组织影响力。在每一次年度会议上，会议将选出下一次召开地点，并从选定城镇中选举一名有声望的职业医生作为轮值主席。这种策略使得年度会议在组织的过程中，可充分动员所在城镇，促使那里的所有职业医生都对此重视，紧密团结在一起，有利于扩大组织影响力，招募新人。在招募新人的数量上，PMSA 一直在以中等速度不断扩充。1836 年，它已经从最初的 150 人增至 600 人，两年后又达到 2000 人。每次年度"流动会议"都能吸引很多新成员，比如，1835 年在剑桥召开的年度"流动会议"就吸引了 191 人加入，这时组织的总人数只有 500 人。1836 年，一位"流动会议"负责人在解释会议参加率较高现象时说道："医务工作者共聚一堂，互相交流，共同做出职业评估与测算的机会对那些长期饱受压抑隔绝的地方职业医生来说是极为难得的。"

　　"流动会议"最初在布里斯托尔、伯明翰、牛津与曼彻斯特等城市召开，随着组织的壮大，逐渐扩展到更远的约克等地区。[⑤] 为显现年度会议的

---

① W. H. McMenemey, *The Life and Times of Charles Hastings: Founder of the British Medical Association*, p. 4.

② PMSA, *An Account of the First Meeting of the Provincial Medical and Surgical Association Held in the Board Room of the Worcester Infirmary, on Thursday, July 19, 1832*, p. 4.

③ PMSA, *An Account of the First Meeting of the Provincial Medical and Surgical Association Held in the Board Room of the Worcester Infirmary, on Thursday, July 19, 1832*, p. 31.

④ PMSA, *An Account of the First Meeting of the Provincial Medical and Surgical Association Held in the Board Room of the Worcester Infirmary, on Thursday, July 19, 1832*, p. 11.

⑤ Elizabeth Popp Berman, "Before the Professional Project: Success and Failure at Creating an Organizational Representative for English Doctors," *Theory and Society*, vol. 35, no. 2, 1966, pp. 176 – 177.

影响力，凯利·韦伯（Katherine A. Webb）以曼彻斯特城市为例这样描述道："并不受曼彻斯特人欢迎的 PMSA 在 1836 年与曼彻斯特人见面了……这次会议给当地医生带来了巨大深远的影响，使其成员数量迅猛增加。1835 年，曼彻斯特的职业医生群体只有 10% 加入了该组织，而到 1836 年，数量增至 29%。之后，1840 年仍然维持在 20%～25%，而到 1854 年，当年度会议再次在此召开时，这一数字上升到 34.5%，之后在 50 年代一直维持在 25%～30%。"[1]

除了年度"流动会议"外，重视出版物也有助于促进 PMSA 规模的扩大，便于组织内相隔遥远的成员保持密切联系。在组织成立之初，就将一份由科学文章集结而成的年度报告副本发给每一位成员，同时也注意随时打印组织的每次报告与年度会议的讲演稿，保证组织成员能够始终对团体活动有细致了解。这种方式组织的扩大与发展发挥了重要作用，正如 1837 年一次地方会议所记录的："正是通过这种印刷品的影响与年度会议记录的广为流行，组织得以掌控、促进本行业知识的特权，并推行它所想要的任何合理及重要的行动"。[2]

1840 年，周刊（之后变为双周刊）《地方医学与外科杂志》（*Provincial Medical and Surgical Journal*，简称 *PMSJ*）的创办促进了组织成员间的密切联系。[3] 这份杂志虽然并不隶属于组织，独立创办，但却对组织成员极为照顾，宗旨是："促进医生尤其是地方职业医生的业务素质与医学知识的全面传播"，[4]为那些重视和关注医学知识发展和进步的地方职业医生提供讨论空间。

哈斯汀十分认可周刊的宗旨，在 1841 年的年度会议上，他指出拥有一个正式的交流渠道要比单纯提供年度报告更有价值，宣称："我们欣赏这样的杂志，它能够联系大家，为互相交流提供一个很有价值的工具……无论如何，我们必须承认：一份周刊能将我们所有成员带入一周一次的交流中，给我们提供了一个很有力量的载体，使我们可以就所关注的事情各抒己见，

①　Katherine A. Webb, *The Development of Medical Profession in Manchester*, *1750 - 1860*, Manchester: University of Manchester, 1988, pp. 535 - 536.

②　P. W. J. Batrip, *Themselves Writ Large: The British Medical Association*, *1832 - 1966*, p. 6.

③　之后又陆续创办了《联合医学杂志》以及《英国医学杂志》。

④　P. W. J. Batrip, *Mirror of Medicine: A History of the British Medical Journal*, Oxford: British Medical Journal and Oxford University Press, 1990, p. 15.

有助于我们集思广益、群策群力的解决问题。"①杂志出版后，很快就被定为组织成员的必读刊物，在 1830 年代后期，PMSA 成员数量的增长并不迅速，但在杂志引进后，立即增长了约 50%。②

在分支组织模式上，PMSA 组织也采取了不同于药剂师与外科医生－药剂师联合会自上而下、从中央到地区的方式，而是鼓励自下而上的发展。1835 年，组织首次创建了东部分支，创始人是诺维奇的职业医生约翰·格林·库鲁斯（John Green Croose），他在参加一系列年度会议后，决定效仿英国西部地区业已广泛存在的此类组织，联合了 140 名东部地区的职业医生，创建了东部组织，并邀请了七八十名东部职业医生的代表参与了筹备会议，建立起拥有 170 名成员的东部分支。然后，它作为第一个分支加入被视为"地方协会母体"的 PMSA。此后，其他分支组织效仿此例，纷纷组建，到 1842 年，PMSA 已经有 9 个分支机构，广布在英国大部分地区。不仅有东部分支等新建机构，还有创建已久的地方医学各类团体，他们都在组织的强大影响力与号召之下主动加入。③

与致力于改革医生职业秩序的药剂师与外科医生－药剂师联合会组织相比，PMSA 在成立伊始并无多少政治追求，在其五大目标中，有四个都是科学性的，只有第五个是为了"推进地方医生们友好交往与自由密切之合作，创造出和睦良好的感情氛围，使医生职业呈现出自由职业之特征，保障地方医生的尊严和荣誉"，④略微表现出对职业医生势力发展的重视。甚至 PMSA 的次要意图都是远离政治的，并没有表现出对伦敦正在进行的医生职业秩序改革有兴趣。在 PMSA 的备忘录中，很少提及三大协会，甚至一点也不关心伦敦医学界的政治矛盾与竞争。

药剂师与外科医生－药剂师联合会的失败使得腐朽的医生职业等级秩序仍然维持着，这就将医疗改革事业的主动权交给了 PMSA。1834 年《新济贫法》的颁布更加促使 PMSA 介入医疗改革事业，有学者指出："在史学家看来，这部法案的颁布给贫民病患者的医疗服务供给模式带来转折性变化，

①　Provincial Medical and Surgical Association, *Proceedings of the PMSA at the Ninth Anniversary Meeting*, New York: PMSA, 1841.

②　W. H. McMenemey, *The Life and Times of Charles Hastings: Founder of the British Medical Association*, p. 208.

③　Elizabeth Popp Berman, "Before the Professional Project: Success and Failure at Creating an Organizational Representative for English Doctors," *Theory and Society*, vol. 35, no. 2, 1966, p. 178.

④　*The Midland Medical and Surgical Reporters*, vol. 3, pp. 1 - 2.

将贫民救助的责任转向民间职业医生，迫使他们自主创设医疗设施，给地方上的职业医生们带来了巨大的经济负担。"①

在1834年之前，给穷人看病所获得的收入是地方职业医生们极其重要且较有保障的收入来源，但《新济贫法》实施后，他们的工资大降，劳动强度骤然加大。由于济贫院扩张，病人居所变得远近不定，职业医生们的治疗方案也受制于济贫法管理人员等行政人员的干预。② 作为地方职业医生的代表，PMSA极为反对这个法案，并在1835年的年度"流动会议"上特设穷人赈济委员会，探讨此事。

新成立的赈济委员会形成一致意见后，1836年，他们根据向上下两院提交的请愿书，出版了一份报告，其副本被送往医学界三大权威协会，寻求其理解、支持和合作。这是自组织创建以来与协会的首次联系，却没有得到回应。此后，关注英国全体职业医生的基本利益开始作为组织固定关怀的一部分。1837年，PMSA决议正式指出："对这次年度流动会议来说，值得欣慰的事情是：组织中的很多成员都在地方上督促着当地立法者仔细考虑在国会中不断涌现和触及的卫生问题。" 与此同时，组织还成立了九人委员会，让他们去"密切关注大多数职业医生的切身利益"。③ 通过这种方式，PMSA深入地介入英国医疗政治中。

1841年，PMSA与伦敦医学界紧密联系，按照药剂师与外科医生－药剂师联合会模型创建的"英国医疗协会"成立了一个由支持医疗改革团体代表人组织的委员会。④ PMSA是当时最大的组织，因而有八名代表。英国医疗协会有六名，其他的七个更小的组织各自有一个代表。代表会议在2月3日召开，但迅即陷入争吵不休的僵局，持续了几个星期后，PMSA的四名代表非常绝望地退出了。2月16日，会议主席认为剩余成员不能够代表整个英国医学界的整体普遍意见，因此宣布退出。⑤ 这时候，PMSA对伦敦医学

---

① H. Marland, *Medical and Society in Wakefield and Huddersfield 1780 - 1870*, p. 70.

② 一般来说，《新济贫法》的主要特征是控制济贫，将医疗服务置于国家控制之下，以行政手段压制医疗体系的市场化调整，对传统医生尤其是地方医生经济地位影响甚大。参见 H. Marland, *Medical and Society in Wakefield and Huddersfield 1780 - 1870*, Chapter 3。

③ Elizabeth Popp Berman, "Before the Professional Project: Success and Failure at Creating an Organizational Representative for English Doctors," *Theory and Society*, vol. 35, no. 2, 1966, p. 179.

④ 按，这个英国医疗协会与PMSA（之后才改名为此名称）没有关系，是1836年在伦敦成立的组织。

⑤ W. H. McMenemey, *The Life and Times of Charles Hastings: Founder of the British Medical Association*, pp. 213 - 222.

界争论不休的医疗改革议题并无多大兴趣。

在整个 1840 年代，PMSA 虽然增加了它的医疗政治活动，但当涉及那些有争议的话题时，它就尽力表现出温和及"客观"的一面。作为一个组织，它既具有地方性，又具有科学导向。表面上看，伦敦才是权力中心，地方在政治上并不居于主导位置，在医学政治界更是如此，在 1855 年，一位伦敦内科医生这样说道："当我们走向乔治·格伊（George Grey，1855 - 1858 担任国务秘书）先生，声称自己是地方医疗与外科联合会的时候，'地方'这个词一旦出口，他就将我们视为低人一等。"①

撇开政治因素，科学导向也赋予 PMSA 一种特别的境界。该团体介入医疗政治的活动很大程度上被组织进行的科学活动掩饰，在《柳叶刀》之后，其内部刊物 PMSJ 是名副其实的英国医学界第二大宣传媒介。尽管 PMSA 倡导医学界的医生职业格局应调整，但在 1850 年，它却强调："我们并不是一个有着特殊目标，以至于全力去促成改革的群体……我们的成员来自地方医生职业中的所有等级，为着各种各样的科学目的，在此基础上，我们为促进这个职业群体的基本权益，才紧密联合在一起。"②

PMSA 始终如一、坚持科学的态度使它在发展上具有极其重要的文化优势，在当时的英国，科学曾一度被认为是只有贵族们才能持有的业余爱好，但是，"在 19 世纪初，富有创造力的地方精英却占据了这个领域的制高点，这种尝试使他们成功地赢得了令人尊敬的社会地位，获得了跻身上层社会的门票"。③而且，到 1840 年代，科学已发展成为一种能构筑道德与社会秩序的工具，在地方上的表现尤其突出。④ 科学的这种优越地位使 PMSA 比那些以促进医疗改革为目标的团体更具有存在的合法性。

政治边缘化与崇尚科学有利于 PMSA 的长久存在与持续发展。因为他们偏重科学、没有变革医学界职业格局的企图，因而有效避免了反改革派势力的迫害，避免了药剂师与外科医生 - 药剂师联合会的悲剧。而且，PMSA 崇尚科学，不带医疗政治改革色彩的特点并未成为其吸引地方职业医生的障碍，相反，它还提供了额外便利：不仅让地方职业医生没有任何威胁地

---

① P. W. J. Batrip, *Themselves Writ Large*：*The British Medical Association*，*1832 – 1966*，p. 43.

② P. W. J. Batrip, *Themselves Writ Large*：*The British Medical Association*，*1832 – 1966*，p. 6.

③ Jack Morrell and Arnold Tharckay, *Gentlemen of Science*：*Early Years of the British Association for the Advancement of Science*，Oxford：Oxford University Press，1981，p. 13.

④ Elizabeth Popp Berman, "Before the Professional Project：Success and Failure at Creating an Organizational Representative for English Doctors," *Theory and Society*，vol. 35，no. 2，1966，p. 184.

取得因尊重科学、促进科学而拥有在社会上的崇高地位，还强化了广大地方职业医生间的社会联系，有利于他们彼此间互助合作，共同享有 *PMSJ* 的订阅优惠权（成为 PMSA 成员后，订阅 *PMSJ* 杂志会便宜得多），这些条件都使得 PMSA 能在政治影响力不大的情况下获得持续发展。

从 1848 年开始，PMSA 在目标定位上产生争议，多数成员认为组织应在伦敦创建基地，招募更多的伦敦职业医生，在医学政治界发挥积极作用。但以哈斯汀为代表的少部分成员更希望保持组织的地方性与科学特色，这样，在组织内部关于前进方向的选择上产生了争议。争议使得 PMSA 出现分裂，在管理机构是否需要迁往伦敦的争论中，哈斯汀甚至一再以辞职相威胁，但最终被劝服。[①] 尽管如此，由于民族意识的不断增强，组织的发展最终还是选择了大都市伦敦。1853 年，*PMSJ* 的出版地迁往伦敦，还专门创建了一个大都市的区域分支机构。之后，组织的发展进入了一个高峰期：从 1853 年十年来的最少人数 1600 人发展到 1854 年的 1850 人；到 1855 年，已经超过 2200 人。[②]

1855 年 12 月，PMSA 迎来了决定性转折。在一次召开的特别会议中，多数成员要求将组织名称改为英国医疗协会，以此凸显国有化的英吉利民族特征，表明本组织业已成为英国全体职业医生的合法代表。作为保守势力的代表，哈斯汀为了组织未来的发展，放弃了之前一贯的地方特色，动员大家："一个联合的、针对整个英国职业医生的协会总比一个分裂的、针对地方的职业医生协会要好。"[③] 在他的努力下，以他为首的保守团体都认可了这个决定。从此，PMSA 正式更名为英国医疗协会，成为英国全体职业医生的合法代表。

PMSA 吸取了药剂师与外科医生－药剂师联合会的教训，成为英国全体职业医生的代表性组织。与药剂师与外科医生－药剂师联合会相比，它的高明之处主要体现在以下几个方面。

第一，在组织构建模式上，PMSA 主要模仿召开年度"流动会议"及通过印刷会报和报告等出版物保障成员联系的科学促进协会，在构建职业医生维持机制上比药剂师与外科医生－药剂师联合会更为成功。它没有过多挑剔观点对立的成员，自下而上的分支组建特征也有利于保障动员机制，

---

① *Association Medical Journal*, 22 September 1854.

② P. W. J. Batrip, *Themselves Writ Large*：*The British Medical Association*, *1832 - 1966*, p. 13.

③ P. W. J. Batrip, *Themselves Writ Large*：*The British Medical Association*, *1832 - 1966*, p. 40.

克服了地方从医者因距离遥远而带来的交流困难；第二，它成功地借鉴了英国科学促进协会的动员模式，通过在不同城镇召开年度流动会议的方式组织和动员全国各地的职业医生；第三，PMSA 重视出版物交流，保障了职业医生动员机制的稳定发展，通过年度汇报、即时性报告及《地方医学与外科杂志》，公开、稳定的出版物为组织成员提供了联系和交流的便利条件，提高了组织的关注度和忠诚度；第四，PMSA 自下而上的分支组织建构也发挥了重要作用，它鼓励地方上的职业医生独立创建分支机构，而后加入 PMSA，使得组织更富弹性，实现自我扩展；第五，PMSA 重视地方医生，在构筑起他们的职业认同后，又将大都市伦敦作为地方组成的一部分，让其顺理成章地加入组织。这一点，PMSA 比药剂师与外科医生－药剂师联合会做得高明，后者太过重视伦敦，深陷于伦敦医学界的复杂争斗中。

第六，在目标使命上，药剂师与外科医生－药剂师联合会是为了医疗改革，PMSA 则主要是为了促进地方医学知识交流，两者不同的目标追求也影响了他们的后续发展。药剂师与外科医生－药剂师联合会成立之初就致力于改革医生职业等级秩序，是一个纯粹的政治性组织。成立之后，它接触三大协会，寻求它们对改革的支持。但是，在内科医生协会授意下，三大协会一开始就拒绝帮扶，甚至根本不承认全科医生势力崛起的社会现实，顽固地将内科医生协会视为英国全体医生的领导机构。但是，当药剂师与外科医生－药剂师联合会通过自身努力，成功获取议会关注后，三大协会开始转变策略，假意与其合作，让该组织成为捍卫医学界等级秩序，保障传统特权的棋子。并且，内科医生协会合理利用药剂师协会迅速融合和瓦解了该组织的力量，使其失去了独立地位与主导思想。药剂师与外科医生－药剂师联合会最终沦为附庸，丧失了群众基础。

而 PMSA 的目标是追求医疗科学在地方上的发展，自身定位为科学而非政治性组织，使得皇家三大医疗协会只是将其看作一个有着声誉良好期刊作为辅助的合法科学团体。这不仅有助于他们免遭协会攻击，也有利于将其塑造成为法律承认的英国职业医生代表性组织。

第七，两者对自身的定位也影响了他们的命运。药剂师与外科医生－药剂师联合会将自己视为英国医学界中心势力，立足伦敦。这种行为招来了医学界权威力量的嫉恨，最终被利用。药剂师与外科医生－药剂师联合会大部分成员都与药剂师协会联系紧密，听从协会指示。这让自己最初的组织模式与改革构想易于崩溃。牺牲了组织利益，丧失了组织的自主权与独立地位，领导者丧失了原有的激情，转而依附旧秩序，在古老腐朽的体制内活动，失去了改革医生职业腐朽秩序的最初动力，大部分失望的地方职业医生因此与组织分道扬镳。在《药剂师法案》通过后，体制内的药剂师协会将组织成员全部拉拢过来，让其监督法案执行，监督法案的重大责任进一步消耗了职业医生改革者的激情，最终导致该组织成员与旧机制同流合污，沦为旧秩序的捍卫者。

而 PMSA 则不同，它无论在地域还是组织构建上，都建立在医学界边缘，与英国古老的医学界旧机制联系甚少，医学界各大团体和以伦敦为中心的医学权威人士都不认为其能够成为全体职业医生的合法代表。这反而促使它突破传统，打破旧体制的局限，改革旧秩序，成为英国职业医生的合法代表。

综上，英国全科医生势力崛起后，他们在构建能代表英国全体职业医生利益的专门机构中，出现了两大组织。最终，PMSA 利用它的年度流动会议、科学化特征、有意义的医学刊物联系以及自下而上的民间分支组织构建了属于职业医生自己的专门机构，成为英国全体职业医生的合法代表。而药剂师与外科医生 - 药剂师联合会要求医疗改革的主张太过明显，受到特权势力的打击、阴谋迫害与力量渗透，最终与守旧势力同流合污，未能成为英国全体职业医生的代表性组织。

第三节　医生教育的变革与发展

19 世纪英国全科医生势力的崛起，催生了英国医生教育模式的变革。在看重实用技术教育与医生认同感的全科医生努力下，医学教育机制和医生培训体系从古老的绅士传统中分化出来，由国家进行了系统整合。从医学发展角度看，19 世纪的英国医生教育在全科医生及有识之士等进步势力的推动下，基本符合了时代发展的需要，逐步适应了医生职业格局调整带来的新变化，彻底摆脱了英国传统医学界等级旧秩序的束缚，医生教育的内容与机制都经历了巨大变化，英国医生教育的内容逐渐从崇尚绅士教育转为重视实用主义技术化教育，英国医生教育的机制也逐渐从分裂转为国有化。

一　医生教育内容的变化

在 19 世纪，从医生教育的内容和主旨来看，英国医学界存在很大分歧，主要有两种观点，一种以内科医生为代表，倡导绅士教育；一种以药剂师与外科医生为代表，主张实用教育。

在拥有特权的内科医生们看来，职业医生的医疗技术无关紧要，医生受人尊重与爱戴缘于他们具有绅士风度、知识面宽广、科学兴趣浓厚及反应机智敏捷。良好的修养、优雅的气质、机智和同情心是职业医生赢得巨大声誉的关键。[1]

由于内科医生掌控英国医学界，因此，英国的那些与医学有关的大学和科研团体都不重视医学技术教育。即使是极富声望的伦敦皇家学院也将科学视为一种"绅士派头"，反对医学技术化。[2] 医生们也都将医学技术视为医学教育的辅助，"强调道德引导，力求按照绅士气质塑造职业医生"。[3] 医学教育仅仅被视为绅士培育的组成部分。

这种状况在伦敦最为明显，作为近代英国医学界的权威，这个大都市的医学发展大都由当时的"绅士"群体推动，他们常常通过资助或购买高级医院职位的形式获取任命医生的资格，重视医生的"绅士"气质，不重视医学基础理论、医学实验与方法论研究。在这种社会背景下，英国医生对绅士品位极为重视。虽然伦敦医生中也有很多人受过法国医学教育，对法国高度发达的医学技术深表钦佩，但这通常只是个人意愿，并未引起整个社会的关注。医学教育的绅士主义模式也是由当时的时代背景决定的。在19世纪，英国医疗机构一般都由不懂医学的慈善捐献人管理，他们拥有任命医生的权力。这些管理者对医生的个人品行与道德气质更为重视，忽视他们的医学知识及临床技能，经他们任命的医生也受到这种价值判断的影响，重视绅士风度。[4]

这样，在英国医学界，内科医生视自己为精英，退缩在内科医生协会的狭小圈子里，自诩为绅士。他们熟知古希腊与罗马的古典学术，只在图书馆里学习，很少与病人接触，即使他们参与治疗，也很少与病人亲近、接触。不是在病床上对病人进行细心照顾，而是通过药剂师获知病人的病

---

[1]　M. Jeanne Peterson, *The Medical Profession in Mid - Victorian London*, p. 129.

[2]　Lorraine Daston, "The Academies and the Unity of Knowledge: The Disciplining of the Disciplines," *Differences: A Journal of Feminist Culture Studies*, June 22, 1998, p. 71.

[3]　Dorothy Ross, "Professionalism and the Transformation of American Social Thought," *The Journal of Economic History*, vol. 38, no. 2, 1978, p. 497.

[4]　M. J. Peterson, *The Medical Profession in Mid - Victorian London*, pp. 166 - 167.

况，在咖啡馆中努力掌握疾病性质，设计诊疗方案。① 内科医生竭力保障其权威地位与特权，蔑视他们认为带有手工劳动与商业性质色彩的外科学与药剂学。他们认为真正的医学专家是不会让自己的思考受到手工操作的玷污的，灵魂更不能承受商业行为的腐蚀。这使他们错失了学习外科学与药剂学知识的机会，将医生职业简单地视为一种绅士贵族的身份，而不是积极寻求其职业的社会意义所在，医学教育在他们看来就是培育绅士礼仪。

由于享有特权，内科医生们的地位虽远不如教会与军队人士，但可以进入两所主要大学（剑桥大学和牛津大学）接受"医学"教育。他们通常与精英阶层、土地贵族势力联合，政府对之比较重视，有学者指出："18 世纪的内科医生竭力将自己装饰成上层绅士，职业特征中没有技能知识要素，而是躲在封闭空间去追寻高雅体面的生活……社会地位成为代表医生职业的首要条件，其要求的'道德与礼仪'规范只能在大学教育中获得。"②

内科医生们组建的内科医生协会虽然贵为英国首个权威性医疗机构，但他们除了捍卫自身特权外，对医学教育毫无贡献。内科医生的从医资格证考试一般都非常重视口语考试，过程中包括英语和拉丁文。从 1765 年开始拉丁文成为必考项目。奖学金制度在之前一直这样规定：申请者必须在剑桥大学、牛津大学或都柏林大学等学校学习四年，拿到医学学位。这种规定华而不实，其实与医疗技术关系不大，只需要语言表达流畅优美，拥有高等学府的学历证书就可以。

内科医生们极力推崇绅士教育，鄙视外科医生与药剂师所从事的"手工"劳动。内科医生协会要求会员必须接受大学教育，且只限于剑桥大学与牛津大学，为期六年，涉及科目众多，学费昂贵，以此保障富裕人士对协会的垄断，体现绅士风度。在大学中，他们鼓励学习古典医学名著，让医学生们在 18 世纪等级秩序森严的英国社会中接触上层人士，与绅士、贵族情趣一致，使得内科医生能对不同领域施加影响，严格控制医学发展。因此，在整个 18 世纪，医学发展掌控于内科医生手中。③

内科医生都认为剑桥大学与牛津大学的绅士教育必不可少，抨击那些接受医学实践教育的人们出身低劣，有着"民主主义与平庸的精神特征"。

---

① H. C. Cameron, *My Guy's Hospital*, 1726–1948, London：Longmans, 1954, p. 10.

② A. M. Carr-Saunders and P. A. Wilson, *The Professions*, Oxford：Frank Cass, 1964, p. 77.

③ N. D. Jewson, "Medical Knowledge and the Patronage System in 18th Century England," *Sociology*, vol. 8, no. 3, 1974, pp. 374–375.

认为来自国外及苏格兰医学院的教育在价值上是令人怀疑的，"一篇考试论文可以从某些教授那里花费大约两个基尼就可买到，还可以讨价还价。在德国的哈雷，这种买卖甚至更为开放，弗里德里希·霍夫曼（Frederick Hoffman）教授打印了七百份论文样板以供出售！……国外所有大学授予学位都具有任意性：往往向外国人公开出售学位，甚至对从未到过大学的人也给予学位；这种放肆的行为在苏格兰的大学中同样存在，其声名狼藉的程度简直骇人听闻"。

内科医生们之所以如此重视剑桥大学与牛津大学的绅士教育，有其特定的时代背景。当时的英国民众普遍认为："到这两所大学学习，能够受到国家与社会普遍肯定的教育与老师指导，从而使人得到机会构建起有利于自己利益发展的社会纽带，并能够追求到自己期望的高额奖学金，进入内科医生协会，享受特权福利。所有这些，都能补偿医学教育的缺陷，即使暂时没有学到医生技能也是值得的。"①因此，英国医学教育显示的是社会阶层划分优势的给予，而非知识技能上的提升。大学培养出来进入内科医生协会的从医者都没有高超的医学技能，只是在绅士外衣掩盖下，小心翼翼地捍卫特权，管理和审核从医者，无法进行医学教育与指导工作，私人或医院教学的工作人员都是来自苏格兰的爱丁堡大学毕业生。

与内科医生注重绅士教育不同，外科医生与药剂师群体注重技术教育，不过，他们一般会被当作从事贸易与手工劳动的商人与工匠，与内科医生在身份上迥然有别。与内科医生一样，他们的医学教育也具有片面性，外科医生协会的应试者不需要接受药学测试，药剂师协会的考试也不包括外科学。

外科医生在英国的地位历来低下，1545～1745年，他们一直与理发师同属一家行会，社会不承认他们的医生头衔。此后，由于他们的医疗效果显著，逐渐赢得声誉，1799年，他们获得皇家特许，组建外科医生协会。

协会的主要领导机构是委员会，共有21名成员，都是终身任命。委员会规定每名成员需保证五年学业：学习两门解剖课程，一门外科学课程，只允许在伦敦、爱丁堡、格拉斯哥或都柏林等地区开课，且需接受一年实践，只能在伦敦的圣巴塞洛缪、圣汤玛斯或盖伊医院，爱丁堡的皇家诊疗

---

①　Bernice Hamilton, "The Medical Professions in the Eighteenth Century," *The Economic History Review*, New Series, vol. 4, no. 2, 1951, pp. 147 - 149.

所，格拉斯哥的皇家诊疗所，都柏林的里士满（Richmond）或者斯蒂芬（Steve）医院进行。由于医学教育的形式与实践都采取学徒制，因此很容易被协会成员掌控，凭借外科考试敛取钱财。[①]

外科医生协会的教育设计没有科学标准，仅凭某几个协会权威的独断意见，有时对协会声誉和收益的考虑要远高于教育本身，大卫·巴里（David Barry），这位在1820年代曾在巴黎医院经过多年培训的伦敦人在从医前，被要求通过协会测试，他后来回忆道："整个过程不到15~20分钟，化学科目总被忽视，产科学根本全无涉及。"由于他有巴黎的学习经历，协会并未要求他接受医院实习，规定形同虚设；与此同时，委员会极力倡导主考人与候选者采用拉丁文对话，将之视为完美的考试方案，但在大卫看来，这种做法"并不能反映受考者的真实水平，主考官很容易被拉丁文知识蒙蔽"。[②]

与外科医生一样，药剂师在17世纪就创建了学徒制，学徒期通常是7年，他们不像外科医生那样配备有专门药物，而是在商店内自由调制售卖，有时也随从内科医生诊断病人。通过为内科医生准备药方，药剂师们不久就学会了时下流行的诊断方式。甚至很多内科医生也会向经验丰富的药剂师问询药物配置与制造、使用方面的问题。药剂师学徒制高效实用，持续了200年，在英国医学教育史上留下难以磨灭的印记，比外科医生学徒制更加严格。

药剂师医学教育主要由药剂师协会负责，规定任何人均需经过七年期限的学徒培训，才有资格入会，完成七年学习后，"每一个学徒都要接受测试，用实际操作证明自己具备准备、分发、混合与调制药物的能力"。[③]在技术能力上，英国政府颁布的特许状区分了药剂师与其他人群，认为药剂师有特定技术与"神秘感"。[④]药剂师协会保持了中世纪以来的等级制度，学徒最初是那些自由民及熟练工匠，之后成为老资格药剂师仆役，按规定逐级晋升。协会的领导机构是法院，包括24名高级成员，由一名主管与两名助手负责。协会为药剂师资格证申请者举行每月一次的考试，在药物、产科学、工业卫生学及法医学等领域授予学位，配药学科的学习资格认证被

①　E. M. Brockbank, *The Foundation of Provincial Medical Education in England*, pp. 21 – 24.

②　*Select Committee Reports on Medical Education*, Part Ⅰ, 1834, p. 161.

③　Rachel E. Franklin, "Medical Education and the Rise of the General Practitioner," Ph. D. , Thesis, University of Birmingham, 1950, p. 112.

④　W. Copeman, *The Worship Society of Apothecaries of London: A History*, 1617 – 1967, p. 19.

认为是当时社会迫切需要的。① 随着药剂师转型为全科医生，药剂师协会也开始逐渐举办化学、植物学、药物学等等与医学相关的学科讲座，并组织考试。到 18 世纪末，协会所做的培训足以涵括任何医学知识。②

药剂师协会主张按照现实需要，重新塑造医学教育的新面貌。1815 年之前，它认为医生可在学徒培训后立即从医。但 1815 年《药剂师法案》通过后，它要求医生需要接受五年学徒培训，并进行至少半年的医院实践。1829 年 10 月，它又要求将医院实践延长至一年，还规定须完成一份医学课程表学习，来配合学徒培训。③

药剂师与内科医生的医学教育理念完全不同，内科医生们尽管拥有大学学位与文凭，但其主要兴趣是学习有助于提升绅士风度的古典知识，忽视医疗实践，因此，内科医生与药剂师的医疗技艺并无多大差别，甚至药剂师更擅长疾病治疗。虽然内科医生是最高等级，但是大部分声名显著的医生都是药剂师。内科医生协会在医学教育上制定的标准非常严格，内科医生资格证通常都不会给予从医者，要求入会成员须拥有剑桥或牛津大学的学士学位证。

药剂师群体认为内科医生将自己的位置摆得过高、教育严苛且毫无必要，使得合格医生越来越少，强调国家有必要培养接受不同种类培训的医生。这种教育理念受到内科医生的强烈反对，他们坚持认为要想成为医生，大学教育与古典知识、艺术学与哲学知识缺一不可，但药剂师认为这些知识与医学诊疗行动完全脱节，只培养了一批时髦和具有良好学识的人，无法成为一名合格从医者，早已过时。强调在青春好学的年龄段，他们不愿像内科医生一样，在大学中快乐度过，而是希望能够辛勤地做着学徒工，在医疗实践中锻炼自己的实际操作能力，不屑学习内科医生重视的、能提高绅士修养的古典理论知识。④ 要求考虑普通民众的医疗需求，培养技术高明的全科医生。

---

① W. Copeman, "The Worshipful Society of Apothecaries of London: 1617 – 1967," *British Medical Journal*, vol. 4, no. 5578, 1967, p. 541.

② W. J. Reader, *Professional Power and American Medicine*, Cleveland: World, 1966, p. 21.

③ I. Loudon, "A Doctor's Cash Book: The Economic of General Practice in the 1830s," *Medical History*, vol. 27, no. 3, 1983, pp. 250, 256.

④ Bernice Hamilton, "The Medical Professions in the Eighteenth Century," *The Economic History Review*, New Series, vol. 4, no. 2, 1951, p. 163.

到 19 世纪，药剂师分化转型为全科医生，占据了医疗服务的主导地位。在他们看来，握有特权的内科医生们倡导的绅士教育毫无道理，剑桥和牛津大学"没有病人，没有临床课程，缺乏医学教育的必要条件"。而且，他们认为，英国医学教育崇尚古典理论虽有必要，但过分看重了，这种教育理念极其落后，根本无法适应社会发展的需要。在他们看来，内科医生们的教育理念将英国的医学教育"定位在古代世界中，接受教会高层与德高望重的宗教信仰者的审查，这种安排只适合培养神学研究人员与传教士，无法培养医学院学生们，剑桥和牛津大学这种有问题的教育模式竟然可以垄断内科医生的教育，真是不可思议……各式各样的疾病很难在这么隐蔽的大学教育中得到发现与诊治"。[①]

在全科医生看来，内科医生崇尚绅士风度的错误使得英国医生一直以来都重视富贵病人，将贵族病人视为导师。在疾病诊断中服从与依赖贵族患者意见，无心通过解剖尸体、寻求疾病的细菌感染源来提升医疗技术，对疾病缘起与治疗的错误认知使得医学教育与研究无法进入科学轨道。对于英国医生过于重视高贵病人的现象，18 世纪的一名法国内科医生感叹道："（英国）公众很少对诊治者授以赞誉，而是将其给予医疗接受者，不去夸奖医疗体系的发明者，而去赞美顾客。"[②]对此，有学者这样说道："18 世纪的英国医生需要面对的是有权有势、富裕、爱挑剔、苛刻与无知的患者，而自己只是他们的仆人与安慰者。他们只需要提供更多的诊疗方案与万能药方，不管有多么不科学。只要能够讨得病人欢心，就可以赚取钱财。"[③]在全科医生看来，英国医学发展依赖贵族病人的现象阻碍了医学教育的进步，为了改变这种状况，医生必须掌握正确的医学知识，仔细观测病情，让科学器具、方法与实验参与医疗诊治。

到 19 世纪，全科医生重视临床实践的医学理想开始成为现实，这种思想与实践最先出现在巴黎。法国大革命使得断头台下面的尸体供给非常充足，法兰西国家医院也允许医生们自由解剖尸体，这使得医疗科学的发展

---

① Bernice Hamilton, "The Medical Professions in the Eighteenth Century," *The Economic History Review*, New Series, vol. 4, no. 2, 1951, p. 148.

② R. H. Shryock, *The Development of Modern Medicine: An Interpretation of the Social and Scientific Factors Involved*, New York: Alfred A. Knopf, 1980, p. 50.

③ S. W. F. Holloway, "Medical Education in England, 1830 – 1858: A Sociological Analysis," *History*, vol. 49, no. 167, 1964, p. 302.

突飞猛进，法国面临着发展现代医学的最好机遇。[①] 法国医学界相信，所有知识都源于感性经验，认为医学研究必须在方法论上参考自然科学，疾病症状只有追溯到发病源起器官才能精确把握，主张对疾病症状进行系统科学观察。这种医学思想主宰了巴黎的医院，在此观念指导下，法国医生普遍认为：不管治疗哪种疾病，不管病痛表现的形式如何，都无法确定一体化治疗原则。只有对所有疾病的复杂表现进行归类整理，按照相应秩序研究这些症状以及后续病变，将临床观察与随后的病理发现结合起来，各类不同疾病的性质、类型才会显现出来；在此科学方法论指导下，验尸检查同病情观测一样重要。[②]

巴黎的医院为实施此医学研究规划提供了绝好机会。1830 年，巴黎已经拥有了 30 家医院，超过 2 万名病人，很多医院床位超过了 1000 个。布拉德（J. B. Bouillaud）医生曾在三年内治疗过 25000 名病人。[③] 大量的诊疗案例与解剖实践不断验证出临床症状与器官病变之间的互相联系，外科医生对疾病的具体诊断与病变的系统化研究极其重要，在他们的努力下，人体器官组织的病变与一般性症状的病理源头得到合理构建，极大促进了局部病理原因的呈现。[④] 与此同时，法国医学院也在大规模推广临床与病理论研究，不仅规模巨大，而且强度十足。每个病例都会被小心记录，任何疾病都会被移到解剖台前，通过剖析病死者身体，进行仔细观测，疾病症状得到前所未有的精细研究。1835 年，为更好检测病人，医生们开始使用临床温度计，使之在疾病诊疗中发挥重大作用。[⑤] 很多医生开始将听诊法应用到疾病诊断中，1819 年发明了临床听诊器，不久就成为所有医生的必要装备。与此同时，检查身体的每一个可能触及的部分都被引进：检耳镜、检眼镜与喉头镜都在 1850 年代纷纷派上用场。[⑥]

法国的医学成就给英国医学界带来了深远影响，在 1830 年的《绅士杂志》（Gentleman's Magazine）中，有人这样说："过去五年内，由于新事实与

① Henry Guerlac, "Some Aspects of Science during the French Revolution," The Scientific Monthly, vol. 80, No. 2, 1955, p. 93.

② George Rosen, "The Philosophy of Ideology and the Emergence of Modern Medicine in France," Bulletin of the History of Medicine, vol. 20, no. 2, 1946, pp. 328 – 339.

③ E. H. Ackerkecht, A Short History of Medicine, New York: Ronald Press, 1955, p. 134.

④ Owsei Temkin, "The Role of Surgery in the Rise of Modern Medical Thought," Bulletin of the History of Medicine, vol. 25, no. 3, 1951, pp. 248 – 259.

⑤ Cecilia G. Mettler, History of Medicine, Philadelphia: Kessinger Pubishing, 1947, p. 312.

⑥ E. H. Ackerkecht, A Short History of Medicine, pp. 184 – 185.

新观点的引入，医学理论与实践都呈现出巨大的改变与扩展，这种进步，主要应归功于法国医生们异乎寻常的热情推动。"①在法国医学成就的刺激下，英国医学教育在内容与主旨上逐渐从内科医生看重绅士培养与职业医生偏重实用教育的两相争议中解放出来，重视医疗科学与诊疗实践的紧密结合。

为改善医生教育，提高医术水平，代表英国医学界全体职业医生利益的全科医生联合在一起，于 1832 年成立了英国首家职业医生全体联合会——地方医疗与外科联合会。它致力于改变英国传统医学教育的绅士特征，在内容和宗旨上提升实用主义技术教育的重要性，完善医生教育，提升医术技能，让"英国所有的职业医生都能够获得荣誉和尊崇"。②

英国医学教育发展偏向于日益重视科学技术是时代进步的体现，毕竟医疗科学的发展最终需要为广大民众服务。不过，在 19 世纪，这种信念是逐渐形成的，它顶住了来自医学界特权协会的压力。但到 20 世纪初，这已经成为英国民众的共识。1905 年，斯奎尔·斯普里格（Squire Sprigge）在《柳叶刀》上发表文章，反映出公众对医学技术的信任以及不愿接受专职顾问（Consultant）医生高昂诊费的现实，认为"公众已经掌握了医疗服务市场的主导权"，③ 英国医学教育崇尚绅士风度的模式已经过时，有必要在医学教育中添加公众需要的医疗技术因素。在他的努力下，"绅士主义医学教育模式虽然仍在强调，但已经包含了一种'服务于社会大众'的倾向，超出了此前依赖于特权意志的腐朽模式"。④

二　医生教育机制的整合

全科医生主导下的英国医生职业格局调整后，原本为传统医生职业格局服务的英国医学界等级教育机制也急需调整变革。在全科医生看来，英国的传统医学教育主旨与机制都处于不科学、分散混乱的状态，迫切需要进行激进改革。最终，在全科医生的努力及时代发展的推动下，英国医学教育的内容主旨逐渐从内科医生倡导的绅士化、抽象化转为全科医生们看重的技术化和实用化，医学教育机制也由分散逐步走向统一。

---

① *The Gentleman's Magazine*, vol. 100, part i, 1830, p. 526.

② G. Millerson, *The Qualifying Associations: A Study in Professionalization*, p. 23.

③ S. Squire Sprigge, *Medicine and the Public*, London: Heinemann, 1905, p. 51.

④ S. Squire Sprigge, *Medicine and the Public*, p. 246.

在 19 世纪，医生教育的事务由彼此独立的各大专属机构控制，它们彼此互不归属，互相排斥。这些机构大都起源于古老的风俗习惯，或受国王恩宠，或受局部利益驱使，都无法代表整个医疗界，也无法确立医学教育的统一标准。

这些机构中，最具影响力的是 1518 年建立的内科医生协会以及 1617 年创建的药剂师协会，17 世纪末，格拉斯哥的内科医生和外科医生联合会、爱丁堡的外科医生皇家协会、爱尔兰的国王与王后内科医生协会等团体组织纷纷成立；18 世纪初，爱尔兰外科医生协会、药剂师议事会以及外科医生公司也都纷纷组建，这些组织都拥有皇室特许状，能独立规范各自行动，设定医学教育标准。

19 世纪以后，医学教育的分裂特征更为明显。1800 年，诸如剑桥、牛津、爱丁堡、格拉斯哥、圣安德鲁、阿伯丁及都柏林等大学都宣称自己的医学教育具有权威性。大学学位虽然是职业医生合法从医的通行证，但在协会权力鼎盛的城镇地区，也有很多例外。[1] 庸医们可以花钱购买学位，向外科医生协会主管考试的委员会提出申请，通过测试。[2] 虽然剑桥大学的要求相对严格，医学生毕业需要某些权威人士的鉴定，并准备一篇毕业论文以做参考，但大部分机构的医学教育标准并不高，使得英国职业医生群体教育程度不一，庸医泛滥。

因此，在 19 世纪的英国，整个国家没有一套统一完整的医学教育体系和固定标准，这种状况遭到有识之士的抨击，维克利在他于 1821 年创建的《柳叶刀》杂志上不断发表文章，谴责英国医学教育。认为英国虽没有经历战争灾难，贸易与工业发展迅速，公众对政府稳定性、高效率和民主化也深感满意，但法国及欧洲内陆以德国为代表创建的国有化医学教育机制令英国黯然失色。

到 19 世纪初，随着全科医生势力的崛起，他们开始致力于创建一套能涵括英国全体职业医生的国有化医学教育机制，在他们的努力下，英国政府陆续颁布法案，力求构建国有化的职业医生教育机制。

1. 1815 年《药剂师法案》

为促进职业医生医学教育机制的统一，全科医生主张审核医生资格，

---

① F. H. Garrison, *Introduction to the History of Medicine*, Philadelphia: W. B. Saunders Company, 1921, p. 411.

② E. M. Brockbank, *The Foundation of Provincial Medical Education in England*, p. 50.

创建全体职业医生一致认同的医学教育机制。在乔治·曼尼·布罗斯领导下，代表全科医生呼声的药剂师组建"外科医生－药剂师联合会"，督促议会构建举国统一的医学教育机制。在他们的努力下，政府于 1815 年颁布《药剂师法案》，对医生教育发展影响深远。

首先，该法案在医学教育史上意义重大。它规定药剂师协会承担着监督与指导职业医生的教育责任，要求他们都需获得药剂师协会颁发的从医资格证，以药剂师协会为权力中心，构筑起国有化医学教育体系，授予药剂师协会组织医学考试与医疗培训的权力，并能将那些不合格者排除在外，这种特权连内科医生都未曾有过。① 协会为职业医生设置了考试标准与学习课程，规定每个应试者需要有五年的学徒经历，并在医院病房中实习至少一年。考试委员会每周会见一次，考察应试者。规定协会颁发的资格证是从医凭证，无证从医者将受法律惩处。

为适应时代发展的需要，药剂师协会的考试要求越来越高。要求拥有全面的拉丁文知识储备，两门解剖学与生理学课程学习证明，两门理论医学与实践医学课程的学习证明，一门化学课程的学习证明，一门基础药物学课程的学习证明，六个月的医院、诊疗所或药房实践。② 从 1815 年到 1840 年，药剂师协会的考核方式都是口头的，内容涉及理论医学与实践医学、药物化学与基础药物学，有时还需翻译部分药典。随着时代发展，考核要求不断提高：1816 年，添加了生理学与医学植物学问题；1824 年，协会规定应试者需要接受协会的考试资格审定，在开始课程学习前写上自己的名字；1827 年，强制性地添加了产科学与妇婴疾病学两门课程，并要求在学习医学课程前需修完化学、基础药物学与至少一门解剖学课程。规定六个月的医院实践要在第一门药物课程修完后进行，还会在产科学与妇科病领域举行特别考试。1828 年又要求医院或诊疗所的实践需要提供那里的内科医生的签字证明，学生必须学习两门化学课程，两门基础药物学课程与至少一门解剖学示范课程。

1828 年后，协会又要求应试者必须在至少拥有 60 个床位的医院中实习9 个月，诊疗所需要 12 个月，还必须提供那里的"签名"来证实。1830年，协会要求花费两年时间进行课程学习与医院实践，有临床课程的需要在医院实践 12 个月，没有的需要 15 个月，与医学院校有联系的诊疗所实践

---

① G. E. Trease, *Pharmacy in History*, p. 174.

② C. Newman, *The Evolution of Medical Education in the Nineteenth Century*, p. 76.

也需要 15 个月。1835 年，协会的医学课程已经渐成体系，第一年冬季课程
包括化学、解剖生理学和解剖学示范展示，还有药物学和治疗学；夏季课
程包括植物和蔬菜生理学。第二年的冬季课程包括解剖生理学、解剖学示
范课、解剖人体学、医学理论与实践及实用医学；夏季课程包括实用医学、
法医学、实用化学、解剖病理学以及临床医学。第三年的冬季课程包括解
剖学、医学理论与实践、实用医学、解剖病理学以及临床医学；夏季课程
包括产科学与妇婴疾病学、实用产科学。

在医生的考试程序上，协会设 12 名考试官员，每周五会见并考察应试
者，严禁缺席。考试中，考官被分为三组，每组有一个主管员，对所有考
生负责，考试记录需要他的签名。如果考试结果令人满意，应试者就会顺
利通过；如果结果不满意，其他组的考官会介入考试，只有在大部分考官
们集体认可下，考生失败才算有效。1839 年，协会首次将书面笔试引入医
学测试中，1849 年的书面笔试还提高了应试者参加考试的标准，1851 年更
是在考试中增加了希腊语与数学知识。每个应试者的考试时间在 1 小时 30
分钟至 1 小时 45 分钟之间，涉及所有课程学习内容。所有考试中，只有
1835 年有一次扰乱考场的不端行为，原因是一名考生不满考试结果，试图
威胁考官，最终受到法院的公平惩处。[①] 协会的考试效率较高，在 1815 年
至 1833 年考核了 6489 人，通过了 5768 人。[②]

协会考官坚持高标准，严格考察应试者的课程学习与能力技艺，并对
其所毕业的学校教学质量进行严格把关，伦敦和地方都如此。在 1833 年，
大约有 100 家医院和 43 家不同的医学院校登记在协会的认可资格表上。[③]
对资格标准的看重致使私立学校逐渐退出历史舞台，因为它们没有医院可
以依附，实用性的医学教育很难开展。当圣玛丽医院在 1851 年创建时，虽
然拥有 150 个床位及数量可观的医学教员，但因没有常驻的合格药剂师而被
协会拒绝承认其合格地位。1828 年伦敦大学学院的创建是伦敦大学建立的
开始，为了完善这所大学，药剂师协会进行了建制规划上的指导，在 1829
年 4 月还为此召开特别会议，确定大学教员配置与相关课程设计，两名协会
代表还被选为伦敦大学的荣誉顾问。

---

① *The British Medical Journal*, vol. 1, no. 4957, January 7, 1956, p. 5.
② I. Loudon, "The Origin of the General Practitioner," *Journal of the Royal College of General Practitioners*, vol. 33, no. 246, 1983, p. 15.
③ *The British Medical Journal*, vol. 1, no. 4957, January 7, 1956, p. 5.

　　药剂师协会对英国医生教育发展的巨大贡献受到时人的交口称赞，不断完善的教育体系大大提升了医生技能，改善了他们的社会地位。对地方医学院的现代化发展与伦敦大学的创建都起到了促进作用，外科医生协会主席夸赞道："我满怀感激地认为，药剂师协会的考官们令人钦佩地履行了自己的职责，维护保障了公众利益；在确定我的外科医生成员通过药剂师协会测试前，我拒绝授予任何外科医生从医资格证。"皇家内科医生协会主席亨利·霍福德（Henry Holford）这样说道："我很遗憾，颁发从医资格证的大权被认为转移到了我们手中，但我必须要说明的是，药剂师协会极其完美且万分公正地执行着法案赋予他们的职责，自从他们获得授予资格证权力以来，职业医生的水平与技能都得到显著提高。"[1]

　　药剂师协会完善了英国医生的医学教育体系，课程设置、考试形式与考试标准的确立促进了各地医学院医学教育的开展，为英国现代医学院的创建准备了条件。但是，法案对英国医生教育的后续发展也有很多消极影响。最初，法案的目标就是成立一个适应时代发展、监督全体职业医生的统一机构，确定职业医生教育的统一标准，改变传统医学界分散混乱、各自行事的医学教育分裂机制。但由于药剂师协会地位低下，医学界还是掌控在内科医生协会手中，它顽固地捍卫陈旧腐朽的医学教育分裂机制，以保证医生职业格局的三等级划分。因此，虽然药剂师协会承担着监督与指导、教育职业医生的重任，但还是听命于内科医生协会，从整个英国社会来看，医学教育的分裂特征未能改变。内科医生协会认可的医生与剑桥和牛津大学的医学毕业生也仍然持有行医特权，药剂师协会无法干涉。

　　而且，为了维护旧秩序，内科医生协会有意在法案中添加了强制性的五年期学徒制，阻碍了医生教育的发展，"总是对医生获取良好的综合性医科教育产生妨害，一般来说，这种制度阻止了人们接受综合性医科教育"。[2]当圣玛丽医院拥有150个床位与1名特色医师于1851年正式开业时，协会就第一时间不予承认，认为该医院中没有合格的药剂师。[3]当1828年伦敦大学开展规模宏大的医学课程规划时，那些满怀理想的医生不得不迎合药

①　*The British Medical Journal*, vol. 1, no. 4957, January 7, 1956, p. 6.

②　*The Quarterly Review*, vol. 67, no. 12, 1840, p. 65.

③　Zachary Cope, *The History of St. Mary Hospital Medical School*, London: William Heinemann, 1954, p. 20.

剂师协会的保守观念，在很多构思上进行大幅修改。[1] 强制性学徒期不仅阻碍了职业医生医学教育的发展，还因时间漫长阻碍了职业医生对现代化医学知识的获取。

不仅如此，法案的考核制度也有缺陷，它规定只有在药剂师协会工作十年以上的才能被任命为考核人，但这种工作席位通常是通过继承或购买得到的。这样，在外科医生协会那里资历丰富的考试主管在药剂师协会看来则一无是处，导致医学考试缺乏专业权威，考核结果名不副实。比如在进行助产士教育测试时，药剂师协会就不了解这方面的知识，临时拼凑了一个考核团队，做着自己根本不熟悉的工作。[2] 1833 年，曼彻斯特所有医生向议会请愿，要求废除法案；认为它"充满着各种限制，让人感到极不公正、受压抑，且本身带有纠缠不清的麻烦……对每一个英国合格从医者来说都是如此"。[3]

因此，《药剂师法案》颁布后，英国医学教育虽然确立了国有化机制，但仍然具有很多缺陷，需要进一步改革。

2. 1858 年《医疗法》

1815 年《药剂师法案》颁布后，英国虽然确定了名义上的国有化医学教育体系，但特权机构仍然掌控医学教育，英国医生教育机制并不统一。从 1815 年《药剂师法案》到 1858 年《医疗法》颁布的这段时间里，单一个外科医生资格证，英国就有 6 大团体拥有颁发权，分别是剑桥大学、牛津大学、1854 年之后的伦敦大学、内科医生协会、外科医生协会及药剂师协会。

在医学教育机制分裂的社会背景下，全科医生十分希望能够建立一个国有化、有统一规范，且可以举国通用、准确细致的医生教育机制。1832 年，全科医生群体为此还特别创建了英国医学联合会，探索医生教育与培训的最佳方式，并积极筹建议会特别委员会来对医学教育现状进行调查，审视英国医学教育机制分裂的缺陷与弊端，提出改良意见。

通过调查，医学联合会对英国医学教育状况很不满意，对医学教育机制的国有化规范与国家医学考试制度的创建并无信心。这种情况下，英国

---

[1] H. Hale Bellot, *University College London, 1826 – 1926*, London: University of London Press, 1929, p. 145.

[2] S. W. F. Holloway, "The Apothecaries Act 1815: A Reinterpretation, Part Ⅱ," *Medical History*, vol. 10, no. 2, 1966, p. 234.

[3] *Select Committee Reports on Public Petitions*, 1833, Appendix 652, pp. 698 – 699.

医学联合会又于 1837 年组织会员，成立了一个专门的医学教育改革委员会。积极倡导创设能代表全体职业医生的国家登记制度、在医学考试前进行一次基础能力测试、对职业医生的资格标准进行统一设计、建立从医实践的互助协作体制，并倡导从全体职业医生群体中挑选优秀者，组成在医学界拥有最高权力的监督机构等，但在 1840 年的议会辩论中，这部议案被轻易否决。①

　　1854 年，更多致力于统一英国医学教育机制的努力以议案的形式呈现，职业医生的医学教育改革议案在 1855 年至 1856 年间的议会上不断辩论，但迟迟难以得到通过。不过，1855～1856 年的讨论是 1858 年《医疗法》的基础，这部法案专门成立了起草委员会，成员分别从三大协会、大学与从医者代表中选出，要求他们对英国的医学教育与审核标准体系的构建提出意见，枢密院予以配合，全力支持。② 不过，英国医学界的那些特权协会反对该计划，认为他们在委员会中不构成多数，有损其特权利益。结果，委员会代表被一群皇室遴选人员代替，职业医生的权力大大削减，只能给枢密院提供"指导意见"，无法规范医学教育。③

　　尽管从医者权力受到特权协会的制约，但此时英国医生的总体社会地位并不低，在约翰·西蒙领导下，他们垄断了整个社会的公共卫生管制。查德威克权势不再后，政府中参加国家公共卫生服务的医生越来越多，但是，不同认证机构对医生教育的掌控使得英国医生们的教育水平参差不齐。在这种社会背景下，西蒙迫切希望能够确立医学教育的统一标准，准确界定职业医生应具备的素质能力。但是，三大协会等医生教育资格认证权威机构以及爱丁堡与格拉斯哥的医生们都反对西蒙的国家认证计划。

　　虽然面临众多的反对势力，但在西蒙的努力推动下，在 1840～1858 年议会上出现了不少于 17 个议案。在这些法案精神、原则与内容的基础上，到 1858 年，一部酝酿已久的议案终于在当年的 8 月 2 日得到皇室认可，勉强得以通过，这就是 1858 年《医疗法》。这部法案对英国医学教育的发展具有决定性意义，它创造性地建立了英国医学教育的中央领导型机构，当时称为联合王国的中央医学教育与登记委员会，1951 年正式更名为中央医

---

① *Special Report from the Select Committee on the Medical Act (1858) Amendment (No. 3) Bill*, London, 1879, p. 116.

② *Select Committee Reports on Medical Education*, part Ⅰ, 1834, pp. 50 – 52.

③ *Select Committee Reports on Medical Education*, part Ⅰ, 1834, pp. 2 – 3.

学委员会，并规定委员会隶属于中央机构，受枢密院严格监督，人员组成
分别从各大医学教育授权机构中选出，外加六个王室任命者。法案规定，
中央医学委员会可以审查医学教育授权机构的资质，在课程设置上提出修
改建议。因此，尽管委员会无权强制性地让那些授权实施医学教育的医疗
机构改变教育模式，但可以建议枢密院，对之进行改革。[1]

　　1858 年《医疗法》于 10 月 1 日正式生效，中央医学委员会从此开始负
责引导公众鉴定职业医生的水平能力，并每年发布医学登记簿，记录合格
与不合格医生的具体情况，还需要负责协调联合王国中医疗实践的互助互
惠工作，出版整个国家通用的药物处方标准性书籍。同时，法案还强调对
医疗道德的重视，授权委员会从合格医生的登记名册中除去那些违法犯罪
或有损医生尊严的不道德从医者。

　　1858 年颁布的《医疗法》对完善整个英国的医学教育机制也非常重要。
法案颁布前，英国医学教育一直缺少统一标准与监督机构，医生资格没有
量化指标，庸医盛行；法案颁布后，这一境况得到改观，它创造性地设置
了中央医学委员会，为英国医学教育设置了国家监督与指导机构。对此，
乔治·纽曼认为："将为国家服务的医学组织起来，规范且界定了医生职业
的具体标准，迎合了日益强烈的公共服务之需要，实现了医生们长期以来
的历史夙愿。从此，我们的国家开始享受联合起来的医学、科学与治疗学
体系给我们带来的好处，有利于更好保障全体民众的基本权益。"[2]从这个角
度看，这部法案极为重要，规范和引导英国医学教育走向正途，是医疗科
学在英国发挥作用的关键。

　　但是，由于受传统医疗特权机构的影响，法案也有不足之处。法案虽
然确定了监督与指导医生教育的中央机构，但它只对公众有利，对职业医
生们来说，并未对他们起到保护作用。它使得公众可以免于遭受庸医的祸
害，但医生们却难以获益，他们还是没有政治权力，没有固定的收入来源，
甚至连社会地位也不确定。而且，拥有医学教育权力的医疗机构过多，各
大机构的教育模式虽然受到委员会严格监督并接受指导，但总体来说还是
分裂的，在爱丁堡接受医学教育的合格医生有可能会不符合伦敦、都柏林
或格拉斯哥等地方医疗机构的教育标准。而且，法案有意让医学界传统特
权协会在医疗委员会中占据相对多数的管理席位，这又使得中央医学委员

---

[1]　R. Lambert, *Sir John Simon*, *1816 - 1904*, *and English Social Administration*.

[2]　George Newman, *The Rise of Preventive Medicine*, Oxford: Oxford University Press, 1932, p. 253.

会无法成为英国医学教育的权威机构，却保障了传统医疗机构的封建特权。

3. 中央医学委员会的努力

1858 年法案通过后，尽管职业医生的医学教育机制有所完善，但分裂性的英国医学教育格局依然存在，为了建立和完善国家统一而且考核标准严格的职业医生教育模式，中央医学委员会做出了一系列努力。

据 1858 年《医疗法》的规定，中央医学委员会有两大权力：第一，能够做出合理决定，对拥有医学教育权限的医疗机构进行培养质量的评估，让符合其医学教育标准的合格医生进入国家登记系统，拒绝接纳不符合其医学教育标准的医生；第二，决定哪些已经合格登记的医生该从登记名册中除去姓名，监督医生实践，并从医疗道德的高度考核医生。在行使这两项权力的过程中，委员会创设了一系列辅助性机构与小组委员会调查机制，间接参与对职业医生从医实践与道德素质标准的设定，规范医生行为，把关道德培育。起初，委员会并无医生从业的固定标准，在后来的行动中，委员会根据社会现实与民众要求，对医生行为的正当性与职业道德素质做出了明确界定。到 19 世纪末，委员会已经拥有医疗行为与道德规范的立法权威，创设了"标准委员会"，指导所有职业医生的医学实践，规范其从业道德，并可随时对从医规范与道德要求进行调整，与时俱进。标准委员会的这些权力主要涵括在一份只有 32 页的绿皮书中，名为《职业实践与纪律：正规化从医》（*Professional Conduct and Discipline：Fitness to Practice*）。[1]在这两项权力指导下，中央医学委员会为完善英国职业医生的医学教育机制，贡献良多。

第一，为明确英国职业医生接受医学教育的必要性，显示出合格医生登记备案的价值，委员会建议："在没有通过基础性测试和展示自己受过医学教育前，任何一个医学生都不准登记备案；从医资格证所能授予的最小年龄限制在 21 岁；专业学习时间要保证在 4 年以上；只有在 45 个月之前就已进行医学登记的学生才有资格参与《医疗法》规定下的资格测试；在登记备案的 45 个月时间以内，无论如何都不能授予其资格证书。"[2]对医生教育及从业资格做了明确限制，保证医生质量，完善晋升机制。

第二，委员会对医学生能够接受医学基础测试与职业培训的最低标准

---

①　Russell G. Smith，"The Development of Ethical Guidance for Medical Practitioners by the General Medical Council，" *Medical History*，vol. 37，no. 1，1993，p. 56.

②　*Select Committee Reports on Medical Education*，part Ⅰ，1834，pp. 32 – 34.

也做了特别说明。要求任何拥有医学教育权的认证机构和大学都不得授予医学生"熟练资格证"证书，除非他能展示自己通过了"英语、文学、算术、代数学、几何学、拉丁文"等领域考试的证明，并能够提供自己参与学习过的那些与医学课程相关的主题，在全部证明材料齐备的情况下，才能考虑颁发这样的资格证书。

第三，针对 1858 年《医疗法》颁布后英国医学教育授权机构林立，彼此标准不统一的弊端，中央医学委员会也利用它所掌握的权力，通过拒绝医学教育授权机构培养出来的合格医生进入登记名册的方式，对各大医疗机构的医学教育模式提出改革建议。然后，要求所有医疗机构的代表都出席议会，聆听政府的改革意见，促成政府颁布法案，实现完善医学教育的改革计划。① 这种方式使得活跃的委员会成员们满怀信心，认为他们可以不断完善医学教育，促进职业医生的学识进步，提升医生影响力与社会地位，在 19 世纪六七十年代传统势力没那么强大的地方上，这样做的效果尤其明显。

不过，对于英国分裂化的教育机制，中央医学委员会始终束手无策，不管委员会如何努力，在英国医学教育的权威机构设置上，它依然无法绕开传统协会与古老机构的干涉，权威医生认证机构依然多达几十个，其教育标准也都不尽相同，缺少一个真正让人信服、国家普遍认可、全权负责医学教育的权威机构。虽然中央政府在卫生委员会指导下，在英国对负责医学教育与颁布从医资格证的机构做了专门的指定和划分，但官方认可的这种机构仍然超过了 19 个，包括 9 个社团与同业公会组织，10 个大学（英格兰的剑桥、牛津、杜伦、伦敦大学，苏格兰的爱丁堡、格拉斯哥、圣安德鲁、阿伯丁大学，以及爱尔兰的三一学院和女王学院）也都得到授权。

尽管面临着如此之多的特权机构，中央医学委员会还是尽自己的最大力量，希望完善医学教育，建立国有化的职业医生教育机制，为达此目的，委员会内部持不同政见者摒弃成见，特别组织了一个教育委员会，主张修正 1858 年法案，在英国的三大地区各自设立一个综合性医学教育"联合"委员会，以便系统合并各类机构。与此同时，他们还建议让那些从医者直接选取代表，然后再统一对新来者予以医学教育测试，颁发资格证。②

第四，为完善医学教育的内容与考试模式，中央医学委员会也做出了

① *The Lancet*, vol. 168, no. 4336, October 6, 1906, pp. 915 – 921.

② *Select Committee Reports on Medical Education*, part I, pp. 52 – 53.

极大努力。

在考试内容与模式设计上，委员会认为："不同的医学教育授权机构都应该构建自己的考试模式"，以便让所有的应试者都能"在委员会认为有必要测试的主题上受到严格的检测"，并要求分两步做好此类工作："第一部分的考核包括化学、化学医学、基础药物学以及药学，这些科目可以在第二学年学习结束后或更早时候进行测试；第二部分的考核应包括病理学、医学、外科学、产科学、法医学，这些考试时间应适当延长，尽量在第一轮考试通过两年后全部结束"。对考试形式，委员会进一步建议："专业性考试应该分为口语和笔试同时进行，每场考试应有两名以上的监考人员负责；无论哪一科多么优秀，都不能掩盖另一科的不合格；所有的考试都要定期举行，贴出了告示，所有考试结果都要进行年度通报并详加分析。"①

为设置统一完善的英国职业医生教育基本内容与考试制度，委员会费尽心思。虽然 1858 年《医疗法》并未规定中央医学委员会拥有系统规划英国医学教育的权力，但它可以在了解各大医疗机构医学教育的具体内容与课程的基础上提出改进意见。而且，虽然委员会无权制止它认为不合格的医学教育模式，但它也可以向枢密院通报，由枢密院发布指令，勒令改革。在这个原则基础上，委员会充分利用自己的权力，不断建议规范职业医生的学习基本内容与考试制度，确保所有的职业医生都能够接受适应时代发展的医学教育。在其努力下，1860 年，医学教育为应试者专门设定了最低的基础教育标准；1861 年和 1867 年，医学教育中又连续两次提高了对医生职业技术标准的要求；到 1874 年，医学教育又在之前基础上添加了临床实践与测试。

在职业医生考试制度的国有化问题上，委员会还举办听证会，督促英国政府在 1878 年颁布法案，规定医生资格考试"由一个联合起来的权威集团举办，共同进行全方位考核"。②除督促政府颁布法案外，听证会还经常展示委员会针对英国医学教育整体现状的调查结果，加强人们对医学教育现实状况的了解。在对现实的了解与考察后，委员会还督促政府，希望政府颁布法案，通过医学教育的形式，提升职业医生的技术学识与道德素养，使他们在从医实践中互相帮助、协作，既能实现"医学课程与考试可让职

---

① *Select Committee Reports on Medical Education*, part Ⅰ, 1834, pp. 35 - 36.

② *Select Committee Reports on Medical Education*, part Ⅰ, 1834, pp. 55 - 58.

业医生取得合格证书，确保他们拥有足够的知识和娴熟的技术，高效工作"，①又可以让这些合格医生用所学技术与知识互相帮扶，共同前进。在委员会看来，要想做到这一点，一个重要前提就是让所有合格医生登记备案，谨防庸医从业，在他们的激励下，进步的职业医生们积极地准备、编辑和出版"这个国家被认为有资格从事医疗职业的名册目录"。② 与此同时，委员会为了更好满足职业医生的实际工作需要，还倡议编纂药物学标准汇编，让从医实践者能够参考此书。除此之外，委员会还考察各种不同医学教育权威机构的医生考核模式，对比优劣，希望从中吸取经验，总结教训，促进医学教育的发展。

第五，设置相对统一的医学教育标准化机制。在 1859 年中央医学委员会首次审视英国职业医生的教育后，探讨的重点就是医学教育的标准问题。③ 他们敏锐注意到，合格医生的最低鉴定标准——计数与语言能力都未展现。在此背景下，委员会于 1860 年建议，对所有医学生进行入学考试，按成绩择优录取。为完善这项医学教育规划，1860～1870 年，委员会的建议不断出台，目的是要创建一个能够为所有医生服务、能在整个国家通用而且考核标准严格细致的职业医生教育与医学课程模型。委员会的著名人物帕克斯（E. A. Parks）还重设了军队医学教育机制，认为学徒制不合时宜。④ 1862 年，委员会建议："医学教育应该建立在四年制课程学习的基础之上，而非五年的学徒制"，专注在大学中开展医学教育，培养德智体全面发展的职业医生。此后，医学院校开始在医生培养中发挥核心作用。

随着大学重要性的提升，很多医学院都期待医学教育标准模式的统一。在中央医学委员会的指导下，医学教育的课程由三年延续到四年，然后又到五年，其间还包括了毕业后一年的实习期。在医院附属医学院，临床教学的改进尤为可观。这些医学教育机构参照了巴黎和维也纳的经验，并按委员会的指示，依照英国国情进行了适当调整，将 18 世纪的"化妆护理师（裹尸员）"模型发扬光大，很多医学生作为外科医生的学徒行走于各病房之间，临床实践的经验十分丰富，可以在医院里完成他们的职业培训。那

---

① *George Newman*, *Some Notes on Medical Education in England*, p. 1.

② *Select Committee Reports on Medical Education*, part Ⅰ, 1834, p. 3.

③ *Minutes of the General Council*, 1862, vol. i, pp. 72 – 76.

④ Stella V. F. Bulter, *Science and the Education of Doctors in the Nineteenth Century: a Study of British Medical Schools with Particular Reference to the Uses and Development of Physilolgy*, Manchester: Manchester University Press, 1981, Appendices, pp. 298 – 305.

些此前在临床实验中富有成效的医疗新器具及诊治新技术在新时代有了更多的用武之地。随着现代医疗科学的飞速发展，这些新器具和新技术进一步被广泛运用到细胞检查等微观生命活动的医学诊治实践中，并在外科手术中大显身手。[①]

对伦敦的医学院校来说，如何适应标准严格与统一规划的医学教育机制，为医学生提供医疗诊治实践是他们急需解决的问题。1828年创设的伦敦大学学院与国王学院已经做好了充分准备，其他9所医学院也与大医院联系密切。[②] 这些现实推动了委员会实施职业医生的教育规划，从1860年代中期开始，中央医学委员会开始依赖学校教育，主张将职业医生的教育分为两个阶段：第一阶段是临床医学的理论学习阶段，主要在实验室学习包括解剖学与医学基础等理论课程。两个学期的学习后，学生们进入第二阶段，即医院实习阶段，具体观察和学习掌握医生诊断与护理病人的各项技巧；要求第一阶段中的理论教学必须采用实验操作。

这项有关医学教育的改革迅速被各大医生资格认证的权威机构所接受，但给地方上的医学教育发展带来难题，因为地方医学院校根本没有自己的实验室，也没有创设、运作和保养实验室的资金，很多地方医生也不会操作实验设备。诺丁汉和赫尔城的医学院校就因为这些条件不成熟而被淘汰。而在其他地方，这个要求迫使地方医学院寻求与其他机构的联合。在委员会看来，这是支持（医学教育统一化）改革进行的必要行动。[③]

在曼彻斯特，医学院在1822年就由充满抱负的医生汤玛斯·特纳创设，后来与1851年建立的查塔姆街道学校进行合并，1856年两者正式联合，创立了欧文学院。[④] 这个学院迅速雇佣了教授化学等与医学相关基础学科的教师，到1866年，入学人数迅速增长，学校进行了大规模扩张，动用了大批资金建设新建筑和新型设施，使得这所院校成为当时北方地区致力于研究理论与实用主义医疗科学研究机构的中心和典型代表。医学生们不仅拥有病理学、化学与生物学实验室，还有专门的临床医生教学研究室。随着学生人数的暴增，医学教授也在持续招募中，深入各个学科体系，以至于

① George Newman, *Some Notes on Medical Education in England*, pp. 1 – 2.
② Stella V. F. Bulter, *Science and the Education of Doctors in the Nineteenth Century: a Study of British Medical Schools with Particular Reference to the Uses and Development of Physilolgy*, p. 20.
③ *The Lancet*, vol. 91, no. 2329, April 18, 1868, pp. 502 – 504.
④ J. Thompson, *The Owens College*, *Its Foundation and Growth*, Manchester: J. E. Cornish, 1866, p. 149.

"没有哪所学校能将医学教育发展得如此富有底蕴，并深深扎根于各大学科之间"。①

在利兹，最初的医学院由一群与利兹诊疗所相联系的医生创立，所里有声望的医生成为学校的正式教员。他们大都也同时开展其他工作，有人开办私人解剖所，有人从政，也有人对工人阶级进行社会调查。1865 年，利兹又成立了一家诊疗所，学校于是搬迁到与之邻近的地方。在 70 年代，尽管这个学校拥有一些较为现代化的简便设施，但学生们主要还是在附近的约克科学院学习科学知识。后者建立于 1874 年，缘于地方政府促进当地工业发展的努力。②

利物浦医学院校的筹办也主要依赖于地方诊疗所的创建，它成立于 1833 年。到 60 年代后期，医学生入学人数大增，学校的扩建、基础设施的更新迫在眉睫。到 70 年代，来自欧文学院的竞争使得学校领导层不得不加紧学校设施的更新换代。于是，从 1874 年开始，利物浦出现了一股学习和参考剑桥大学医学教育课程的运动浪潮，运动领导人认为在利物浦创建大学用途多，他们发动公众集资运动，得到市民与市长的热切支持。③ 在政府与市民的积极支持下，利物浦医学教育逐渐赶超曼彻斯特。

众多医学院校的组建为英国确立国有化医学教育统一机制准备了条件，很多存续到 1880 年代的医学院都合并到附近的大学院校，与大学共同享有优良设备。在伯明翰，学生们可以从之前的皇后医学院加入创立于 1875 年的综合性大学——麦森（Mason）学院，为获取国家对于其大学地位的认可，两大机构于 1892 年正式合并。在布里斯托尔，那里的医学院教师在 1874 年就开始倡导创建一所大学，并积极行动，最终，医学院在 1893 年成为一所大学科系的组成部分。在谢菲尔德，创建于 1874 年的第一所大学也自 80 年代开始就与当地医学院建立了密切联系。1895 年，为成为一名体制建设合格的维多利亚大学家族中的正式成员，两大组织联合起来，同组为一个大学。同样，在纽卡斯尔，当其寻求大学特许状时，那里的医学院很

① J. Thompson, *The Owens College, Its Foundation and Growth*, p. 419.

② A. N. Shimin, *The University of Leeds, the First Half Century*, Cambridge: Cambridge University Press, 1954.

③ J. Campbell Brown, *The First Page in the History of University College, Liverpool*, Liverpool: Liverpool University Press, 1892, pp. 11 – 17.

快成为当地大学体系的重要组成部分。①

　　医学院与综合性大学之间的联合具有优势，之前受限的设施得以补充，还能获益于大学文化与良好的学习氛围，就如教育慈善机构赐予它们实验室使用大权一样。这样，到 1860 年代以后，在中央医学委员会的指导下，英国职业医生的医学教育机制渐渐形成了国有化固定体例，医学院教学与大学教育连为一体，构成了以学校教育为主体的英国医学教育国有化标准机制。1870 年代之后，在这种方式促进下，大多数医学院都能够有资格给诸多医学生提供更多且更为成熟的医学课程规划。到 1880 年代，医学教师们受到中央医学委员会与医生认证权威机构的鼓舞，通过实践指导的方式在全国各处教授医学，其中在地方院校中的表现最为突出。

　　进入 20 世纪以后，英国的许多地方医学院甚至已能提供比大都市伦敦更好更有用的医学教育了。一般来说，地方医学院校之所以能够吸引学生，主要是由于它们在医学教育课堂上，专业老师从事指导学生的人数较多，与伦敦相比，成熟教师在指导学生的分配比例上占据优势，而且，地方上的生活成本也较为低廉。据统计，在 1890 年代，首都的 11 所医学院校的入学人数急剧下降，最主要的原因就是首都的生活成本要比地方城市高得多。②

　　在大学医学教育发展迅速的背景下，中央医学委员会也在致力于制定更为完善的医学教育标准，倡导按照大学课程的设置和专业制定医学教育标准，并且强化监督，严格保障医学教育的质量。在此意见指导下，英国政府于 1886 年通过了《医疗法修正案》，这部法案包含了两个极为重要的条款。第一，独立颁发证书的三大领域医学教育资格认定最终得到确认，包括医学、外科学以及产科学。第二，委员会被授权确保在认定机构的工作程序中，制定"一套可靠的医生教育标准"，并由政府出资任命调查员，对医生教育考核的认证程序与具体流程进行监督，以调查报告的形式汇报中央政府。

　　《修正案》进一步扩大了中央医学委员会的权力，按照医学院课程设置的具体情况，将医生所受教育的考核内容进行细化，分为医学、外科学与产科学，并让这三类医学测试分别进行，区别对待；与此同时，为提升医

①　A. W. Chapman, *The Story of a Modern University*, Oxford: Oxford University Press, 1955, pp. 13 – 14.

②　E. H. Hunt, *Regional wage variations 1850 – 1914*, Oxford: Clarendon Press, 1973.

学教育的考试质量，保障职业医生的水平技能，中央医学委员会也获得了对医学教育测试的监督调查权，可以委派检查员调查医学考试的具体内容，分析其成效，并形成调查报告反馈枢密院，提出意见来纠正所发现的缺陷，改善医学教育的模式与内容。

这样，到 1890 年代，英国的医学教育机制在没有重大立法改革的情况下，中央医学委员会确立了医学教育机制的国有化标准设置。不久，英国医学教育联合认证委员会也建立起来，融合了那些具有认证医生职业资格权力的各大机构，使认证权威从 9 个下降为 3 个。

不过，1858 年《医疗法》的确立，也使得具有医生认证资格的大学仍然保留了医学教育的设置权。这种状况下，其他医学研究型机构的创设也制造了一个难题，对英国医学教育统一标准的制定与设立构成了障碍。在世纪之交，伦敦之外的各类医学研究中心得到大幅增加，英格兰有 22 个，苏格兰和爱尔兰也达到同等规模，它们大都拥有自己的医学教员、附属医院，拥有自己独特的医学教育模式与各具特色的医学教育内容，都迫切想获得国家对于他们机构进行医生培养资格方面的认定。但它们的这种愿望势必延迟，因为中央医学委员会不得不为这些机构设定最低的医学教育标准，以保证它们所培养出来的医生具备合格职业素质。为此，委员会还授权伦敦大学对此类机构的毕业生进行专门审核。①

在医学院不断创建、英国国有化职业医生教育机制不断完善的社会背景下，到 20 世纪初，英国的职业医生群体一般都拥有正规的大学教育背景，各大医学院校也在中央医学委员会指导下，完善了自己的医学课程体系和教员岗位设置，握有形形色色的医学学位授予权，逐渐在英国建立起标准统一、规划完善的职业医生医学院教育机制，这套机制的创建使得英国职业医生们的技能学识获得极大提升，在社会管理中的作用越来越重要。

与此同时，作为医学界特权势力，古老的内科医生协会虽然坚决反对医学教育传统机制的激进变革，但在现实压力下，它们也逐渐顺应时代发展，根据社会变化，调整所承担的角色：改革了协会内部不重视医学教育的传统习惯，完善了自身的医学教育机制，使之更有效率；同时也发布了具体的课程计划，1886 年，它还联合外科医生协会，共同创建了两大协会都互相承认的联合考试委员会，以满足职业医生的知识需要。协会的这种

---

① George Newman, *Some Notes on Medical Education in England*, pp. 1 - 2.

变化深得人心，赢得英国医疗界一致认可。因此，尽管有很多激进人士要求撤销这个古老协会，彻底摧毁医生职业格局的等级秩序，但是，协会作为英国医学界的传统权威机构，仍然屹立不倒，保持其作为医生资格认证的权威地位，甚至转换角色，成为新时代下的医生精英团体——专职顾问医生与联合会诊医生——这类医生精英群体的专职化组织。①

小　结

工业化、城市化发展以来，英国社会进入了与传统完全不同的生活方式，使得英国古老传统的公共机构出现巨大转变，医学界也同样如此。到19世纪，随着全科医生新势力的崛起并日益占据医疗服务的主导地位，他们在为顺应时代发展，给英国社会广大民众提供更好医疗服务的医生职业强大责任与使命感的召唤下，掀起了一系列的医疗改革运动，重塑了英国医生职业格局，并调整了不合时宜的医生教育体制，使得英国传统以三等级秩序为核心的医生职业格局得到彻底调整，等级秩序被分化瓦解，形成了以全科医生为主导的新型医生职业认同，也让医生教育真正适应了时代发展的要求。

基于现实，1847年，《伦敦与地方医学目录》上的一篇文章认为，英国医学界医生职业格局已经出现巨大变革："传统古老的三等级秩序已经不合时宜，外科医生、内科医生与药剂师的行动已经混淆，无法区别，为适应社会发展的需要与公众不断增长的医疗需求，国家有必要介入调整，重塑新秩序，将医生职业联合统一……对于内科医生、外科医生与药剂师来说，他们还是看起来无比执着于已经无法适应时代发展的头衔。但是，在不可抗拒的时代潮流下，他们慢慢变成专职顾问医生与全科医生两大阶层。"②

医生分为专职顾问医生与全科医生两大群体的现象从1850年代开始显现，顾问医生是指那些拥有一般性医学常识，在医学领域有专门研究且在那些罕见、高难度及危险病例中召集会诊的医生群体，"有着休闲、轻松与富裕、影响力大的独特优势"。③而全科医生则代表着英国社会所有的普通职业医生，承担了英国社会中平民大众的医疗保健重任，他们或是外科医生

---

① Charles Newman, *The Evolution of Medical Education in the Nineteenth Century*, pp. 130 – 133.

② *London and Provincial Medical Directory*, 1847, pp. xv – xvi.

③ *The Quarterly Review*, vol. Lxvii, December, 1840, no. Cxxxiii, pp. 58 – 59.

协会的成员，或是药剂师协会的会员，也可能是苏格兰、爱尔兰或国外大学医学学位的获得者，或者是以上诸多证书学位的联合持有人，抑或仅仅只是一名医生学徒，其工作涉及 95% 的人口健康，主要工作包括开发处方药、执行简单手术、护理口腔、处理伤口、负责孕妇分娩等。

1830 年，《伦敦简报》的一个通讯记者简明扼要地阐明了全科医生在英国的社会地位："我们是社会需要的一群人，依赖公众品味提升社会地位。纯粹的外科医生或产科医生只可能存活在一个人口密集的城市⋯⋯在一个只需要一个内科医生的社会空间，可能会有 20 个全科医生。"① 1879 年，都柏林的一位内科医生领导人多明尼卡·科里根（Dominic Corrigan）为了让人们系统地认识到职业医生的重要作用，向英国民众细致描绘了全科医生的工作情景："作为一个阶层，他们正在工作，年复一年地进行家庭护理，每到年终，他们会统计一年来的医护次数与诊治疾病的类型性质，按照不同于专职顾问医生的收费标准汇报账单。他们是最有用的人，没有他们，我们什么都做不了。"②

全科医生势力瓦解等级秩序后，成为英国医疗服务市场的主导力量，在发展成为英国社会普通从医者职业代表后，他们以地方医生团体为核心，又成功整合了英国民间社会中从事医疗实践的广大从医者，塑造了不同于等级秩序下的医生职业统一认同感。

在这场医生职业变迁与医疗秩序的变革中，英国医学界传统的三大医生协会与职业医生群体都进行了妥协，特权势力的代表——内科医生虽然保留了高贵的身份，但也顺应时代发展，放弃了掌管英国医疗界的野心，作为专职顾问医生保留名誉；而全科医生则顺应时代要求，接受国家管束，负责广大民众的实际诊疗。为彻底破除医生等级秩序的桎梏，完善全体医生的自我认同，全科医生也在积极筹建能够反映和代表英国全体职业医生共同利益的组织。最终，他们成功创建了属于英国从医者自己的职业组织——英国医疗协会。

在医生教育问题上，全科医生从社会大众的实际需要出发，积极促进政府颁布法案，推动医生教育内容与模式的革新与调整。在全科医生的努力下，英国医生教育内容逐渐从崇尚绅士风格的古典理论桎梏下摆脱出来，

---

① *London Medical Gazette*, vol. VI, 1830, p. 619.

② *Special Report from the Select Committee on the Medical Act（1858）Amendment（No. 3）Bill*, 1878 - 1879, p. 202.

转为重视实用技术，让医学教育不再过分关注早已过时、无法适应社会发展需要和民众医疗服务需求的古典理论的学习，而是倡导在医生教育过程中重视诊疗实践的作用，按照科学方式，细致观察人体的生理结构，在认知人体基本构造的基础上，在医学理论的指导下，结合诊疗实践，学习医疗技艺，成功地打造一套理论与实践紧密结合，完全适应社会发展和民众医疗服务需求的医生教育内容与结构体系，摆脱英国古典医学教育模式中过分注重绅士培育的误区。

除了在英国医生教育内容上发动改革外，全科医生也致力于完善英国医生群体的教育机制。为此，他们积极督促政府颁布法案，力图改变医生教育机构分裂林立的局面。在全科医生的努力下，英国医生教育领域历史性地创建了中央医学委员会。在委员会高效不懈的指导下，英国最终制定出适应时代发展需要的职业医生的医学教育标准，并构建起相对统一的国有化职业医生教育机制。此后，在中央医学委员会的积极努力下，英国职业医生教育标准不断提高，内容设计渐趋完善，这些都使得英国职业医生们的技能学识稳步提升，也促进了英国社会医疗科学的发展和民众诊疗效果的改善，有利于平民大众身心健康的维护。

全科医生作为英国医生职业内部变迁的重要产物，在势力崛起后，凭借自己对于医疗服务的热情和职业医生为病人提供更好的医疗服务的强大责任感和使命感，陆续掀起了一系列旨在彻底重塑英国医学界医生职业格局与医生教育体制的医疗改革运动，取得了显著成效，为此后英国社会得以建立高效优良的医疗服务体系奠定了基础。

第四章　医生职业变迁与格局变化的影响

19世纪英国全科医生势力崛起后，在他们引领英国传统医学界医生职业变迁与格局变化与调整的改革实践中，英国医学界形成了不同于传统三等级秩序的崭新医生职业格局。其典型特征是全科医生开始占据医疗服务的主导地位，专科医生遭到排斥。而且，在医疗过程中，内科医生看重的绅士风度逐渐消失，医疗服务体现出对实用手工技术的重视与亲民化特征；不仅如此，新的医生职业格局下，药商与化学家群体开始脱离医生职业，使得医药分家成为医疗服务格局的新现象。此外，在经过全科医生主导下医生职业格局的调整后，以全科医生为代表的英国职业医生群体在与医治对象、医疗机构和国家部门的互动联系中，逐渐根据自己的职业特点，找到了职业医生的合理定位，成为尊重患者意愿、主导医学诊治并避开权力纷争的科学专家型群体。

第一节　英国医疗服务新格局形成

经过全科医生主导下英国医生职业格局的调整，近代英国传统意义上的医生职业三等级秩序彻底瓦解，医疗服务格局呈现出以下几个崭新的特点。

一　全科医生占据主导

在19世纪的英国医疗服务体系中，全科医生占据着医疗服务的主导地位。当人们翻阅19世纪初外科医生与药剂师的记录簿和日记本时，就会发现：那个时期的外科病例如此之少、医疗行动却很多，尤其是医生们非常普遍地在从事着分配药物的工作，并且在经济上对配药行为高度依赖。① 到 1840 年代，既从事医疗工作又执行配药业务的全科医生已经占据了英国医疗服务的主导地位，占英国所有从医者总数的 80%，且持有各种不同类型的资格证。在 1847 年，英国一位声名卓著的老资格全科医生这样断言："全科医生已经是，而且继续是上层社会成员普遍最为倚重且不可或缺的健康捍卫者，也是迄今为止中产阶级社会的较大组成部分，且也可以视为这个国家劳工阶层唯一可信的医学指导人。"②

不仅英国社会历史悠久的药剂师群体集体转型为全科医生，外科医生协会的大部分成员也在从事全科医生的工作。在大多数民众心目中，由于外科手术的效果明显，诊治疗效显著，因此经常从事外科手术的外科医生常被视为无所不能的全科圣手。在 1830 年，英国医生詹姆斯·佩吉特（James Paget）感叹："当我决定成为一名外科医生时，意味着我是一名全科医生。"③一般来说，"纯粹的"外科医生只能从事外科工作，拒绝承担药物学或产科工作，只使用单纯的外科技术，但人数很少。在 1834 年，外科医生协会中 8536 名成员中只有 200 人是纯粹的外科医生，7800 人都是全科医生。④

为了迎合英国社会的医疗服务需求，大部分外科医生都将外科学、产科学与药物学实践结合在一起，这虽然不利于他们入选协会委员会，但却有助于使其成为著名的外科医生，并得到药剂师协会资格证，成为外科医生 – 药剂师身份兼具的全科医生。到 1834 年，有 41% 的外科医生协会成员通过了药剂师协会考试，成为外科医生协会会员与药剂师协会资格证的双重持有者。⑤

不仅外科医生认可全科医生的工作，越来越多的内科医生也认可全科医生的工作模式，将自己转型为全科医生，看病开处方的同时兼售药物。

① I. Loudon, "The Origin of the General Practitioner," *Journal of the Royal College of General Practitioners*, vol. 33, no. 246, 1983, p. 14.

② I. Loudon, "The Origin of the General Practitioner," *Journal of the Royal College of General Practitioners*, vol. 33, no. 246, 1983, pp. 14 – 15.

③ A. L. Wyman, "The Surgeoness: The Female practitioner of Surgery 1400 – 1800," *Medical History*, vol. 28, no. 1, 1984, p. 23.

④ I. Loudon, "A Doctor's Cash Book: The Economic of General Practice in the 1830s," *Medical History*, vol. 27, no. 3, 1983, p. 263.

⑤ D. U. Bloor, "The Rise of the General Practitioner in the Nineteenth century," *Journal of the Royal College of General Practitioners*, vol. 28, no. 190, 1978, p. 290.

甚至连那些剑桥大学、牛津大学与来自苏格兰地区的医学毕业生也纷纷进入英格兰，作为普通的全科医生照料民众。1834年，内维尔·阿诺特（Neil Arnott）指出："不久之后，内科医生作为一个群体就消失了，药剂师最初是一个只负责药物混合的商人，现在却意味着可能成为一名受过良好教育的内科医生；近几年来，那些有教养的内科医生因为碍于自己从医实践的经验问题……已经与之前的低下等级合为一体。"①

在全科医生工作模式广受社会认同以及医疗科学迅速发展的时代背景下，英国医学界长期以来界限分明的外科与内科差距逐渐缩小，医生们不再将外科学视为单纯的手术操作，而认为外科也需要诊疗。1834年，伦敦医院的外科医生都认为内外科分离的传统应该被打破，几乎所有从事基层诊疗的职业医生都呼吁："内科医生与外科医生的从医实践并不应划分精确界限。"②

除了内外科体系划分濒临崩溃外，英国传统意义上外科医生和药剂师职业的从业实践也逐渐连为一体，无法区分，共同被称为全科医生，执行行医配药工作。在1834年，皇家外科医生协会的总共8536名成员中，有超过6000人在英国从事全科医生工作。③ 协会主席格思里（G. J. Guthrie）相信：协会成员中只有200人将从医行动局限在外科学上，伦敦有130～140个，地方上有70～80个。④ 1834年，据估计，有3500名外科医生协会成员（约占总数的41%）拥有药剂师协会的资格证。⑤ 到1856年，已经有5580名从医者拥有双重资格证。还有很多没有药剂师协会资格证的外科医生在从事全科医生的工作。同年，1500名只有外科医生资格证的医生也在英国从事着全科医生的工作。

鉴于全科医生在民间的普及，当外科医生们在从事全科医生性质的工作时，他们会将原本属于自己的外科学治疗工作与药品售卖结合起来，认为自己是"从事全科事务的外科医生"，而在代表药剂师群体利益的药剂师协会看来，他们才是"英国全科医生"势力的代表。尽管这些组织都想准确区分出职业性质，按照英国古老传统的医疗秩序划定医生职业秩序，将

① S. W. F. Holloway, "Medical Education in England, 1830 – 1858: A Sociological Analysis," *History*, vol. 49, no. 167, 1964, p. 308.

② *Select Committee Reports on Medical Education*, part II, 1834, p. 112.

③ *Select Committee Reports on Medical Education*, part II, 1834, p. 87.

④ *Select Committee Reports on Medical Education*, part II, 1834, p. 84.

⑤ *Select Committee Reports on Medical Education*, part II, 1834, p. 87.

外科医生与全科医生的具体事务区分开来，但在现实中，这已经不太可能，全科医生的工作业已占据了英国医疗服务市场的主导。对此，不愿意将全科医生事务交由药剂师群体负责的威廉·法尔医生表示："那些诊治所有疾病、为病患者提供医药治疗的人，有时称其为外科医生、全科医生，或者更通俗的职业医生。"①

1911 年，英国政府准确解读了全科医生崛起后的医疗服务现状，颁布《国民保险法》，确立了以全科医生为基础的"健康保险主治医生"机制，在此基础上，英国于 1945 年开始筹建国民健康服务机制，确定了全民免费的多级化医疗服务保障体系，其中最为重要的第一级就是遍布各个社区的全科医生医疗服务，他们为各自诊疗区域内的居民提供基本的医疗服务，并根据病情发展的需要，将少数危重疑难病例转送给较为高级的专职顾问医生，由他们进行专业诊治或联合会诊。

鉴于全科医生在英国医疗保障系统中的重要作用，英国政府非常重视针对全科医生群体的培训与教育工作，改变了全科医生阶层由传统药剂师转型而来的历史，更为注重在大学教育中专门培养全科医生，要求他们不仅掌握基本的医疗技能，更须注重团队协作，提升人文素养。在现代英国，一名全科医生首先需要完成 5 年的医学本科学业，然后须在医院的各个科室轮训两年，接受全科医生专业培训 3 年，之后还须通过国家组织的全科医生资格考试，成绩合格者才能上岗执业，由此确保了以全科医生为主导的英国医疗保障机制高效运作，避免过度医疗，优化医疗资源配置。

二　专科医生受到排斥

与全科医生的发展盛况相反的是，英国在专业医师的发展方面远远落后于其他国家。伦敦是 19 世纪欧洲最大的城市，其医学资源也远比欧洲其他国家要丰厚得多。在这个城市的众多从医者中，有些专业地位是显而易见的。但是，专业化成为一种压力性的社会团体类别却并未最先出现在伦敦，并且，当时社会上对这种专业化的呈现有一种愤恨的情绪，至少有 4 个原因可以对此做出解释。

第一，在 19 世纪前半期，英国的医学职业被分割成三大等级分明的群体：内科医生、外科医生与药剂师，到 19 世纪中期，这种职业分化被另外

---

① *Select Committee Reports on Medical Education*, part Ⅱ, 1834, p. 112.

一个分裂性局面所替代，那就是全科医生与那些负责顾问、咨询的医疗精英团体间的分割，但尽管职业分化内容有所不同，各大团体之间的特色与差异现状依然维持着。19 世纪英国医学发展的显著特征在于各大认证机构与医学学位的授予团体过多，彼此标准不相一致，医生的资格认证处于分裂状态，很容易招致强烈反对。

从医生职业格局混乱的这个背景来看，19 世纪初期的英国医疗改革家们首先要寻求的就是给医生这个职业带来统一、简单化的规则与秩序，使复杂的认证关系趋于同等地位，不至于引起纷乱与争吵。① 在此种形势下，医生专业化显示出来的只是威胁，会给医生职业群体带来更大的分裂与冲突。并且对于那些皇家协会的医生精英们来说，这种医生专业化的企图意味着对自己职业特权的侵犯，在其本身特权就已经受到医学改革家们不断威胁的社会背景下，他们更是对此极为敏感，认为专业化会使得自己原本享受的权力不再拥有，因而极力反对。因此，医学改革者与医学精英人物都对医学与医生的专业化抱有深深的敌意，无论对于普通全科医生还是对于那些高级专职顾问医生来说，专业化要想获得他们的认可都是非常困难的。

第二，尽管拥有巨大的医疗资源与人口，但是伦敦缺少具有统一标准、较为系统化以及有组织的医院体系与教育机制，以便为医学的专业化发展创造一个良好的管理与引导环境。与之相反的是，各种大小不同、类型各异的私立医院之间互相竞争，它们中有些还扮演着医学院的角色，但都不是很成系统，医院机构与医学教育都是分散隔离的，彼此没有联系，形成了巨大的资源浪费。甚至在那些较大的医院里，那里的医生数量与同时期的法国与德国相比，也是极为不够的。据劳伦斯的调查，在 1800 年，伦敦的 7 家医院中只有 22 名内科医生与 22 名外科医生，以及 7 名助手，而从 1800 年到 1819 年，只有 35 名内科医生得到任用。② 而且，这些任教的医生还不得不自己配备医学教育的必需用品。

这种状况使得医学专业性的兴趣空间很难得到呈现与发展，事实上，由于老师们的钱财都由学生支付，然后集体平分，这种薪资状况使得医生

---

① 这种医学冲突及更广泛政治冲突的表述，参见 Adrian J. Desmond, *The Politics of Evolution*：*Morphology, Medicine, and Reform in Radical London*, Chaps. 1 and 3. 对医学政治化的一般性描述可以参考 Ivan Waddington, *The Medical Profession in the Industrial Revolution*。

② Susan C. Lawrence, *Charitable Knowledge*：*Hospital Pupils and Practitioners in Eighteenth – Century London*, Cambridge：Cambridge University Press, 1996, pp. 351 – 352.

们没有医学创新的动力，感受不到为自己创造利润的原动力。数不清的私人教学在伦敦盛行，尤其是解剖学领域更是如此，这些私人教学与医生精英团体间是对立的。投身于专业医学发展的私人教学主导者不管怎样努力，也没有机会进入那些拥有特权的皇家学院，而这在巴黎是很普遍的。① 因此，医学专业化的呈现不得不在当时的医学精英团体系统之外努力发展与塑造，由于这些可能存在的医学专业化人士是一种"外来者"的社会身份，很容易被那些正统的医生群体视为无照经营的投资主义分子，甚至将之视为江湖骗子和庸医。

第三，在伦敦，虽然有很多个人对医学的发展做出了极大贡献，但医院里面的医学精英作为一个整体，对医学的发展并没有贡献自己的力量。医学知识的发展，尤其是临床医学知识的发展，很大程度上是由当时占据决定性优势地位的"绅士"群体推动促进的，他们常常通过资助医院或购买医院高级医生职位的形式获取专职医生的任命资格，在临床技术与"绅士化"的人格气质与文化品位上大肆吹捧自己，不重视对推动医学专业化发展具有决定性作用的医学基础理论、医学实验与方法论的研究。

许多在英国学习的美国医生就认为，英国的医学界精英团体看起来对医疗科学的发展根本不感兴趣，有鉴于此，许多美国医生纷纷逃离因此他们往往逃离英国，选择去巴黎学习医学。② 英国医生们对于绅士文化的重视远远高于他们研究医学、深入提高医学技能的兴趣，在专业化对医学研究深入发展的要求越来越高的趋势下，他们注定跟不上形势，落后于医学专业化技术不断发展的法国与德国。当然，伦敦医生中也有很多人受过法国医学院的教育，对法国那种高度发达的医学专门性技术表示钦佩，但这往往只是体现在个人意愿上，而没有形成社会的整体关注与支持氛围，没法改变英国医学科学发展滞后，专业化水平严重不足的现状。

第四，英国医生专业化倾向的滞后也是医学研究落后的体现，在更大社会背景上看，这也是当时科学研究的专业化与职业特征不足的体现。在19世纪前半期，无论在大学还是在那些主要的学术科研团体中，专业化研究都占了很小的比例。甚至极富声望的伦敦皇家学院也将科学视为一种

① Adrian Desmond, *The Politics of Evolution : Morphology, Medicine, and Reform in Radical London*, Chicago: University of Chicago Press, 1992, p. 80.
② John Harley Warner, *Against the Spirit of System : The French Impulse in Nineteenth - century American Medicine*, Princeton: Princeton University Press, 1998, pp. 72 - 73.

"绅士派头的追求"，反对专业化的倾向。英国的学术研究与学者们都认为专业研究只是辅助，从属于"古老的职业化道德理念，强调道德引导，力求按照绅士气质来塑造受过教育的每一个群体成员。"①因此，英国的医学院教育很大程度上是与医学培训隔绝的，直到19世纪末才有所转变，这很难使得有追求的医生寻求新的研究范式与专业化训练，而只将医学视为人性化绅士培育的组成部分。

　　而且，在19世纪英国广为盛行的志愿医院里，其管理权也主要是由那些外行的慈善资金捐献人控制的，他们掌握着任命医院高级医生的大权，直到19世纪末，这个权力才有所减弱。这些外行的医院指导者对医师的个人品行、行为方式与道德气质更为重视，较为忽视他们的医疗科学甚至临床技能，经过他们任命的医师也持这种价值判断，由此塑造了自己的职业观，影响了他们对底层医师的选择模式。② 这种只重道德，不重科学的现实也促使英国医学界改革家纷纷创建新型医学团队，在重视道德气质的同时也重视医学科研的推进。在19世纪初，这种组织的典型代表就是致力于联系地方医生、加强相互交流、提高知识互动的地方医疗与外科联合会。这个组织在创设之初就将自己定位为科学化团体，模仿当时知名的新建组织英国科学促进协会的建制方式，之后活跃在医疗政治中，力求改变英国医疗界受特权学院派掌控的现状，并在1856年成为全科医生的代表性团体。③虽然在19世纪末，人们对高级医师的招募开始重视其专业技能，但古老的绅士标准一直占据着重要的地位。④

　　尽管有这些阻挠性因素，英国的专业化医师群体还是在19世纪初中期出现了，但他们独立于正统医生群体之外，有着浓厚的企业家色彩。实际上，英国在18世纪就已经出现了按摩医师、牙医、眼科医生以及性病专科医师等专科医生群体，但他们都独立于正规职业医生群体之外，经常被那些内科医生与外科医生视为"庸医"。在18世纪末19世纪初，这类医生中的很多人逐渐"侵入"了传统意义上的正规医学界，成为眼科外科医生、牙科外科医生与后来的整形外科医生。而在此专业化过程中，最流行的医学实践是助产学。但是，这种专业化的出现并未引起社会重视，也未能发

① Dorothy Ross, "Professionalism and the Transformation of American Social Thought," *The Journal of Economic History*, vol. 38, no. 2, 1978, p. 497.
② Jeanne Peterson, *The Medical Profession in Mid-Victorian London*, pp. 166–167.
③ Peter Bartrip, *Themselves Writ Large：The British Medical Association，1832–1966*, pp. 5–6.
④ Jeanne Peterson, *The Medical Profession in Mid-Victorian London*, p. 273.

展衍生专门性较为深入的医学研究课题，以及在教学上予以强化引导，而只是将其按照在民间出现的时间顺序予以分类设置，过于强调其实用价值而非专业研究与教学意义。外科医生协会甚至将助产学排除在外科学范畴之外，内科医生协会虽然在1783年建议颁发助产学医疗资格证，但是也将其视为低级实践，并在1800年将这种许可证制度废除。

在18世纪，专业性的专科医院虽然也开始不断出现，但它们常常是私人性质的，致力于照料那些综合性志愿医院不愿意收治的患者，主要包括精神病人、临产妇女以及发烧或性病患者。① 到19世纪，这种类型的医院呈现出加速增长的态势，展现出一种新型的企业家精神与活力：它们通过向社会发送传单或出版物的形式炫耀自己的治疗业绩，专家们将自己定位为慈善博爱人士，开设具有专门性特征的小诊疗所或医院来服务大众，使其获得广泛声誉并带来大量富裕的私家病人。② 尽管这些医院与那些大型志愿医院一样，都是按照慈善救济的模式创建起来，但是他们的性质还是有所不同：这些医院的主治医生都是那些由于宗教信仰、教育培训与社会原因而被大多数志愿医院拒绝任用的医学内行人，正是在他们主导下，英国有些地方创建了一种能与一般综合性志愿医院进行竞争的专科医院体系。他们中的很多人在欧洲完成学业，甚至在那里受训。欧洲大陆那些声名显赫的专业医院为其活动提供了极好的参考，慈善筹资的模式又给他们带来资金上的鼓励和刺激。这些创设专科医院的专家大多都有强烈的科学研究之兴趣，但是在19世纪的英国社会，人们普遍对这种类型的专科医院不是很关注。

在19世纪前半期，伦敦共创设了27家专科医院、诊疗所和药房，其中在18世纪业已存在的有12家，地方上则有22家这种类型的医院。③ 这些医院在19世纪初尤其注意对眼科疾病的诊治，不过，从总体上看，这种专科医院的出现对于医生职业变迁及格局变化并未产生什么影响。外科医生协会在19世纪初就规定，要想成为新当选的协会会员，就必须从这些专科医院中辞去原本担任的职位。④ 此后，虽然协会在1843年开会时，在强大政治压力影响下，将产科专业医师纳入新会员行列，但总体上还是拒绝那些

① Jeanne Peterson, *The Medical Profession in Mid - Victorian London*, p. 260.
② Jeanne Peterson, *The Medical Profession in Mid - Victorian London*, pp. 244 - 282.
③ Jeanne Peterson, *The Medical Profession in Mid - Victorian London*, pp. 362 - 363.
④ Zachary Cope, *The Royal College of Surgeons of England: A History*, p. 72.

专科医生成为新会员。内科医生协会对专科医生则更为敌视，在 19 世纪四五十年代，虽然英国大量的医学杂志都在广泛讨论医学改革及医生职业变迁和职业格局调整问题，但是都未能将专科医生的议题纳入其中，作为改革计划的一部分。

当时的医生登记名录也显示了专科医生微弱的影响力与民众较低的认可度。在 1847 年，当时的伦敦与地方医生登记表上允许那些内科医生、外科医生与全科医生对工作区域进行明确界定，并要求其附上专业兴趣，但是在伦敦第一次登记的 1000 名从医者中，只有低于 5% 的医生愿意将自己的兴趣限制在某一专科领域，大多数人认为专科医生是一种医学另类，对之怀有根深蒂固的偏见。① 而且，在大部分医学实践中，这类少数的专科医生也是与全科医学和外科学紧密联系在一起的，其中有超过一半对专科感兴趣的医生是业已创建完善的产科领域的从医者。其他能够代表专科倾向的主要是牙医（有 10 人），这份职业已经有了部分自主权。然后是眼科与顺势疗法专科医生（各有 4 人）、精神病医生（3 人），以及整形外科医生（1 人）。这与欧洲大陆的专科医生人数相比，简直有天壤之别，差距甚远。

不过，随着社会发展，英国日益增长的中产阶级群体也很愿意通过投资建设专科医院的新慈善形式，表达出他们对社会的关心，这使得 19 世纪中后期的专科医院发展迅速，引起正统医学界医生群体的恐慌。在 19 世纪前半期，伦敦一共创设了 27 个专科研究机构，地方上有 22 个。而在 1850年代，伦敦就又新创建了 14 个、地方上新建了 12 个这样的机构。在 1860年代，这种趋势得到加速发展，此时期的伦敦共有 22 个、地方上共有 12 个专业性医学研究机构得以筹建。② 这些医院虽小，但是病人数量充足，给那些繁荣发展的综合性志愿医院带来严重冲击，激起它们的强烈反对。

1860 年 6 月，当得知彼得（Peter）专科医院即将建立的消息后，当地志愿医院中的许多医生组建了特别委员会，表达了他们对于创设专科医院的反对意见，包括两个皇家医疗协会的主席与皇家学会主席在内的 19 个声望显著的顾问医生都公开表达了他们的不满。③ 几个月之内，有超过四百名

---

①　I. Loudon, *Medical Care and the General Practitioner 1750 - 1850*, pp. 224 - 227.

②　Jeanne Peterson, *The Medical Profession in Mid - Victorian London*, pp. 262 - 263.

③　*The Lancet*, vol. 76, no. 1926, July 28, 1860, p. 97.

议员和内科医生都在此反对意见书中签名表示支持。① 英国医学界当时两大主流杂志——《英国医学杂志》与《柳叶刀》都是反对专科医院的积极鼓动者。

对专科医院的批判主要集中在它对于综合性志愿医院的冲击上，医生们都认为专科医院的创建导致了志愿医院需求资金的大量流失。而这对于医院与穷人们来说都是极端有害的，导致金钱没有用于照料患者，而是浪费在医疗服务设施毫无助益的复制添加上。而且，专科医院的创立也导致大量有价值的临床物资从综合性志愿医院中流失，给医学教育带来伤害，让那些医学生不能获取全面的医学知识。

反对意见还指出，那些专科医院没有来由地攻击综合性志愿医院，认为其比专科医院更为劣等，从而损害了综合性志愿医院的声誉。专科医院在没有需要进行慈善活动的情况下予以病患者免费治疗的活动也给广大从医者的利益带来损害。最后，他们将关注点集中在身体内部被单独列出的器官中，按照病发器官的专业性质来划分疾病类型，从而使得人们对大多数疾病的系统性关注减弱，让医学科学与实践归于下等形式。对此，本杰明·布罗迪说道："一般来讲，疾病都是互相关联的，对一种疾病类型的了解是正确理解另一种疾病的必要条件，专门关注某一种疾病的人不可能洞悉疾病的具体性质，无法提高其诊疗能力；只有那些拥有广泛观察各种疾病经验的人，才能更好地熟知所有类型疾病的发病机理。"②

这种反对专科医院的举动既可以被视为对英国传统系统性疾病理论的捍卫，也可以被认为是那些医学精英团体对于自身利益的紧张保护。那些医学精英团体对医疗的专业技能与科学研究毫不重视，唯一例外的就是专科医院，甚至连医疗界中那些激进地要求对现存医疗机制进行改革的倡导者也并没有支持医学专业化。当时激进医疗改革运动的倡导者，《柳叶刀》杂志的编辑托马斯·维克利就是其中的典型代表，他既不反对医疗的这种专业化，也不重视在医学机构里抓好医学科研，提高医学研究的地位。而且，当他发现医学专业化的倾向对他一直非常重视的医学教育统一化的这一奋斗目标产生威胁时，他就十分坚决地放弃了早年对于专业医院的微弱支持。对于维克利来说，若要实现自己所追求的这个目标，就必须创建一个综合性的教学医院，在其视野与规模上进行重组和扩大，只有这样才能

① *The Lancet*, vol. 76, no. 1945, December 8, 1860, pp. 574–575.
② *The Lancet*, vol. 84, no. 2136, August 6, 1864, p. 159.

将医疗行业统统联合起来，避免医生职业群体的分化状况，让所有从医者都有能力在所有机构进行医疗实践。而专业医院既对综合性医院的创设形成威胁，又不利于他认为的那种统一化的医生职业体系之构建。①

英国这种全科医生占主导，专科医生数量不足的医疗服务格局影响深远，直到 1944 年《国民健康服务法》颁布后，英国医疗保障的范围才扩展至具有专业化性质的牙科和眼科。这种状况出现的根源在于英国医学界的传统等级秩序已经崩溃，全科医生倡导的医疗改革成功地整合了职业医生群体，使其具有统一的认证规则，让复杂的等级体系达成一致，消弭了纷乱与争议。② 在这种社会氛围下，英国民众大都敌视医疗专业化，认为它会打破现有的统一秩序。

因此，虽然 19 世纪中期的英国医疗改革频频，许多医学杂志也都热情关注，但都未能将专科医生的议题作为讨论对象。当时的医生登记名录更是显示出人们对专科医生的排斥。1847 年，医生登记表允许那些内科医生、外科医生与全科医生对他们的工作领域进行界定，并要求附上专业兴趣，但在伦敦的第一次登记中，1000 名医生只有不到 5% 的人愿意将自己限制在某一专业领域，反而认为专科医生是异端人士，对其怀有根深蒂固的偏见。③

为反对专科医生，显示全科医疗的重要。维克利更是从英国医生职业格局完善的角度出发，强调为了整合医生群体，提升职业认同，避免分裂，应坚决反对专科医生与专业医院的发展，他们既对综合性志愿医院形成威胁，又不利于医生职业认同体系的构建。④

此后，由于国际医疗科学的持续进步以及细菌理论和生物医学的快速发展，英国才逐渐认识到专科医生的重要性。但即便如此，英国依然是唯一一个直到 20 世纪都尚未完全确立医学专业化认同的西方国家。在大多数情况下，英国的知名医生都不愿将自己归类为专科医生。在 1899 年首次印发的一份喉科与耳科医生国家登记簿中，人们纷纷抱怨英国的医生登记制度很不健全，竟然没有专科医生。1908 年，《英国医学杂志》公然指出："专科医生只有在很敏感的状态下存在，在一种治安法庭的语境下才能感受

---

① *The Lancet*, vol. 74, no. 1880, September 10, 1859, p. 264.

② Adrian J. Desmond, *The Politics of Evolution：Morphology, Medicine, and Reform in Radical London*, Chaps. 1 and 3.

③ I. Loudon, *Medical Care and the General Practitioner 1750 – 1850*, pp. 224 – 227.

④ *The Lancet*, vol. 74, no. 1880, September 10, 1859, p. 264.

到他们的存在。"①

与欧洲其他国家相比，英国对专业医生的歧视带来了深远影响，诞生于 1948 年的国民卫生服务体系中，专科医生数量奇缺，培养也严重受限，使得他们成为特殊的医生群体，通常只承担咨询与顾问职能，不参与基础性的医疗诊治，让全科医生垄断性地掌管基础诊疗业务。患者看病求医首先需要经过全科医生的基础诊断，然后再由全科医生决定他们是否该接受专业诊治。这种基础医疗与专业诊治互相隔离的服务模式是许多西方国家的病人与医生无法想象的。在英国，普通从医者很难想象自己也能像法国、德国与美国的医生们一样，轻易地拥有专科医生的头衔。

英国这套全科医生占主导的平民化基础医疗保障体制给全科医生带来了巨大负担，专科医生数量的不足也使得大量英国病人难以获得专业化的高效诊治，这些不足迫使后来的历届政府（主要包括撒切尔政府、梅杰政府与布莱尔政府）都不得不进行旨在减小全科医生工作压力与提升医疗服务质量和效率的医疗改革。时至今日，英国社会的医疗改革虽仍在进行，但 19 世纪全科医生势力崛起后形成的以全科诊疗为基础的医疗服务格局始终未变，堪称"英国特色"。

三　医药分家

由于药剂师转型为全科医生，传统的药物配置工作改由化学家与药商承担，避免了医药界亲密联合，有利于医药分家，便于管制。

从 17 世纪开始，传统的制药配药员——药剂师群体开始转变配药售药的角色，开始从事全科实践。这种转变加上 18 世纪末 19 世纪初来自化学家与药商群体的压力，日益显著，后者开始垄断性地掌握了原本属于药剂师职业的配药售药工作。② 正如劳登所言：在 19 世纪初，药剂师与外科医生 – 药剂师们以药物维持生计的历史已经过去，大量的化学家与药商群体

---

① *British Medical Journal*, vol. 1, Issue 2468, April 18, 1908, pp. 946 – 947.

② 最初药商们只是药品输入者与药剂师之间的中间人，在 17 世纪，其工作逐渐偏向"化学"与"化学药物制作"。到 1700 年，两者职能开始兼合，至 18 世纪中期，药商们自主创建的批发与零售药店纷纷开业。J. F. Kett, "Provincial Medical Practice in England 1730 – 1815," *Journal Historical Medical*, vol. 19, no. 1, 1964, pp. 19 – 20.

崛起。他们直接向公众售药，甚至内科医生们也会利用他们的商店。① 1815
年《药剂师法案》通过后，药剂师向全科医生的转型获得立法认可，药剂
师在许多地方城镇的医生名册上都被归类为"外科医生"。②

　　随着《药剂师法案》的通过，正式转型为全科医生的药剂师职业空白
迅速由化学家与药商群体填补，他们未经任何培训，占领了收益奇高的药
品零售业务。③ 据 1818 年医学界权威人士描述："在 18 世纪的最后 35 年，
一个新阶层——药商与化学家群体已经崛起，他们的地位非常类似于一个
半世纪之前的药剂师们，我们相信，在 1788 年前，整个伦敦只有不超过十
名药商在按照内科医生的处方进行配药，但现在这样的人数已经超过 600！
他们很多人拥有自己的配药助手，为那些小病诊断开处方、放血治疗、综
合护理，几乎无人会拒绝邀请他们参与医学或外科手术的操作。"④这些药商
们的店铺与古老的药剂师商店并无二致，仅有的差别在于药剂师将医疗实
践作为工作要旨，而药商们则将药物零售与配置视为首要义务，医疗实践
也通常在柜台交易中进行。据 1834 年职业医生教育调查委员会的观察，当
时这种柜台上的诊疗行为极其普遍。⑤

　　通过"柜台诊疗"，药商们也参与诊治，这在很大程度上成为家庭处方
的主要来源；大规模药物售卖与专利救济方案也大都是通过他们向外兜售
的；由于这种医疗诊断没有任何教育指导或资格认定，药剂师转型而来的
全科医生中的改革势力便试图借"改革"之名将其清除出医疗队伍。但医
疗需求的扩大使得化学家与药商人数越来越多，药剂师的诊断迫切需要药
店助手。⑥ 在此形势下，药剂师认可了药商活动，但要求议会限制其医疗诊
治，只允许他们从事药物批发与零售。1815 年《药剂师法案》通过后，药
剂师的愿望初步得以实现。

　　《药剂师法案》的通过标志着传统药剂师群体的分化已经得到国家法律
认可，正式转型为全科医生，并且在药物配置方面承认化学家与药商们的

---

① I. Loudon, "A Doctor Cash Book: the Economy of General Practice in the 1830s," *Medical History*, vol. 27, no. 3, 1983, pp. 265 – 266.

② Hilary Marland, "The Medical Activity of Mid – Nineteenth Century and Druggists, with Special Reference to Wakefield and Huddersfield," *Medical History*, vol. 31, no. 4, 1987, p. 418.

③ Roy Porter and Dorothy Porter, "The Rise of the English Drugs Industry: the Role of Thomas Corbyn," *Medical History*, vol. 33, no. 3, 1989, p. 281.

④ *Select Committee Reports on Medical Education*, part Ⅱ, 1834, p. 112.

⑤ *Select Committee Reports on Medical Education*, part Ⅰ, 1834, p. 175.

⑥ G. E. Trease, *Pharmacy in History*, pp. 181 – 185.

地位。但是，在事关自己属于医生还是属于商人的职业规划和社会定位上，化学家与药商群体仍然是模糊不清的。他们大都具有中产阶级背景，拥有良好的技艺，与正统医学界的内科医生们联系紧密，在其工作区域享有较高地位与较多财富。

不过，在 19 世纪英国全科医生倡导下的医疗改革盛行的年代里，化学家与药商们也把握时机，逐渐通过集会讨论，明确了自己的职业走向。在 19 世纪中期，当全科医生们掀起改革英国医生职业格局的浪潮时，化学家与药商们也逐渐通过自己倡导的职业人员大集会，制定职业纲领，显示出崭新的职业特征。1841 年，化学家与药商们联合起来，成立制药学协会（Pharmaceutical Society），并创办了《药学杂志》（*Pharmaceutical Journal*），确立了认证资格统一的培训与测试考核标准。到 1842 年，制药学协会的成员数已经达到 2000 人，并通过了 1868 年《药学法案》（*Pharmacy Act*），将之作为行业规范，予以强制执行。[1] 在整个 19 世纪，英国政府的历次医药立法中，涉及药物学方面的主要有两大法案，1815 年《药剂师法案》与 1868 年《药学法案》。

在法案确立的职业化确定后，英国的药商与化学家人数不仅得到猛增，而且还越来越独立，并逐渐脱离了英国医学界职业医生们的掌控。随着《药学法案》的通过，化学家和药商们开始变成职业化群体，疏离医疗实践，专注于药物配制与售卖工作，成为不同于医生行业的职业化群体，对自身工作特点与方向有了合理定位。对此，有学者指出："（传统）药剂师离开了他们的商店，正式成为医生。而药商们则保持住自己，成为专管药物的化学家。"[2]

从原本从事药物工作的药剂师角度来看，许多药剂师成为全科医生后，都纷纷转而从事更有意义的外科学与产科学等专业领域的医疗服务，不再关注药物学的制造、宣传与销售。1858 年《医疗法》的通过更是强化了这种趋势，法案增强了英国医生们的道德意识，促使他们从之前的商贩贸易中走出，越来越多的从医者不再从事商贩工作。在这种趋势影响下，在 19 世纪中后期以后，英国医学界的配药售药工作完全脱离了合格从医者的掌控，化学家与药商群体借此垄断药物市场，人数也越来越多。

[1]　G. E. Trease, *Pharmacy in History.*

[2]　Elton Rayack, *Professional Power and American Medicine: the Economics of the American Medical Association*, Cleveland: World Pub. Co., 1967, p. 41.

而且，化学家与药商群体也比较亲民，他们通过"柜台诊疗"等方式面对面地给予广大民众贴心周到的医疗服务，深受大众欢迎，在整个社会不断增长的药物与医疗服务需求的背景下，化学家与药商群体的人数增加极为迅速。

19 世纪初期以后，在广大民众的急切需要下，与专门的医生数量相比，化学家、药商群体的比例逐步提高，逐渐成为民众基本护理服务的主体，而医生们的这类比例却在持续下降。1821 年，韦克菲尔德的从医者与总人口比例为 1∶598，化学家和药商群体与总人口的比例为 1∶1794；而到 1871 年，两者的比例分别变为 1∶1240 与 1∶1171。哈德斯菲尔德也经历了差不多的转变，那里的从医者与总人口之比从 1821 年的 1∶1022 变为 1871 年的 1∶1841，而化学家和药商们与总人口的比例则从 1∶2657 转变为1∶1546。①

随着化学家与药商群体势力的扩大，很多医生开始担心他们的医疗服务会被篡夺。实际上，19 世纪许多医生已经意识到他们与药商和化学家们在某些行动上的重叠，由于后者是一个好辨认的团体，于是医生们通过谴责其非法行医，售卖假冒伪劣、有毒药品等手段攻击他们，内科医生们还担心他们会搅乱医疗市场。1853 年，一份医疗报上的主要文章这样写道："我们深思，医学职业年复一年地都被侵犯，几乎可以说是抢劫，每年都会有几千镑财物被药商们夺取，他们通过柜台开药方，甚至大胆地到病患者家庭去诊治。"②

在议会文件中，英国统治者对病患者向药商与化学家求医的事实深感担心，认为很多孩子都因为父母未能及时就医而最终死去，"获取医疗援助的艰难导致他们或者遵从老女人的指示，或者简单地接受药商们的处理，但他们根本对疾病一无所知，使他们遭受到庸医的毒害"。③据 1864 年枢密院医务官员的报告，那些药商与化学家们同时也是杂货店主、从事石油等商品买卖的商人以及乡村店面的老板，完全不熟悉那些性能极其猛烈、副作用较强的各类药品，往往在丝毫未经检验与忽视危险隐情的情况下就将具有潜在危险的药品直接卖给公众，很容易引发误用，导致民众患病、中

① Hilary Marland, "The Medical Activity of Mid – Nineteenth Century and Druggists, with Special Reference to Wakefield and Huddersfield," *Medical History*, vol. 31, 1987, p. 426.
② "The Pharmaceutical Society and the Medical Profession," *Medical Times and Gazette*, vol. 1, 1853, p. 60.
③ *Select Committee Reports on Medical Relief*, *PP*, 1854, XⅡ (348), Q. 723. 426.

毒或死亡。[1] 英国的职业医生们对此极为担心，认为很多穷人不愿到合格医师处就医，为贪图便宜而去化学家与药商的专营药店中寻求帮助。

1815 年《药剂师法案》虽然在实质上未能对化学家与药商群体从医配药行为形成制约，但在理论上还是对之做出了限制。1841 年 2 月，政府颁布的《医疗改革法》又在实际行动中对其进行限制，明确指出，未经政府许可，化学家与药商不可从事医疗服务。为反对该法案，捍卫自己的利益，伦敦的化学家与药商群体于法案通过两个月之后于 1841 年 4 月创建了药物学联合会。他们在 1842 年获得了皇家特许专卖权，作为联合会的组织者之一。雅各布·贝尔认为联合会当前的主要目标是改善药商与化学家群体的社会地位，使其免遭外来势力的控制，创建自主规范的体系与教育机制。与此同时，在法律上，传统的药剂师群体始终无权收取诊疗费，常常使得药剂师群体劳心劳神却一无所得。对一个曾饱受学徒期培训艰苦，并在有声望的大医院中实习过的高素质药剂师来说，这种不准收费的规定是难以容忍的，公众也逐渐同情，开始聆听其要求改革的呼声。

这种背景下，1830 年的一部法律虽然对此做出规定，但还是规定药剂师只能分开收费，或收取诊疗费，或收取药物费，禁止他们两者兼收。不过，这部法律意义重大，主要的积极效果是正式区分并承认了作为医生的药剂师群体与那些只负责配药的药店老板、化学家与药商群体间有明确的职业差别。

在法案的刺激下，药物学联合会准确把握住机会，成功使得药商与化学家群体填补了传统药剂师群体离职的空白，占领了药物学市场。在联合会努力下，药商们很快筹建并创设了适合新时代药剂师职业发展的自主化考试制度。1842 年 1 月，威廉·艾伦（William Allan）为那些受到社会认可的化学家与药商群体设定了考试大纲和程序，并于同年 7 月进行了首次考试。尽管很多合格者并未参加考试，但之后人数逐渐增加，成员统计显示：1841 年 9 月属于该联合会的有 450 人，1842 年 5 月有 1958 人，1846 年增至 3000 人。[2]

因此，1841 年标志着药剂师职业的重组和角色的分裂性转变。这一年，

---

[1]　*Sixth Report of the Medical Officer of the Privy Council*，*PP.* 1864，XXVIIII（3416），appendix 16，pp. 743 – 752.

[2]　上文的相关论述参见 G. Millerson，*The Qualifying Associations：A Study in Professionalization*，p. 52。

在药剂师将其头衔定位为"致力于医疗的从业医师"的背景下，化学家与药商群体填补了传统药剂师职业的空缺，将自己贴上"药剂师"标签。在外在控制的强大压力下，药学职业群体将联合会组织定性为专业的药物学联合会，并击败了那些威胁性立法。

不过，在19世纪中期，尽管英国的化学家与药商们顺应时势，转型为药剂师，成功构建起自己的职业定位，但他们也并未完全放弃从医实践。一些药剂师在专注于药物提供的商业化实践时，也在继续从事着民间医疗服务。这导致了内部分化，也促使1858年《医疗法》的最终颁布。这部法案将药剂师从医之路彻底关闭。同时，之前的药剂师（现在是全科医师）继续在有关药物领域培训和考察自己的学生，因而保持了自己在药剂师领域中的专家地位。药剂师协会也继续操控着实验室，掌管分发处方与制药大权，直到1922年，他们与商业贸易间的联系才最终被打破。[1]

因此，英国的药剂师经历了从"伊丽莎白一世时代的低级药物混合商，到完全合格的医疗实践者的过程"。[2]原因在于药剂师职责权力的扩大，占领了原本属于内科医生的工作空间。这种占领缘于病人们无法接近人数稀少、专门为上层服务的内科医生，为了适应救治需要而出现此种趋势。虽然内科医生利用自己的影响力加以反对，但是公众利益的需要最终占了上风，政府准许了药剂师参与医疗的行为。

受到法律认可的药剂师于是开始培训合格人士，保住自己所取得的法律成就。以医疗为导向的培训制度逐渐占据了传统上以药物培训为导向的药剂师策略，新医疗角色的限定与培训策略的转变改变了传统药剂师，他们不再专注于单纯的药物制造与供给，但又不想放弃这种商业化行动带来的巨大利益。在他们看来，两者都是同等重要的。为了保障合格医生的地位，他们千方百计地排斥化学家与药商群体的竞争，并设定了最低限度的从医标准，但最后还是在保障自己医生地位的同时，失去了他们原本的药物贸易市场。

传统药剂师成为医生后，为提高社会地位，他们也和外科医生们一样，致力于开设诸如内科医生那样的教育课程。在药物市场被化学家与药商群体垄断后，他们也按照药剂师之前的活动模式，致力于药剂师教育的发展，并创建正式的药物培训程序，以确立行业规则，避免外界控制。在其主导

---

① G. E. Trease, *Pharmacy in History*, p. 174.

② W. Copeman, *The Worship Society of Apothecaries of London: A History, 1617 - 1967*, p. 15.

下，1842 年，英国成立了第一家专门偏重于药剂学研究的大学——伦敦大学药剂学院（UCL School of Pharmacy）。

这些措施不仅迫使英国医生职业中正统医学界第三等级的药剂师群体彻底从药物制造与售卖业务中脱离出来，完全专注于从医实践，而且也确立了化学家与药商群体的职业角色从医生职业中分化出来，专门从事药物学工作，形成了英国医疗服务市场中医生作业与药物配售互相隔离的"医药分家"特色。

四　医疗服务的平民化与技术化

药剂师转型而来的全科医生群体出身底层社会，重视平民医疗，偏重实践医学，使得英国社会的医疗保障机制具有浓厚的平民化、技术化色彩。

英国医疗保障机制的平民化特征主要是由药剂师群体的医疗理念决定的，他们没有专为上层绅士服务的优势心理，能够与平民大众打成一片，轰轰烈烈的药房建设运动就是最好的证明。

药房是一种慈善机构，主要从事药物分配工作，可以通过免费或少量收取诊费的形式给予治疗建议。1770 年，伦敦的莱特森正式开办了第一家自由药房，为病人提供医疗救助。此后，药房发展迅速，除了能供给药剂师与外科医生照料与探访病人之外，药房还会雇佣护理人员到病人家中，带去需要的食物饮料。药房医生的家庭探访模式意义重大，在探访过程中，他们经常看到下层民众遭受着传染病危害，有机会接触到不同类型、各种程度的流行病，有利于药房医生们深入进行疾病病理与治疗研究。因此，药房医生通过家庭探访的有利形式，不仅成为公共卫生运动的先驱，且成为流行病医院创建的领路人。[①]

药房的出现有助于解决底层民众的"看病难"问题，有学者指出："18 世纪是医学知识发展的顶点，首次显示出公共医疗服务的模式。但富裕的内科医生往往对那些富裕病人情有独钟，而药房医生是一个新角色，他们冒着生命危险在穷人简陋的房子里帮助他们对抗病魔。"[②]与内科医生更愿意与富人打交道、不了解城镇地窖或租房客的卫生状况不同，药房医生经常

---

① I. Loudon, "The Origins and Growth of the Dispensary Movement in England," *Bulletin of the History of Medicine*, vol. 55, no. 3, 1981, pp. 332 – 333.

② M. C. Buer, *Health, Wealth and Population in the Early Days of the Industrial Revolution*, London: Routledge & Kegan Paul, 1926, p. 136.

与底层民众打交道，通过家庭探访的形式，在垃圾堆和恶臭下水道中拜访下层病患者，这种做法意义重大："反击了那些对此一无所知的人，警告这个国家所发生的问题。"①

药房的主要作用虽是储存药物，按内科医生的处方指示配药售药，较少拥有病房及室内医疗设施，但其门诊服务至关重要，能够为底层民众的小病医疗提供切实帮助。而且，通过家访，药房还发挥了如同现在基层卫生保健院一样的功能。到 19 世纪初，伦敦市已经拥有了 16 家综合药房，地方上有 22 家。自创建开始，药房的发展速度是惊人的，起先几年，每年药房病人只有一两千人，而到 19 世纪末，整个英格兰每年去药房的人数至少已经达到 10 万多人。②

药房运动充分彰显了药剂师群体对保障英国社会公共卫生安全的重要作用。他们不仅致力于贫民救治，而且立足基层、重视家庭诊疗的模式，也改善了医患关系，有利于医生们加强对疾病与环境间复杂联系的研究，促进医学发展，提高医术技能。由药剂师转型而来的全科医生继承了药房实践的优良传统，使得英国的医疗保障机制具有平民化、亲民化特征。

除了亲民化之外，英国医疗保障机制还有重视医疗实践技术的特征，这主要是由药剂师群体的教育理念决定的。在英国医学界，长期以来存在着两种截然不同的医学教育理念，一种是内科医生倡导的绅士化教育理念；一种是药剂师倡导的技能化理念。传统医学界等级秩序崩溃后，药剂师倡导的技能化理念获得重视，成为英国医疗保障体系的指导。

在英国医学界等级秩序中，内科医生一直以第一等级自居，"将自己粉饰成上层绅士，不去关心、促进医学发展，而是追寻高雅的体面生活……具有'道德与礼仪'气质的绅士身份被认为是一名内科医生的必备资格，只有受过大学教育才能造就"。③这种绅士化教育理念不仅给从医者套上了文化桎梏，还使得英国大学中的医学教育都倾向于传授古典文化，不重视学习有损绅士形象、带有手工操作色彩的外科学、产科学与药学知识。

药剂师反对内科医生的教育理念，认为它"将医生定位在早期世界中，接受那些教会高层人士与德高望重的宗教信仰者的审查，对于一个致力于

---

① Charles Creighton, *A History of Epidemic in Britain*, vol. 2, p. 134.

② I. Loudon, "The Origins and Growth of the Dispensary Movement in England," *Bulletin of the History of Medicine*, vol. 55, no. 3, 1981, p. 324.

③ A. M. Carr - Saunders and P. A. Wilson, *The Professions*, Oxford: Frank Cass, 1964, p. 77.

神学研究人员与传教士的培养来说，这种教育可能合适。但对医学生来说，则完全不合理，剑桥大学与牛津大学表现得最为突出，但他们竟然可以垄断医学教育，真是不可思议……各式各样的疾病很难在这种大学教育模式中得到发现与治疗。"①他们极力反对这种教育模式，认为它与诊疗实践完全脱节，只培养了一批时髦和具有良好学识的人，无法成为一名合格的从医者，强调在具体的医疗实践中才能提升医术技能。② 药剂师转型而来的全科医生成为医疗服务市场的主导后，大都遵循传统药剂师的教育理念，重视医疗实践，获取并掌握准确的病理知识，观测病情，让科学器具、方法与实验参与医疗诊治。

随着药剂师群体转型而来的全科医生成为英国医疗服务的主体，他们身上特有的亲近平民与重视医疗技术实践的行医风格得到了很好的继承，铸就了英国医疗保障机制的鲜明特色。

第二节　职业医生专家型社会定位的确立

经过全科医生调整医生职业格局的努力，英国形成了以全科医生为核心的普通职业医生身份认同，医生职业不再分裂，所有医生的认同感得到统一。在此基础上，英国职业医生的教育体系也得到完善。但是，由于内科医生长期以来倡导的绅士教育，以及传统医生职业格局的分裂性影响，英国大多数职业医生的社会定位仍然是模糊的。医生职业格局调整后，在新的英国医疗服务格局中，由于代表英国职业医生群体的全科医生工作业务的特殊性，医生们在社会管理中时而表现出专制倾向。这种倾向虽然在医疗机构的管理中得到承认，但却受到病患者与政府行政部门的抵制。最终，在与患者的关系上，医生们未能摆脱古典自由主义尊重个人自由的制约，医疗权威始终未能在整个社会中完全确立起来。不过，在医疗机构的管理权争夺上，全科医生重视实用技能的管理模式逐渐占上风，偏重道德救助的传统志愿慈善主义医疗管理模式瓦解。在与政府行政机构的博弈中，全科医生占据主导的医生群体虽然曾

---

① Bernice Hamilton, "The Medical Professions in the Eighteenth Century," *The Economic History Review*, New Series, vol. 4, no. 2, 1951, p. 148.

② Bernice Hamilton, "The Medical Professions in the Eighteenth Century," *The Economic History Review*, New Series, vol. 4, no. 2, 1951, p. 163.

经执掌社会管理大权，但最终归属到国家行政引导体系中，接受国家调派，保障卫生安全。

一 医患关系

（一）医生的弱势

在近代英国，医生群体普遍重视绅士气质，医学界领导机构是创建于1518年的内科医生协会，拥有极大特权，为捍卫高贵地位，协会排斥未受过良好古典教育的底层从医者，只承认协会中的内科医生是正规医生。但在贵族看来，协会的中产阶级背景使其成员不可能成为绅士，认为："在职业立法中，绅士大多具有伟大的人格与独立的财富，在政府中很自然扮演慷慨大方的角色……而内科医生们几乎都是中产阶级出身，他们作为一个群体，在国家享有的自由权利中，指望他们与具有高贵出身、拥有巨大遗产的绅士群体一样，在英国发挥相同作用，是绝无可能的。"[1]因此，内科医生虽自视为绅士，但实际地位还不如农场主，他们要想跻身绅士阶层，需要获得贵族支持，依附贵族病人。因此，在医患关系中，贵族病人占据主导地位，他们的主观感受是内科医生实施诊疗的依据。[2] 内科医生长期以来对英国医疗秩序的主导使得医生地位低下。

内科医生依附病人的现实限制了他们医术技能的提高，与此同时，他们也没有提高医疗技术的深切渴求与社会压力，其职业认可是与病人们进行亲密接触与联系而形成的。在与病人接触，尤其和贵族病人进行接触时，内科医生们往往需要根据病人们的意见制定康复计划与诊疗方式，诊断疾病所依靠的更多是一种从病人感受角度出发的斟酌性考察与估量，而非依据医疗科学知识的合理判定。这样，在内科医生主导医疗体系的社会背景下，近代英国的医生群体极为重视病人感受，不愿意对各类疾病进行深入研究。难以想象，1707年就由约翰·弗洛耶（John Floyer）医生发明出来的脉搏测量仪在英国竟然丝毫得不到医生重视，直到19世纪才正式启用。[3]

因此，在19世纪前内科医生主导英国医疗体系的时期，医学发展与医

---

[1] Bernice Hamilton, "The Medical Professions in the Eighteenth Century," *The Economic History Review*, vol. 4, issue 2, 1951, p. 148.

[2] N. D. Jewson, "Medical Knowledge and the Patronage System in 18th Century England," *Sociology*, vol. 8, no. 3, 1974, p. 375.

[3] N. D. Jewson, "Medical Knowledge and the Patronage System in 18th Century England," *Sociology*, vol. 8, no. 3, 1974, p. 379.

患关系的主导权并未掌控在医生之手，而是取决于病人的实际感受，诊疗依据也不是科学的发病诱因，而是参考病人的感受，病人决定着医学发展，占据了医患关系的主导。不仅如此，在18世纪志愿性慈善医疗机构纷纷创建的时代里，医院捐献者也有决定医学发展方向的权势。医生们很难依据个体病例，探究出疾病源起的真正诱因，进而找到科学有效的诊疗模式，提升自己的社会地位，让病人服从自己的管制，占据医患关系的主导。相反，医生们大都倾向于用一种宏观抽象的病理解释，试图概括性地阐明所有疾病的起因。

在当时，英国社会中占据主导地位的思潮——牛顿主义宇宙观决定了医生们必须用这种理论来阐释疾病。18世纪的牛顿宇宙观是英国民众普遍信仰的理论，它认为整个世界是按照神的秩序在运行的，宇宙万物的生长调控都是神的意愿的体现，疾病也是神灵意愿的表现，最终一切都会好转，神的秩序终究会圆满完好。这种观点将疾病起源扩展到社会科学与自然科学的领域，成为统治阶级维护旧秩序、捍卫旧传统的依据。在医学、理论体系、文学话语与社会哲学等领域中，这套理念都有很大的影响力，很多人认为它博大精深、契合实际。[1] 但这种理论对医学发展极其不利，使得人们对解剖学极其敌视，排斥医生们要求解剖身体，以找出最终发病机理的医学范式，体面人士更是坚决反对解剖自己的身体。这种态度给医学研究的深入发展带来消极影响，不利于医生们采用解剖的方式来深化病理研究。[2]

因此，在19世纪以前，英国社会中的绅士文化、贵族病人的个人感受以及慈善捐献人的权力掌控占据了医疗服务的主导地位，医生们毫无权势。对此，有学者指出："在整个18世纪，医生们的头衔与选派标准的确立与自己所要诊治的疾病性质之间很少有直接相关的联系。"[3]

在英国医生依附贵族病人的现实制约下，疾病诊疗很难有突破性的进展。为重视贵族病人，医生们一般都会设定个人保密的治疗方案，这种方案不利于医生影响力的提升，医疗科学发展被完全置于病人手中。在这种

---

[1] N. D. Jewson, "Medical Knowledge and the Patronage System in 18th Century England," *Sociology*, vol. 8, no. 3, 1974, p. 377.

[2] N. D. Jewson, "Medical Knowledge and the Patronage System in 18th Century England," *Sociology*, vol. 8, no. 3, 1974, p. 381.

[3] J. F. Kerr, "Provincial Medical Practice in England 1730 – 1815," *Journal of History of Medicine Allied Science*, vol. 1, no. 19, 1964, pp. 17 – 29.

个人保密主义医疗诊治规划中，疾病诊疗像商业机密一样难得公开，无法将富有疗效的治病良方公开化，个体病人不可估量的疾病感受也妨碍了优良诊疗模式的推广与普及。因此，在 19 世纪以前，"医生们在知识领域，并没有联系起来进行互动的职业意识"。①医学知识并不像那时的科学发展一样，受到社会的普遍激励与专家的定期联系，从而不断更新发展，而是受到医生们互相保密与病人们互不联系的消极影响。直到 19 世纪初，致力于医学发展、信息交流的各类团体才陆续创建；19 世纪 20～30 年代，致力于医学信息交流与技术互通的医学杂志也创办起来，立足于诊疗实践，在探讨其不足的基础上进行不断创新。②

　　近代英国医生弱势的地位除了受制于绅士文化、贵族病人与慈善捐献人之外，人们对个人自由的看重也不利于医生在医患关系中占据主导。从 1215 年《自由大宪章》颁布，尤其是"光荣革命"后，1689 年《权利法案》颁布以来，反对权威专制，尊重个人自由一直就是英国社会中最重要的传统。约翰·洛克（John Locke）将之称为自然状态下的"天赋人权"。在他看来，"人们生来就享有完全自由的权利，并和世界上其他任何人或许多人相等，不受控制地享受自然法的一切权利和利益"。③而对于"个人自由"，他这样解释："指的是不受他人的束缚和强制，可以自由地遵循自己的意志。"④

　　到 19 世纪，约翰·斯图尔特·密尔（John Stuart Mill）对这个传统进行了更为明确的阐述，他认为："任何人的行为，只有涉及他人的那部分才须对社会负责。在仅只涉及自身的那部分，他的独立性在权利上是绝对的。对于本人，对于他自己的身和心，个人乃是最高主权者。"⑤在资本主义迅速发展的时代背景下，密尔对"自由"的阐释有助于清洗英国社会中的封建残污，促进经济的自由发展，获得普遍认可；他本人也被视为"19 世纪不列颠民族精神的象征"。⑥在此传统影响下，疾病诊治的过程也常被视为对个人自由存在威胁，医生在诊治病人时须遵循诸多道德准则，如保护病人隐

---

① W. R. LeFanu, "The Lost Half Century in English Medicine 1700 – 1750," *Bulletin of the History of Medicine*, vol. 46, no. 4, 1972, p. 347.

② N. D. Jewson, "Medical Knowledge and the Patronage System in 18th Century England," *Sociology*, vol. 8, no. 3, 1974, p. 382.

③ 〔英〕约翰·洛克：《政府论》下篇，叶启芳、瞿菊农译，商务印书馆，1964，第 53 页。

④ 〔英〕约翰·洛克：《政府论》下篇，第 36 页。

⑤ 〔英〕约翰·密尔：《论自由》，程崇华译，商务印书馆，1982，第 10 页。

⑥ 吴春华：《密尔政治思想的自由主义特征及其形成》，《浙江学刊》2002 年第 3 期。

私，尤其不得侵犯个人自由。①

在这种社会背景下，即使在诱发疾病的细菌实体业已确定的情况下，英国医生们也无法凌越于患者之上，在普通民众看来，医生主导下强制性的诊疗规划将被视为对个人自由的侵犯。在具体诊治过程中，医生们也要遵循诸多道德限制，维护病人权益，捍卫病人隐私。

（二）医生的强势地位——以强制性天花接种为考察中心

随着19世纪医疗科学的发展及天花、霍乱等传染病威胁的增大，在全科医生努力下，以其为代表的英国职业医生们成为维护公众健康与国家卫生安全的重要力量，英国政府开始限制个人自由，实施强制医疗。一般认为，这主要体现在强制性天花接种和对驻军城镇中感染性病的妓女进行强制性治疗的过程中。② 为保障卫生安全，医生的作用获得英国政府的重视，医生的社会地位得到改观，强制性的卫生立法扩展了国家权力，医生作为专家型公务员开始占据主导地位，迫使人们接受医学治疗，强制性地"威胁"患者的自由意愿。其中，医生们的强势地位在强制性天花接种制度实施过程中尤为明显，体现了当时英国社会中医学权威占据优势、职业医生借助政府权力"威胁"个人自由权利的现实。

天花是由感染痘病毒引起的一种烈性传染病，又叫"痘疮"或"出痘"，没有特效药物治疗。天花病毒繁殖极快，能在空气中以惊人速度传播。凡未患过天花疾病或接种过天花疫苗的人，不分男女老少，都有可能感染。一旦感染，很容易产生并发症，可导致失明，病死率高达30%，即使愈合，脸上也会留下麻点，严重破相。

历史上，天花曾给世界各国民众带来严重危害，英国也不例外。1774年，英国的切斯特（Chester）暴发天花。据次年的疫情调查显示，在天花流行前，当地未遭受过天花侵害的人只占全部人口的15%。在这次天花大流行中，未受过天花侵害的人的患病率高达53%，死亡率为患病者的17%，未感染者仅为9%。③

---

① 关于近代以来英国的医患关系，国内学者陈勇认为其经历了从"病人话语"到"医生话语"的转变，体现出"病人话语权"消失的趋势；指出随着临床医学的发展和医院体制的完善，医生开始从之前的弱势情境中摆脱，占据医患关系的主导。（参见陈勇《从病人话语到医生话语——英国近代医患关系的历史考察》，《史学集刊》2010年第6期）

② W. M. Frazer, *History of English Public Health 1834 – 1939*, London: Baillière, Tindall & Cox, 1950, pp. 70 – 72.

③ 张箭：《天花的起源、传布、危害与防治》，第55页。

天花的极高感染率与致死率深深震撼了英国民众。19世纪英国著名历史学家、政治家马考莱（Thomas Babington Macaulay，1800－1859）将其称为"死神的忠实帮凶"，认为："鼠疫或者其他疫病的死亡率固然很高，但是它们并不经常发生。在人们的记忆中，这里只不过发生了一两次。然而天花却接连不断地出现在我们中间，长期的恐怖使无病的人们苦恼不堪，即使某些病人幸免于死，但在他们的脸上却永远留下了丑陋的痘痕。病愈的人们不仅是落得满脸痘痕，还有很多人甚至失去听觉，双目失明，或者染上了结核病。"[1]

天花在近代英国的蔓延，与工业化以来英国的城市化进程以及公共卫生状况直接相关。进入19世纪后，由于工业化、城市化的迅速发展，英国城镇人口急剧膨胀，"19世纪初，英格兰与威尔士大约有20%的居民住在规模超过5000人的大城镇中，到1851年，这个比率上升到54%，1911年更是达到80%。1801年，只有伦敦城超过了10万人；而到1851年，有10个城镇的居民超过10万，这些居民的总数超过了当时国家全部人口的1/4；至1911年，有36个城市达到10万人规模，占人口总数的43.8%，而在1801年，这个比例仅有11%"。[2] 人口膨胀使得住房问题日益紧张，居住环境恶劣，有时6个、8个甚至10个人挤在一个房间睡觉，即便是已婚家庭也被迫好几家挤在一个房子里生活。[3] 不仅住房紧张，房内设施与环境也极其恶劣，倡导卫生改革的查德威克在其1842年出版的《大不列颠工人阶级卫生状况的报告》中指出：许多房屋建筑中都缺少厕所、下水道、垃圾场等基本的卫生配套设施。[4] 在此社会背景下，天花更容易泛滥成灾，且一旦发作，无药可救，给英国民众带来严重恐慌。1819年，诺里奇（Norwich）的人口调查显示：这个城市的死亡者中39%都是因为感染天花。[5]

在天花威胁面前，英国医学界纷纷致力于寻求防治良方。他们注意到天花感染虽然无药可治，但可以通过接种疫苗的方式予以避免。中国是最早使

① 章志彪、张金芳主编《〈世界科技全景百卷书〉科技大发现系列（37）：医学大发现》，中国建材工业出版社，2006，第1页。

② Anthony S. Wohl, *Endangered Lives: Public Health in Victorian Britain*, London: J. M. Dent & Sons, 1983, p. 3.

③ John Burnett, *A Society History of Housing*, 1815－1985, London: Routledge Press, 1990, p. 63.

④ 转引自 John Burnett, *A Society History of Housing*, 1815－1985, p. 66。

⑤ S. Cherry, "The Hospitals and Population Growth: Part I The Voluntary Hospitals, Mortality and Local Population in the English Provinces in the 18th and 19th Centuries," *Population Studies*, vol. 34, no. 1, 1980, p. 69.

用天花接种术的国家，疫苗取自天花患者的"痘病毒"，又称"人痘接种"。①

中国发明的天花接种术对英国社会影响巨大，当 1721～1722 年天花暴发时，皇家学会冒险引入"人痘接种"，效果显著，很多上层人士纷纷要求为其子女进行"人痘接种"。② 作为 18 世纪世界上医疗技术最为先进的国家，英国接种技术发展极快，无论在减毒、制取疫苗的操作，还是在选择接种方式、提升免疫效能与进行受种敏感者善后等方面，都全面领先。俄国沙皇叶卡捷琳娜二世（1762～1796 年在位）就曾于 1768 年接受了从英国特邀的医生进行"人痘接种"。③

虽然"人痘接种"效果显著，但存在重大缺陷。被接种的天花病毒并不总是温和与安全的，有可能猛烈发作，导致很高的破相率与死亡率；受种者在痊愈前还可能成为传染源，感染健康者，因此会被强制性地监禁在天花专科医院；不仅如此，受种者还需要接受善后观察，以防止感染家属亲友与身边人士，造成诸多不便，④ 促使英国医生寻求改进方案。

18 世纪末，英国乡村医生爱德华·琴纳（Edward Jenner）注意到，患过"牛痘"⑤ 的挤奶妇女们从来不会感染天花。他对此进行深入研究，发现牛乳头上的一种"痘疮"能预防天花，接种"牛痘"疫苗也能抵抗天花。1798 年，琴纳通过反复进行人体试验，自费出版了推广"牛痘接种"的专业报告。⑥

"牛痘接种"具有安全性能高、副作用小、产生抗体快、抗天花感染能力强以及受种者不具有传染性等优点。它取代"人痘接种"，为消灭天花奠定了重要基础。琴纳被誉为"天花的征服者"。⑦

"牛痘接种"让英国政府看到了消灭天花的希望，于是将之视为国家保障民众福利的关键举措。对此，主管卫生防疫工作的枢密院医疗部领导人约翰·西蒙在 1890 年出版的回忆录中这样描述道：接种对于天花防治

---

① 杨小明：《〈天花仁术·序〉中有关人痘接种术的新史料》，《中华医史杂志》2000 年第 3 期。

② 谢蜀生、张大庆：《中国人痘接种术向西方的传播及影响》，第 135、136 页。

③ 张箭：《天花的起源、传布、危害与防治》，第 56 页。

④ Otto L. Bettmann, *A Pictorial History of Medicine*, London: Charles C. Thomas, 1956, p. 416.

⑤ 是一种由牛身上的"痘病毒"引起的皮肤病，人类只要与牛进行接触就有感染的风险。

⑥ 顾育豹：《人类抗击天花瘟疫的历程》，《档案时空（史料版）》2006 年第 1 期。

⑦ Ana Maria Rodriguez, *Edward Jenner: Conqueror of Smallpox*, New Jersey: Enslow Publishers, 2006.

的重要性已经获得公众认可，特别是得到政府行政部门的支持，尤其可喜的是，政府对这种预防医学的重视已经达到法律体系能予以充分配合的高度；接种被定为紧迫需要的法律义务，显示出政府对民众需求的热切关心，公共接种活动是当时全国各地最为重视以及具有最好科学基础的行为。①

为实现全民接种的目标，1808 年，英国政府接受医生指导，设立负责接种的专职机构，在伦敦开设防疫站，发放疫苗，向广大民众提供免费接种服务。1838 年，职业医生组织——地方医疗与外科联合会在详细调查的基础上，督促政府进行正式的接种立法，筹建公共接种站。1840 年，艾伦伯勒（Ellenborough）勋爵接受医生建议，起草拟定《接种法》（*Vaccination Act*）。经过议会讨论通过后，英国政府强制要求地方当局与当地医生订立协议，在全国范围内推广免费接种，由管理地方民众的基层组织——济贫法委员会（Poor Law Board）统一管理，济贫法监护人委员会（Poor Law Boards of Guardians）负责执行。②

《接种法》实施后，政府为强化其运行成效，向职业医生征求建议，继续完善。在此背景下，1850 年，医生们成立了流行病协会（Epidemiological Society），其中专设接种委员会（Vaccination Committee）。在爱德华·西顿（Edward Seaton）医生领导下，经过深入调查，协会于 1853 年 5 月向议会提出改进方案：对婴儿实施强制接种，完善地方接种管理，实施中央监督。议会接受此建议，于 1853 年 5 月再度颁布《接种法》，规定：在英格兰和威尔士，所有婴儿必须在出生后三个月之内进行接种，否则父母会受到惩罚；地方接种登记员负责告知父母、记录接种信息，济贫法管理人员则负责发放接种员的薪水。③ 这样，一个面向全民、免费且带强制性的接种制度确立起来。

强制接种制度的出台赢得了众多支持者。首先，他们认为这套制度能使天花的威胁降低，有效保障国家安全，体现了医疗科学的权威。19 世纪初的内科医生协会与皇家琴纳协会医学委员会（Medical Council of the Royal Jennerian Society）都认为："接种服务是迄今为止最为有效、独一无二的保

---

① John Simon, *English Sanitary Institutions: Reviewed in their Course of Development, and in Some of Their Political and Social Relations*, p. 286.

② Derek Fraser ed. , *The New Poor Law in the Nineteenth Century*, pp. 51 – 52.

③ R. Lambert, "A Victorian National Health Service: State Vaccination 1855 – 1871," *The Historical Journal*, vol. 5, no. 1, 1962, p. 3.

障卫生安全的做法。"①

其次，从国家调控与政府负责的角度来看，支持者们都认为，随着社会发展速度的加快，各种新生的复杂问题日益增多，单靠个人已经无法解决。因此，国家调控是促进社会发展与民生福利的必要手段。他们认同托马斯·希尔·格林（Thomas Hill Green）和里奥纳德·特里劳尼·霍布豪斯（Leonard Trelawney Hobhouse）倡导的新自由主义理论，认为古典自由主义假定的个人利益与社会利益的自然协调并不现实，人类自利心理和社会整体利益并不一致。因此，为了实现社会利益的最大化，政府必须加强调控。他们还认为，政府的调控不仅不会损害个人自由，还能使之更有活力，"国家权力的增加并不意味着对个人自由的损害，相反，只有国家行使更多更大的权力，为全体成员谋求更多更好的利益，促进全体社会成员所拥有的能力和力量的发挥，社会中存在的自由才能得到增长，每个成员的自由才得到增长"。②

再次，从公民义务的角度来看，支持者们都认为，为了保障整个社会的卫生安全和民众的健康福利，保障和维护强制接种制度是一个好公民履行社会责任的表现。在1878年致曼彻斯特工人群体的一封信中，绍斯波特（Southport）地区的卫生官员这样写道："作为市民与社会公民的你们都是公共卫生学家，都需要履行我们共同的责任，通过强制接种的方式降低婴儿死亡率。"③

在所有支持者中，职业医生们表现得最为突出，他们陆续创建了地方医疗与外科联合会、流行病协会、英国医疗协会、医务人员卫生协会（Society of Medical Officers of Health）、社会科学联合会（Social Sciences Association）等机构，并于1823年创办《柳叶刀》、1836年创办《英国医学杂志》，宣传医学权威。④ 1856年，为向英国政府表明建立强制性医疗制度的必要，拉姆奇医生这样说道："为了防止传染病的扩散性威胁，保障社会共同体的安全，必须牺牲个人的天赋自由权，执行强制接种与传染病通知、

---

①　Stanley Williamson, *The Vaccination Controversy: the Rise, Reign and Fall of Compulsory Vaccination for Smallpox*, Liverpool: Liverpool University Press, 2007, pp. 98 – 99.

②　王珉主编《当代西方思潮评介》，浙江大学出版社，2005，第129页。

③　H. H. Vernon, *Why Little Children Die*, London: John Heywood, 1878, p. 144.

④　Steven J. Novak, "Professionalism and Bureaucracy: English Doctors and the Victorian Public Health Administration," *Journal of Social History*, vol. 6, no. 4, 1973, pp. 444 – 446.

治疗法案。"①在医生们的努力宣传与传染病威胁的社会背景下，英国政府尊重医生们的建议，在他们指导下，不断完善强制接种制度。

1855 年，流行病协会在系统考察接种制度缺陷的基础上，发布年度报告，建议政府强化行政权，将接种管理与监督权交给中央卫生委员会，让"某些有能力、精力充沛的医生专家参与运行整个体系，贯彻落实相关政策"。② 最终，英国政府不仅让中央卫生委员会负责接种实践的管理与监督，而且，为使之更有成效，英国政府还在中央卫生委员会中特设了一个医学管理员（Medical Officership）职位，任命非常重视医疗科学的伦敦卫生医务官约翰·西蒙担任此职，计划通过西蒙的指导，让强制接种制度趋于完善。

在西蒙看来，主管接种的济贫法委员会只重视订立接种契约，未能很好地按照政府要求，指导与监督接种实践。因此，1858 年，在他主导下，议会中的大多数议员提出了完善强制接种制度的《公共卫生议案》，议会讨论通过后，以《公共卫生法》的名义正式颁布。这部法案计划："确立一个更好的接种制度……确切来说，要求济贫法委员会接受医疗部门的指导，从医学角度全面考虑问题，由医生专家对接种服务进行规范监督。"③ 从内容上来看，这部法案撤销了中央卫生委员会负责接种管理与监督的权力，将西蒙主管下的接种服务转至枢密院，并在枢密院中组建专职医疗部，全权监管接种实践。此后，在西蒙的强有力领导下，专职医疗部陆续指示：改善疫苗质量，规范疫苗供应，提高接种技术，固定接种时间、地点，建立接种培训机制，创设能为接种技术提供专业性咨询服务的疫苗教育与医学研究机构；还面向全社会公开招募公共接种员，要求他们必须配备新鲜疫苗并拥有医疗部承认、由专门医学院颁发的接种资格证，遵从医生专家的指导，接受其监督。④

为完善强制接种制度，强化接种管理，西蒙还建议英国政府特别创建了周期性医生巡查机制，并建议任命西顿等医生为第一批专职检查员，让他们划分出专属自己管理的不同区域，对所有接种实践开展三年一次的检查，由财政部提供薪资；要求地方管理者严格按照医生意见，不断完善强

---

① Henry Wyldbore Rumsey, *Essays on State Medicine*, London：J. Churchill, 1856, pp. 1 – 2.

② *The Lancet*, vol. 71, no. 1809, May 1, 1858, pp. 440 – 441.

③ John Simon, *English Sanitary Institutions*：*Reviewed in Their Course of Development, and in Some of Their Political and Social Relations*, p. 281.

④ R. Lambert, "A Victorian National Health Service：State Vaccination 1855 – 1871," *The Historical Journal*, vol. 5, no. 1, 1962, pp. 5 – 6.

制接种制度。一年半之后，西蒙又任命两名新的专职检查员，且将检查周期改为两年一次，此外，他还提议："为促进接种员工作，在绩效原则下，予以奖金激励。"①

西蒙及其支持者的努力为英国社会确定了一套强制化特征显著的接种制度，为使之巩固，他督促英国议会于 1867 年再度颁布《接种法》：强制要求各地区任命专职接种管理员，严格监督接种，起诉反强制接种者；医疗部具有任命公共接种员、修改接种协议、划分接种区的职责；完善接种登记制度，强制性任命地方接种登记员与反强制接种起诉监督员，要求地方治安官对屡次违反《接种法》的反强制接种者施以重罚；将必须履行接种义务的儿童年龄从出生后 3 个月扩展至 14 岁以下；对所有医生的接种表现进行奖惩，鼓励接种备案。② 这部法案完善了地方上的强制化接种管理体系，并任命了地方专职接种管理员、接种登记员和反强制接种起诉监督员等，使强制接种服务处于国家严格监控中。

1867 年法案实施后，强制接种制度趋于完善。当 1871 年天花再度来袭时，这套制度发挥了重要作用，受到普遍认可。③ 这一年，英国政府再度颁布《接种法》，首次以量化指标鼓励接种，并强制要求中央卫生当局主导任命各地区专职接种管理员，监督接种事宜；规定接种登记员每月须向管理员呈交新生儿信息，使后者参照接种技术人员提交的接种证明，起诉反强制接种者；向反强制接种者征收 25 先令的罚款，对那些拒缴罚款者予以监禁，由起诉监督员负责监督。④ 这样，到 1871 年，强制接种制度"获得圆满成功……是最为完美的国家预防医疗体系"。⑤

因此，到 1871 年，医生们已经实现了 1853 年的强制接种目标，推动了国家医疗部的创建，还新创设了专职负责疫苗血清教育的医学系统、稳定长久的医生专职检查员制度以及两年一次的医生巡查机制。这些措施为全国人民提供了免费、强制与普及的公共卫生服务，并在医生指导下获得质量与效率的有力保证。但是在接种制度的设计上，1853 年以后的国家行为

①　*British Medical Journal*, March 7, 1874, p. 178.

②　Dorothy Porter & Roy Porter, "The Politics of Prevention: Anti – Vaccinationism and Public Health in Nineteenth – Century England," *Medical History*, vol. 32, no. 3, 1988, p. 233.

③　W. M. Frazer, *A History of English Public Health 1834 – 1939*, pp. 169 – 170.

④　A. Beck, "Issues in the Anti – Vaccination Movement in England," *Medical History*, vol. 4, no. 4, 1960, p. 311.

⑤　*The Lancet*, vol. 107, no. 2734, January 22, 1876, p. 158.

超过了之前自由主义者的所有预想。甚至现代政府在面临大病侵袭时，也很难设计出这样一套不自由的制度，即将其文明子民置于"非人道的强制"中，更让医生借助政府主宰了针对身体的接种事宜。

强制接种制度的创建是通过医生们有效的组织和呼吁，最终将医学引进政府，并予以保障的典型。这表明医学开始与政治接轨，而且还建立了较为紧密的联系，让政府服从职业医生的指导，使得接种立法具有浓厚的强制医疗色彩。在天花等疾病猖獗的背景下，职业医生们联合起来，精致包装了接种操作，让政府赋予医生大权。职业医生的强制规划被写进法律，大量医生获得重用，变成公务员，展现出职业医生管理国家的事实。这体现出维多利亚时代职业医生们的"政治家角色"，他们合理运用技术优势、影响力与公共压力，通过简单的例行报告占据了卫生管理的主导权,[1]预示着一种特殊的专家型公共服务模式的建立。

天花强制接种制度成效巨大，与1872年相比，1891年的天花死亡率已经下降了85%，天花疾病自1902年至1903年的最后一次暴发后，再未曾复发，对英国社会的威胁大为降低。[2] 据英国政府当时死亡记录（Bills of Mortality）与人口登记表显示：自1853年强制接种制度确立以来，直到1907年强制性策略弱化之前，天花死亡率已经从之前的0.3% ~ 0.4%降至0.03%。[3] 并且，"在整个19世纪，通过强制接种的方式控制天花感染的举措对这个时代史无前例的人口大增长助益良多，广大民众的健康状况也得到显著改善"。[4]

天花强制接种制度注定会侵犯个人自由，让职业医生权力扩张。这种事实表明，即便大英帝国维多利亚时代盛行的是古典自由主义思潮，但在政府管理领域，它可依靠科学力量，借助医生之手实施某些限制自由的政策。

（三）医生强势地位的阻力

职业医生们主导确立的强制接种制度"威胁"了个人自由，激起了广

① G. S. R. Kitson Clark, "Statesmen in Disguise': Reflexions on the History of the Neutrality of the Civil Service," *Historical Journal*, vol. 11, no. 1, 1959, pp. 19 – 39.

② A. J. Mercer, "Smallpox and Epidemiological – Demographic Change in Europe: the Role of Vaccination," *Population Studies*, vol. 39, no. 2, 1985, p307.

③ Henry James Parish, *Victory with Vaccines: the Story of Immunization*, Edinburgh: Livingstone, 1968, pp. 57 – 58.

④ A. J. Mercer, "Smallpox and Epidemiological – Demographic Change in Europe: the Role of Vaccination," *Population Studies*, vol. 39, no. 2, 1985, p. 307.

泛抵制，反对者们以强制接种所体现出的职业医生权威、国家调控正当性与公民权利和义务为主题，制造公共舆论，反对强制接种。

首先，对于支持者将职业医生的医学指导意见视为权威的做法，反对者并不认同。他们认为英国政府与职业医生们的联合过于紧密，政府管理者过分重视医生意见，不尊重个体公民的意愿诉求。① 这种状况使许多反对者深感不安，担心政府过于重视医疗科学的做法可能会让英国社会陷入"医疗专制"的深渊，甚至怀疑议会正被一群医生阴谋家所把持，试图在英国社会中实现"医疗专制"。对此，有反对者这样说道："在1848年，医生们推行的强制法案污染了我们的河流；之后，医生们又通过立法，让政府要员服从他们的调配；最后，通过天花接种，医生们实现了对我们整个社会自由体系的强制践踏"。②

此外，还有反对者认为："议会根本无权侵害健康者的身体，不该以公共卫生为借口侵犯人权；更不该侵犯一个健康婴儿的躯体，为避免完美的卫生成为专横的邪恶，不管在贞洁还是在安全的名义下，立法者都无此权力。这项法案令人无法忍受地强夺了自由，注定将激起抵抗的意志。"③ 一位英国作家这样写道："英国的某些医生专家借助政府权力，主导确立的强制接种制度乃是政治阴谋，揭露了政府的腐败与医生们医德的沦丧。"④

查尔斯·克莱顿（1847~1927）对职业医生与医学权威的攻击更为激烈。1881年，他出版《流行病史》（*History of Epidemic*），认为疾病暴发主要受恶劣的气候环境影响，消灭疾病的最好方法就是保障环境卫生与空气

---

① 在19世纪中后期，利用科学领域中的权威专家指导政府决策，鼓励专家群体参与政府管理，彰显政府的科学执政权威，促使个人信服并顺从政府权力约束，是当时英国政治文明的发展方向。G. S. R. Kitson Clark, "Statesmen in Disguise: Reflexions on the History of the Neutrality of the Civil Service," *Historical Journal*, vol. 11, no. 1, 1959. 其中，展示医生专家介入政府管理工作的著作主要有：Jeanne L. Brand, *Doctors and the State: The British Medical Profession and Government Action in Public Health, 1870 - 1912*; Dorothy Porter and Roy Porter ed., *Doctors, Politics, and Society: Historical Essays*; Royston Lambert, *Sir John Simon, 1816 - 1904, and English Social Administration*.

② Francis William Newman, *The Coming Revolution*, Nottingham: Stevenson, Bailey & Smith, 1882, pp. 5 - 11.

③ *Vaccination Inquirer*, 1894 - 1895, vol. 16, p. 16.

④ A. Beck, "Issues in the Anti - Vaccination Movement in England," *Medical History*, vol. 4, no. 4, 1960, p. 317.

清洁，医疗科学发挥不了多大作用。[①] 1887 年，他再度出版著作，全面否定了建立在医疗科学基础之上的天花接种，认为它污染了人体血液，伤害了整个躯体，加大了人们感染梅毒等致命疾病的风险，威胁了受种者的生命安全。[②] 在 1889 年出版的著作中，他甚至将发明牛痘接种术的琴纳医生描绘成一个十足的罪犯，一个愚弄议会的贪财者，认为他用医学权威包装自己，将天花接种当作"抗病实验"，强制性地让每个受种者的生命处于危险境地。[③]

除此之外，最具影响力的反强制接种杂志——《接种调查者》（Vaccination Inquirer）也认为英国职业医生用"转瞬即逝的想象力，如同天空浮岛一般荒唐的愚蠢构想"来实现自己名利双收的愿望。[④] 杂志的首任编辑威廉·怀特甚至认为强制接种制度是一个侵犯个人自由的政治阴谋，是职业医生群体与政治家们追求物质利益和权力威信的工具；[⑤] 认为英国政府错误地接受了医生意见，让卫生管理面临"医疗专制"的威胁，使得医生们肆无忌惮地利用诸如天花接种等强制性医疗业务牟取经济利益，导致国库亏空。[⑥]

其次，对于支持者倡导政府听从职业医生意见指导，强化国家调控的行为，反对者的意见是，这体现了政府公权对个人自由权利的威胁。在反对者看来，政府指导运营的强制接种制度使得"政府公权控制了原本属于个人私有的身体，以一种企图主宰个人身体的暴政侵犯了个人自由"。[⑦] 对此，约翰·斯蒂芬斯（John Stephens）在 1876 年这样说道："国家支持下公共接种员的'医疗垄断'（Medical Monopoly）剥夺了作为自由民的所有权利，使他们失去了在自由国家中原本享有的公民特权。"[⑧]

在此背景下，很多反对者都担心，如果强制接种制度被视为合理存在，

---

① Major Greenwood, *Epidemics and Crowd - Diseases: An Introduction to the Study of Epidemiology*, London: William & Norgate, 1935, pp. 245 - 273.

② Charles Creighton, *The Natural History of Cow - Pox and Vaccinal Syphilis*, London: Cassell, 1887.

③ Charles Creighton, *Jenner and Vaccination : a Strange Chapter of Medical History*, London: Swan, 1889.

④ *Vaccination Inquirer*, 1879 - 1880, vol. 1, p. 6.

⑤ William White, *The Story of a Great Delusion*, London: Allen, 1885, pp. 177 - 196.

⑥ William White, *The Story of a Great Delusion*, p. xlviii.

⑦ *The Anti - Vaccinator*, December 4, 1869, p. 249.

⑧ *East London Observer*, May 27, 1876, p. 7.

那么势必会助长政府的专制野心。他们认为，若要使政府决策顺从民意，就必须尊重个人自由意愿。例如，反强制接种运动主要倡导人之一的罗塞利就认为："个人只有遵从内心意愿，自由行动，才能促进社会进步；很明显，迄今为止，国家所做的都是个人可以做到的事情，对此进行干涉将会限制和阻碍个人发展，影响社会进步。"① 1882 年，纽曼这样说道："（强制接种的政策施行）让现代英国政府将'权宜之计'（Goddess of Expediency）凌驾在公正、自由与正义哲学上，个人自由被完全抛弃，不管是社会主义者、保守主义者，还是边沁主义者、自由和激进主义者，都将权宜、将就的方便原则作为自己首选的办事指导理论。"②

为了表达捍卫个人自由、反对国家强制调控的决心，罗塞利领导下的国家反强制接种联盟（The National Anti - Compulsory Vaccination League）于 1878 年在《国家反强制接种报告》（*National Anti - Compulsory Vaccination Reporter*）的专栏首页中发表文章，认为："首先，议会保护所有民众的自由权利乃是义不容辞的责任；其次，接种法案践踏了父母们希望孩子免于疾病的愿望，议会的行动起到了反作用；最后，议会并未保障自由权，反而以健康福利为由干涉自由，并通过罚款与监禁滥施惩罚，给本分老实的父母增添灾难，应该受到公众谴责。"③ 斯宾塞也对强制接种制度深感不满，认为它损害了个人自由，国家权力剥夺了个人权利；④ 认为政府控制应尽可能地最小化，立法上尤其要注意保障广大民众的自由权利不受侵犯。⑤

再次，对于支持者们认为强制接种制度反映了医疗科学权威和政府负责的态度，作为个体公民，有义务全力支持此项政策的观点，反对者从尊重公民自由权利的角度予以驳斥，强调："既然我们都是善良、守法的公民，就应该得到政府的尊重，享有充分的个人自由……政府无权采取政治手段干涉父母的权利"，认为公民的义务和权利不仅体现在自由选举和公平投票等政治行动中，还应体现在自主管理家庭事务的活动中。⑥ 如果说对公

① William Hume - Rothery, *Vaccination and Vaccination Laws: a Physical Curse and a Class - Tyranny*, Manchester: Tulley, 1872, p. 15.

② Francis William Newman, *The Coming Revolution*, p. 3.

③ *National Anti - Compulsory Vaccination Reporter*, December 1, 1878, p. 1.

④ Herbert Spencer, *Social Statistics: or The Conditions Essential to Happiness Specified, and the First of Them Developed*, London: John Chapman, 1851, pp. 281 - 288.

⑤ Michael St. John Packe, *The Life of John Stuart Mill*, London: Secker and Warburg, 1954, p. 305.

⑥ Nadja Durbach, *Bodily Matters: The Anti - Vaccination Movement in England, 1853 - 1907*, p. 71.

民自由权利的理解在 19 世纪以前仅限于上层贵族，那么，随着 1832 年、1867 年、1884 年《议会改革法案》的通过，英国社会中的大多数中下层民众都成为正式选民，他们的自由公民意识也日益觉醒。

　　在政治民主化与工业革命后中下层民众生活待遇普遍提高的社会背景下，英国普通平民大众参与政治的兴趣和热情也急速提升，他们开始关注社会问题，致力于维护自己作为英国公民的自由和人身权利。在这样的社会大环境中，强制接种制度使得广大中下层民众的"反强制接种热情高涨，他们对国家政策的核心要义、基本组成和边际界限都进行了重新评估"。[1]有学者甚至认为：正是通过反强制接种运动，广大中下层民众表达了他们要求成为"值得尊敬"与"诚实正直"的国家公民之愿望，这是他们形成与塑造其崭新社会形象的重要方式。[2] 对于支持者要求公民不惜牺牲个人自由权利，以更好增进国家利益的提议，有的反对者还使用英国宪政自由原则予以驳斥，认为它违反了英国的自由宪政传统。因此，"每位善良公民都应该团结一致，坚决利用好宪法赋予他们的神圣权利，完全彻底地清除这些威胁自由的立法"。[3]还有的反对者这样认为："一个安分守己且对英国王室高度忠诚的公民不应该受到强制。"[4]

　　为显示人们珍视个人自由、反对强制接种制度的决心，在罗塞利领导下，反对者们于 1874 年在切尔滕纳姆（Cheltenham）组织创建了国家反强制接种联盟。在此基础上，威廉·特布（William Tebb）于 1880 年又创建了旨在彻底废除强制接种制度的伦敦协会（London Society for the Abolition of Compulsory Vaccination）。1896 年，他又将伦敦与地方所有的反强制接种组织联合起来，创建了国家反接种联盟（The National Anti - Vaccination League）。[5] 此外，英国社会还出现了大量反强制接种宣

---

① Nadja Durbach, "Class, Gender, and the Conscientious Objector to Vaccination, 1898 – 1907," *Journal of British Studies*, vol. 41, no. 1, 2002, p. 62.

② Nadja Durbach, "'They Might as Well Brand Us': Working - Class Resistance to Compulsory Vaccination in Victorian England," *Social History of Medicine*, vol. 13, no. 1, 2000, p. 46.

③ William Tebb, *A Personal Statement of the Results of Vaccination*, London: London Society for the Abolition of Compulsory Vaccination, 1891, p. 4.

④ Robert Stobbs, *To the Fathers and Mothers of Great Britain, and All Who Groan Beneath the Yoke of a Medical Despotism*, London: Collins, 1886, p. 18.

⑤ Bernhard J. Stern, *Should We be Vaccinated?: A Survey of the Controversy in its Historical and Scientific Aspects*, New York: Harper & Brothers, pp. 79 – 83.

传著作,①各类反强制接种杂志也纷纷创刊。1869 年《反接种者》(*Anti - Vaccinator*)、1874 年《国家反强制接种报告》相继问世。1879 年,威廉·特布更是创办了那个时代最具影响力的反强制医疗杂志——《接种调查者》。众多著作和刊物的出现使得当时的反强制接种运动达到了空前的规模,麦克劳德称之为"维多利亚时代英国社会的非暴力不合作运动"。②

在民间舆论影响下,19 世纪的英国著名政治家坎宁(George Canning)、皮尔(Robert Peel)与格莱斯顿(William Ewart Gladstone)都反对强制接种,认为英国的自由理念意义深刻,它赋予每一个民众依照个人意愿管理家庭事务的权利,无须受议会摆布。③ 1876 年,格莱斯顿明确指出:强制接种制度是对"个人自由"的攻击。④ 许多议员也在议会中支持反强制接种运动,莱斯特城的议员泰勒(P. A. Taylor)就曾出版了流传甚广的小册子——《关于接种问题的当前谬误》(*Current Fallacies about Vaccination*),公开反对强制接种制度。1883 年,小册子发行了 2 万册,民众争相传阅。⑤ 除发表著作外,他还在 1883 年的议会发言中这样说道:"强制接种制度以医学监督为幌子,对个人自由进行了专横攻击。"⑥

(四)医生强势地位的终结

在强大的舆论压力下,英国议会于 1889 年成立了皇家接种委员会(Royal Commission on Vaccination),调查英国民间对待强制接种制度的态

---

① 除文中提到的著作外,主要还有:Alexander Wheeler, *Vaccination Opposed to Science and Disgrace to English Law*, London: E. W. Allen, 1879; John Pickering, *Which? Sanitation and Sanitary Remedies or Vaccination and Drug Treatment*, London: E. W. Allen, 1892; William Young, *The Vaccination Acts Powers and Duties of Magistrates and Guardians*, London: E. W. Allen, 1889; Ursula Mellor Bright, *An Evil Law Unfairly Enforced*, London: Allen & Young, 1886; C. T. Pearce, *Vital Statistics Showing the Increase of Smallpox, Erysipelas... in Connection with the Extension of Vaccination*, London: E. W. Allen, 1877; C. T. Pearce, *Vaccination its Source and Effects*, London: Bailliere, 1869; W. J. Collins, *Ought Vaccination to be Enforced?*, London: Students' Journal of St. Bartholomew's Hospital, 1882; William Tebb, *Brief Story of Fourteen Years' Struggle for Parental Emancipation from Vaccination Tyranny*, London: E. W. Allen, 1894; A. Milnes, *The Theory and Practice of Vaccino - Syphilis*, London: E. W. Allen, 1891.

② R. M. MacLeod, *Law, Medicine and Public Opinion: The Resistance to Compulsory Health Legislation, 1870 - 1907*, p. 211.

③ *Westminster Review*, vol. xxxi, 1889, p. 99.

④ *The Lancet*, vol. 107, no. 2749, May 6, 1876, p. 693.

⑤ B. J. Stern, *Should we be Vaccinated?: A Survey of the Controversy in its Historical and Scientific Aspects*, p. 78.

⑥ A. Beck, "Issues in the Anti - Vaccination Movement in England," *Medical History*, vol. 4, no. 4, 1960, p. 316.

度。在历时 7 年的调查中，委员会共召开了 136 次会议，采访了 187 个强制接种制度的支持者与反对者，1896 年发布了调查报告。①

通过报告，议员们了解到许多人反对强制接种制度。人们认为清洁环境才是根除天花等疾病的关键。② 不过，议员们发现强制接种制度的支持者也为数众多。例如，在格洛斯特（Gloucester），当天花疾病在 1895～1896 年盛行，环境清洁无力阻止其迅速蔓延，致使广大民众惶恐不安时，地方管理者就非常认可政府确立的强制接种制度，确保每户家庭都遵守政府规定，顺利受种，最终消灭了来势凶猛的天花疾病。③

议员们对此报告做了不同的解读：以上议院议员为代表的多数派无视反强制接种者的呼声，主张维持强制接种制度，但下议院部分议员则组成少数派，要求抚慰反强制接种者，缓和接种的强制色彩，创建出一套具有英国特色的"真诚反对"者免除接种义务的法律体系：将"诚实、按照真诚意志行事"与不负责任的反强制接种者区别看待，让那些在"真诚"意愿引导下选择反对强制接种的善良人士免除接种义务。最终，议会综合两派意见，发布报告：为避免让不负责任的父母逃脱接种义务，强制接种制度仍需维持，但可以让那些"真诚反对"强制接种的父母们免除接种义务。④

1898 年 3 月，在议会报告的基础上，新上任的地方政府委员会（Local Government Board）主席亨利·查普林（Henry Chaplin）提议颁布新《接种法》，议会予以讨论后，顺利通过。法案规定：将婴儿的接种时间从出生后的 3 个月以内扩展至出生后的 12 个月以内；用家庭随访接种的形式取代公共接种；接种疫苗用牛血清代替人体血清，并将前者储存在甘油中，以保证质量效果；对反强制接种者的罚款数额进行限制。但是，法案并未提及免除"真诚反对"者的接种义务，这让那些激进的反强制接种者大为动怒，纷纷指责这项法案："带有欺诈草率的性质，不会受到任何欢迎。"⑤

为平息反强制接种者的不满，1898 年 7 月，自由党议员沃特·福斯特（Walter Foster）听取了少数派议员的意见，提议增添《接种法》附加条款，

① *The Lancet*, vol. 367, no. 9508, February 4, 2006, pp. 436 – 437.
② *Vaccination Inquirer*, 1879 – 1880, vol. 1, pp. 17 – 18.
③ *Public Health*, 1896 – 1897, vol. 9, pp. 213 – 218.
④ Nadja Durbach, "Class, Gender, and the Conscientious Objector to Vaccination, 1898 – 1907," *Journal of British Studies*, vol. 41, no. 1, 2002, p. 68.
⑤ *Vaccination Inquirer*, 1897 – 1898, vol. 18, p. 2.

采纳"真诚反对"者免除接种义务的方案，要求济贫法监护人委员会通知每位"真诚反对"强制接种的婴儿父母，只要他们在地方法官的见证下签署"真诚声明"反强制接种协议，经过政府审议通过后，就可获得"真诚反对"强制接种意愿的真实性认可证书，免除接种义务。但保守主义者对此表示反对，他们要求针对那些负有履行接种义务的婴儿父母进行严格监督，规定在小孩出生后的 4 个月内，必须由地方法官对其父母进行严格监督，看他们是否"真诚地拒绝强制接种"。为尽快达成协议，议会对两派意见进行斟酌考虑后，在《接种法》附加条款中正式增添了"真诚反对"者免除接种义务的内容。并且，为了尊重保守派意见，法案同时还规定"真诚反对"意愿的真实性需要经过政府部门的调查审核，使得免除接种义务的申请受到国家医疗政策与行政裁决的约束。① 经过福斯特的协调后，法案获得议会多数认可，申报国王批准后，于 1898 年 7 月顺利通过并付诸实施。

该法案强调"保障民众按照内心真诚的意愿行事，乃是所有公民应该享有的基本权利"，在具体实践中，它规定：任何人只要能证明自己是出于"真诚反对"的意愿拒绝强制接种，法律就不得制裁；如果违反强制接种法的父母受到指控，他们可以向地方当局申诉，声明自己是出于"真诚反对"的意愿，地方法庭随后会对此意愿的真实性进行严格审核，若通过审核，那么他们将免遭指控。法案颁布后，反强制接种者深感振奋。在一个讽刺性广告中，当被称为"婴儿猎手"的强制接种管理员对逃避接种义务者进行处罚时，一名反强制接种者对之不屑地调侃道："一个内在真诚的人不需要屈服。"②

法案实施后，截止到 1898 年底，已经有超过 20 万婴儿父母申请用"真诚反对"意愿免除接种义务。③ 不过，不同地区的政府部门在审核该地区申请者的"真诚反对"意愿时，态度上却存在着极大差异，"在当局支持强制接种的地方，父母们获得'真诚反对'意愿的认可比较困难，会遭到严格审核，其动机也会被质问，申请往往会被拒绝"。主要原因在于"真诚反对"的含义太过抽象，许多地方官员在审核时无法确切衡量，导致很多申请未经审核就被驳回。而且，针对"真诚"含义的认知标准也存在地域差

①　Anthony S. Wohl, *Endangered Lives: Public health in Victorian Britain*, pp. 134 – 135.

②　Nadja Durbach, "Class, Gender, and the Conscientious Objector to Vaccination, 1898 – 1907," *Journal of British Studies*, vol. 41, no. 1, 2002, p. 63.

③　*Vaccination Inquirer*, 1898 – 1899, vol. 20, p. 148.

异，拒绝理由也常常出自很多地方官员的奇思怪想，很多人直接袒露说："对那些'真诚反对'强制接种的申请者怀有非常深刻的'反对'情绪，很少会予以通过。"①反强制接种者对此非常愤怒，认为这是将"宽慰他们的方式"转变为"继续迫害的武器"，很多人拒绝接受地方法官的"诘问"，强调这是对其自由尊严的侮辱。② 他们虽然也承认"真诚"的含义难以准确界定与衡量，但却认为不管其形式与特征如何，它始终"作为一种道德法则长存内心，必须予以尊重"。③

《圣詹姆斯公报》记载了伦敦地方法官第一次遇到"真诚反对"意愿申请时的复杂心态，他非常迷惘地对申请者说："我不知道、不确定自己将要做什么。议会法案要求我必须审核你的'真诚反对'意愿，但我不知道你是否只简单地跟我说这个事情，说完你就要走，或者要做其他什么事情，你可能从来没有使我满意过，我不知道我确定了什么，我不理解这部法案。难道我看到你，你告诉我，就意味着你会获得一个建立在'真诚反对'意愿基础上的义务接种免责证吗？我不知道这个理由是否充分，为了让我彻底信服，我必须把医生和其他所有相关人员全部叫来。"④

与许多政府官员一样，反强制接种者也不认可立法审核"真诚反对"意愿的做法，他们认为"真诚反对"的意愿如果贴上立法审核的标签，就会使自己成为与社会脱节的异类，有损自己作为英国公民的荣誉。因此，他们并不想成为例外的赦免人，而是要求英国政府能够照顾所有公民的"真诚反对"意愿，让他们真正享有自由接种的权利。在这种信念指导下，大多数反强制接种者根本无法接受政府部门严格审核公民"真诚反对"意愿的行为。在他们看来，"真诚反对"强制接种的父母们"或观察到别人家庭发生的灾难，或接受了某个高明科学家的指点，或通过个人的悲惨体验等可能存在的各种方式发现了接种的无效、危险，从内心对之排斥。作为情真意切且聪明善察的父母，他们太过沉溺于对接种的排斥，因而会发自内心地反对强制性地让孩子们接种天花疫苗，不敢将自己挚爱的宝贝们置于不受保护的险境中。"⑤据此，众多反强制接种者都认为那些"真诚反对"

---

① *The Lancet*, vol. 152, no. 3919, October 8, 1898, p. 953.

② *British Medical Journal*, June 13, 1903, p. 1394.

③ *Vaccination Inquirer*, 1884 – 1885, vol. 6, p. 137.

④ *St. James' Gazette*, August 22, 1898, p. 38.

⑤ W. J. Furnival, *The Conscientious Objector: Who He Is! What He Has! What He Wants! And Why!*, London: Stone, 1902, p. 3.

强制接种的父母们都是在全心全意地爱护着自己的孩子，政府理所当然地应该让他们免除接种义务。

在强大的舆论压力下，内政部（Home Office）在1904年和1906年连续两次发布备忘录，明确规定："真诚反对"意愿的真实性不需要医生证明，也不需要任何医学、卫生学或数据学检测，"真诚反对"者免除接种义务的合理性与可能性都无须经过政府部门的严格监督和审核。此后，地方法官逐渐失去了严格审核"真诚反对"意愿的权力。[①]在这种形势下，议会又于1907年再度颁布《接种法》，正式废除了1898年《接种法》附加条款中规定政府需要严格审核"真诚反对"意愿的诸多程序。此后，任何声明"真诚反对"接种服务，请求免除接种义务的申请者们都可以达成心愿。到1937年，全国只有34%的婴儿出生后履行接种义务，强制接种制度名存实亡。1948年7月5日，英国政府最终从立法上彻底废除了强制接种制度。[②]

英国政府在1898年颁布的《接种法》意义重大，首次将"真诚反对"者免除法定接种义务的原则正式引入英国法律体系中。[③]让医疗科学与法律权威遵从个人自由意愿，对此，专门委员会（Departmental Committee）在1908年这样说道："《接种法》的命运很明显地昭示出：英国政府在议会法案中所强制实施的医疗行为很少能够成功落实，施行过程中总会遇到比其价值本身更为巨大的摩擦、矛盾与冲突。"[④]这种状况使得那个时代的学者们深感焦虑，有人针对"真诚反对"者免除法定接种义务的原则这样说道："我们可以充满自信地做出预判：这样的举措会对未来产生误导性影响，加大无辜生命病死的风险……无助的婴儿从此失去了国家强有力的庇护。"[⑤]很多现代学者也认为：这个原则将整个英国社会置于传染病侵袭的危害之中。在他们看来，虽然天花疾病已经消亡，但百日咳以及风疹病毒仍然对英国社会造成严重威胁，接种防疫措施必不可少，是保障公共卫生安全的重要方式。在这种情况下，1898年《接种法》所确立的"真诚反对"者免除接种义务的

---

① Nadja Durbach, "Class, Gender, and the Conscientious Objector to Vaccination, 1898 – 1907," *Journal of British Studies*, vol. 41, no. 1, 2002, p. 76.

② R. Lambert, "A Victorian National Health Service: State Vaccination 1855 – 1871," *The Historical Journal*, vol. 5, no. 1, 1962, p. 14.

③ *The Lancet*, vol. 340, no. 8826, October 24, 1992, pp. 1019 – 1021.

④ R. M. MacLeod, "Medico – Legal Issues in Victorian Medical Care," *Medical History*, vol. 10, no. 1, 1966, pp. 48 – 49.

⑤ H. Rider Haggard, *Doctor Therne*, London: Longmans, Green, 1898, pp. 50 – 56.

原则将会带来消极影响，不利于保障社会大众的卫生安全，也让个人性命处于危险境地。① 在此原则影响下，英国民众普遍接受将天花接种视为理性的疾病预防策略一直要等到第一次世界大战或者更晚的时期，甚至在 1970 年，他们还反对百日咳的接种规划，民众对此也报以警觉小心的态度。②

从医患关系视角看，强制接种制度的取消体现出医生权威在病患者心目中的附属地位，即使以全科医生为代表的英国职业医生社会作用已经得到民众的广泛认可和政府的足够重视，但是疾病诊疗仍然首先需要获得公共舆论的"真诚"认可。对此，萧伯纳在 1906 年认为："由于个人自由意愿排斥任何权力威信，因此英国社会中的医疗地位存在着极大的不确定性，人们对职业医生缺乏基本信任，认为他们强制要求民众接受医疗服务，在道德上是无耻邪恶的"，更指出医生们宣传推广的强制医疗服务——接种实践是"疯狂的做法"。③ 对此，英国政府于 1911 年颁布《国民保险法》，要求所有医生必须尊重患者的自由意愿，不得实施强制医疗。在此基础上，法案确立了"健康保险主治医生"机制，规定所有病人可以自由地向全科医生提出看病申请，然后由他们安排随访诊治计划，对病情严重者进行专业医生联合会诊，从立法上让强制医疗制度退出了历史舞台。这部法案奠定了 1948 年国民健康服务体系的基础，成为现代英国医疗福利制度的源头，一直沿用至今。

二 医生与医疗机构

经过全科医生主导下英国医生职业格局的调整与变化，由于医学教育的实用化，以全科医生为代表的英国职业医生对专业技能的重视日益突出，他们与医疗机构之间的关系也发生了改变。近代英国的职业医生群体一直处于弱势或附属地位，他们和医院的关系并不像 1960 年代的《医院规划法》那样，致力于服务全体民众，甚至在 20 世纪初，许多医疗机构是由捐

---

① Lisa Z. Sigel, "*Bodily Matters: The Anti - Vaccination Movement in England, 1853 - 1907*, Durham: Duke University Press, 2005 (Reviews)," *Journal of Social History*, vol. 40, no. 3, 2007, pp. 752 - 754.

② Judith Rowbotham, "Legislating for Your Own Good: Criminalising Moral Choice——The Modern Echoes of the Victorian Vaccination Acts," *Liverpool Law Review*, vol. 30, no. 1, 2009, pp. 14 - 15.

③ George Bernard Shaw, *The Doctor's Dilemma: A Tragedy*, London: Penguin Books Ltd. , 1988, pp. 10 - 11, 59 - 60.

赠人主管，凭捐赠人推荐信接受贫民病人的服务场所，慈善色彩浓厚。随着医生对技能重视的日益突出以及中产阶级诊疗需求的提高，慈善捐赠人执掌医疗机构的局面逐渐消失，医生开始按照诊疗效果与技术特征改造医疗机构，摆脱了偏重慈善的倾向。

（一）医生依附地位的转变

在 19 世纪初，医疗服务主要通过慈善医疗机构——综合性志愿医院进行。这些医院常常由那些慈善者出资捐建而成立，目的是治疗那些道德体面、值得救济的穷人。能够入院治疗的人必须有捐献人的推荐信，院内医生虽名望显赫，但他们没有主导权，没有管理医院、任命工作人员与挑选治疗病人的权力，一切听从捐赠人的领导，依附于捐赠人，遵守捐赠人推荐制度。

除此之外，医院也很少接受赤贫病人，因为他们被认为是可以接受《济贫法》规定下的相应医疗救助的，也不同意让那些长期受慢性病折磨的患者从济贫法救助机构中转到医院。不过，是否能够接受济贫法医疗救助并不是志愿医院排斥病人的主要原因。六岁以下的孩童一般是不允许入院的，除非遇到紧急状况或急需进行的外科手术，孕妇、精神病残障者与那些被认为无药可救的道德败坏者都禁止入院。此外，各大志愿医院对传染病患者的态度也决定着病人的入院前景，如果医院管理者害怕传染病对住院病人造成感染的恶劣影响，也通常会拒绝收治。因此，尽管志愿医院也收治贫困病人，但又接受政策的限制，医疗救治并不是每个人都有的权利。

慈善志愿医院往往创建于危急时刻，当 1831 年霍乱盛行时，英国就创建了一个专门对此负责的中央委员会，并鼓励地方筹建特别委员会，组建隔离医院。① 这些医院一般由捐赠人组成的管理委员会负责，掌控从医院建设到病人入院、诊治、配药等各类事务，委员会不仅有权推荐病人，还负责医生评估，而医生只负责诊疗事务，服从委员会管制。② 医生们虽然要求公开申请入院者名单、由医生群体提名领导者、组织相关资格考试等，但管理委员会极力反对，他们推荐病人通常依据品质良好、行为善良、诚实公正等素质，很少涉及病理特征与病状现实。在如何任命医生职位上，委员会也不重视学识技术，认为医生的专业技能与学识并不重要，"道德素养

---

① Frederick F. Cartwright, *A Social History of Medicine*, London: Longman, 1977, pp. 97 – 101.

② M. Jeanne Peterson, *The Medical Profession in Mid – Victorian London*, pp. 139 – 141.

的高低优劣是评判医生业绩和能否被聘用的重要参考"。①在 1830 年代，政府对伦敦圣汤玛斯医院医生进行了细致调查后，于 1840 年发布了第 32 份《慈善委员会报告》，明确指出："某些有影响力的医院管理者，不是凭借个人喜好任命，就是通过裙带关系。"②当时民众也大都认同这种做法，认为："医生的护理能力，对病人感受的灵敏把握能力，远比医学知识与技能重要，这是成为一名杰出医生的首要条件。"③

这种只看重抽象道德，不顾诊疗质量的恶劣制度遭到劳工阶层的强烈抵制，他们怀有治愈疾病的良好预期，期望更好的医疗照顾，不愿接受错误管理，要求提升医生在医疗诊治与医院管理中的地位，使得医生的地位逐渐提高，医院管理逐渐由医生掌控。在 19 世纪，这种转变主要是由医院募捐活动决定的。

志愿医院的创建与完善需要大规模慈善投资。据统计，在伦敦除了传教士与圣经公会外，医疗慈善机构在整个 19 世纪 80～90 年代大约收到40% 的慈善出资，有 55% 属于遗产捐献。④ 慈善机构为疾病诊疗的投入极大，据 1857 年统计协会的估算，伦敦的所有慈善捐款中有 90% 都用于志愿医院。⑤

随着时代发展，医院的医疗设施更新速度加快，防腐剂、抗菌作用的外科纱布，新兴卫生医疗设备与内科、外科新型临床手术设备的大规模引进，都需要资金支持。高标准的护士职业培训与相关的护理设备、设施也有必要强化，医院病菌感染的不断暴发也促使管理者对医院设施进行重建与设置，这种重建再设置的模式加大了医院资金的紧张，例如在爱丁堡皇家医院，对设施长期维护的规划需要有超过 45 万镑的资金支持。⑥ 大部分志愿医院都在扩张自己的服务设施，以符合人口增长需求，但到 19 世纪中

---

① M. Jeanne Peterson, *The Medical Profession in Mid - Victorian London*, p. 123.

② M. Jeanne Peterson, *The Medical Profession in Mid - Victorian London*, p. 143.

③ Lawrence Rothfield, *Vital Signs: Medical Realism in Nineteenth - Century Fiction*, Princeton: Princeton University Press, 1992, pp. 112 - 113.

④ David Edward Owen, *English Philanthropy 1660 - 1960*, Cambridge: Belknap Press of Harvard University Press, 1964, p. 497.

⑤ Geoffrey Rivett, *The Development of the London Hospital System 1823 - 1982*, London: King Edward's Hospital Fund for London, 1986, pp. 112 - 113.

⑥ S. Cherry, "The Hospital and Population Growth: the Voluntary General Hospitals, Mortality and Local Population in the English Provinces in the Eighteenth and Nineteenth Centuries Part 1," *Population Studies*, vol. 34, no. 1, 1980, p. 75.

期，所有医院都无法使得自己的住院病人增长速度达到人口膨胀的高比率，服务设施远远满足不了不断膨胀的人口需要。① 人口膨胀的压力与医院不断增加的感染风险促进了医疗与护理方式的进步，在民众高标准要求驱动下，许多医院进行了大规模改修重建运动，曼彻斯特、利兹与诺维奇医院都进行了完全重建，布里斯托尔、沃切斯特与莱切斯特医院也进行了大规模改良。虽然有些地方医院条件不佳，但到 19 世纪末，大部分志愿医院条件还是得到了与时俱进的发展。② 这种社会背景使得医院建设基金捉襟见肘，19世纪后半期的农业危机也让慈善投入大减，捐献资金严重缩水。

更糟糕的是，志愿医院的慈善性质也让其资源有被滥用的危险，伦敦总人口中有 1/3，利物浦有 1/2，伯明翰有超过 1/4 的民众在 1870 年代后期都在享受着免费的医院诊治服务，造成医院财政问题更为紧张。在伦敦，很多医院都陷入财政管理上的严重混乱与赤字负担，由于医院的慈善投资并不稳定，这些都导致国家有必要介入，进行对志愿医院的宏观调控。③ 从1860 年代开始，济贫院医务所与地方上隔离医院的陆续出现也和正规医院存在竞争关系，1884 年还创建了英国医院协会。急迫的资金需求使得医院管理人不得不讨好捐献人，有时候盲目遵从慈善捐助人的错误指示。④

毫无原则地依附捐赠人的事实使得医院管理者声誉大降，而且，他们为了慈善目的而支持门诊部医疗的行动耗费了大量资金，使得志愿医院日常开支大减，医疗服务质量低劣，远低于民众预期。《医院》杂志在 1890年说道："人们像对待食物一样对待医疗，正是为了要得到更为高级的医疗服务的缘故……他们才会选择去医院。"⑤对医疗服务的高质量要求促进了医院改革，使得医生们开始执掌医务大权，进行医疗技艺与服务流程的改进，同时注意提升医务工作人员的素质，不再按照慈善家的个人意愿行事。

为筹集医院建设基金，传教士组织工人民众设立周六（Hospital Satur-

① S. Cherry, "The Hospital and Population Growth: the Voluntary General Hospitals, Mortality and Local Population in the English Provinces in the Eighteenth and Nineteenth Centuries Part 2," *Population Studies*, vol. 34, no. 2, 1980, p. 264

② S. Cherry, "The Hospital and Population Growth: the Voluntary General Hospitals, Mortality and Local Population in the English Provinces in the Eighteenth and Nineteenth Centuries Part 1," *Population Studies*, vol. 34, no. 2, 1980, pp. 59 – 75.

③ Geoffrey Rivett, *The Development of the London Hospital System 1823 – 1982*, pp. 112 – 124.

④ Geoffrey Finlayson, *Citizen, State and Social Welfare in Britain, 1830 – 1990*, Oxford: Clarendon Press, 1994, p. 4.

⑤ *Hospital*, January 18, 1890, p. 243.

day）与周日（Hospital Sunday）医院捐献日。周日募捐源于教会布道，与呼吁捐赠或税收类似，是 18 世纪医院筹资的主要方式。尽管这种资金具有周期性，但在 1859 年，伯明翰市将其明确规定在每周日。这种做法得到纷纷效仿，1873 年以后，逐渐形成大都市医院周日募集、筹集资金在国家主导下进行统一协调分配的引导机制，并根据各大医院的床位数及相关实施设备分配资金。

除了周日募捐外，周六募捐也逐渐开展起来。后者通常分家庭随访捐献、街道聚集捐献及友谊会主导下的捐赠善款。除此之外，还有工作场所捐献（Workplace Collection），这种周期性捐献方式可以追溯到 1822 年的莱斯特，那里的工厂工人都会向医院捐献善款。虽然依据现有材料，我们无法准确描述 19 世纪后半期志愿医院的资金变动情况，但到 1900 年，医院募集资金的模式确实发生了变化，周日募捐已经占到了英国医院收入的 4% ~ 7%。而周六募捐在地方上最为活跃，是医院资金的重要来源，尤其是那些较大的非教学综合医院；工作场所募捐也在不断发展，虽然在伦敦所占比例较小，但在地方上却占到医院资金的 1/10，在苏格兰能达到 1/6。① 它带来了医院权威的变化，慈善主义的文化基调与新捐献人的预期希望决定了医院管理模式的转变。

一般来说，史学家都不认为志愿捐赠与自助医疗和公费医疗在制度上有等级差别。在市政医院及国民健康服务体系建立之前，志愿医院的资金筹集仅被认为是纯粹的慈善主义，或属于受人尊敬与恭顺服从的行动。② 而地方医院则能激发市民自豪感，彰显了一种市区团体主义意识，表达了工人在自我利益的引导下，在合理思想的指导下，调控社会的英明举动。③ 他们对自身诊疗权益的追求促使医生地位上升，超越了传统慈善主义者的认知。甚至在那些周六日医院及工作厂房资金筹备量足够充分的城镇，医生地位的提升也显示了"在雇主引领下，工人们积极顺从的另一种方式"。④

工人自助筹资的方式给传统慈善带来冲击，意味着传统慈善者要求医

① Steven Cherry, "Hospital Saturday, Workplace Collections and Issues in Late Nineteenth - Century Hospital Funding," *Medical History*, 2000, vol. 44, no. 4, pp. 470 - 471.

② Brian Abel Smith, *The Hospitals, 1800 - 1948: A Study in Social Administration in England and Wales*, p. 386.

③ Stephen Yeo, *Religion and Voluntary Organizations in Crisis*, London: Croom Helm, 1976, p. 217.

④ John Pickstone, *Medicine and Industrial Society: A History of Hospital Development in Manchester and its Region, 1752 - 1946*, p. 140.

学外行人主宰医疗服务的现实已经不得人心，广大民众更愿意看到富有经验的医生们主导医疗服务，提升诊疗质量，使得医疗服务技术的效率获得提升，医疗效果得到改进，规避那些抽象无用的道德说教。这种趋势随着19世纪后半期志愿医院的财政困境加重而更加明显，在资金紧张制约下，工人入资成为必然，这就使得工人阶级"纷纷要求获得与资金募集比例相应的社会地位，改变他们向传统慈善老爷们卑颜屈膝的依附地位"。①

工人阶级人格的醒悟威胁了传统慈善权，改变了传统医院的决策模式，慈善领导者的独尊地位受到挑战。入院推荐信制度被工人阶级视为偏见与不公正，对此，《医院》杂志在1900年这样写道："现在，互相合作、彼此照顾的原则已经取代了传统捐赠者不可一世的推荐特权。从此，我们有理由相信，在所有医院中，工人阶级也会代表医院管理层，执行特别的管理服务"，很多慈善主义者开始担心，"如果工人阶级真的成为医院管理人，组成一个强大有实力的领导团体的话，那么我们很难阻止'慈善活动'被'自助自利'所取代"，最终这有可能会导致"医院被那些有组织的贸易商捐献人所占领，体现出浓厚的阶级意志……这在很大程度上是极其可怕的威胁"。②

因此，到19世纪末20世纪初，志愿医院发展的总趋势是对传统产生威胁、向下层偏转以及阶级倾向强烈。工人阶级募捐的成就是巨大的，保障了志愿医院的持续发展，确保民众享受完善的医疗服务。它虽然体现出集体主义的政治意涵，但却对个人卫生健康的保障与提升效果明显，使得志愿医院在资金不到位的窘况下，成功保证了医疗服务的优良充分，值得称颂。③

工人阶级、下层民众逐渐控制医院发展主导权所产生的乐观后果就是让慈善捐赠人独立掌管医院管理权的趋势得到遏制。此后，重视疗效、提升诊疗技术成为医院管理与发展的重要导向，在工人阶级、下层民众要求提高诊疗效果的努力下，医院管理拒绝听从慈善捐赠人的盲目行动，在民意驱动下，医院管理被视为责任重大的事情，应该以提升医疗质量为目的。

---

① Joseph Sampson Gamgee, *The Origin and Future of Hospital Saturday: A Glance at Ten Years' Work*, Birmingham: W. G. Moore, 1882, p. 9.

② *Hospital*, March 24, 1900, p. 420.

③ S. Cherry, "The Hospital and Population Growth: the Voluntary General Hospitals, Mortality and Local Population in the English Provinces in the Eighteenth and Nineteenth Centuries Part 2," *Population Studies*, vol. 34, no. 2, 1980, p. 265.

这种导向使得慈善捐赠人的医院管理权逐步被撤销，将其交给专事诊治的职业医生，让他们在医疗服务的主要机构——医院管理中掌握主导权。此后，为强化他们对病人的治疗效果，职业医生利用人们对门诊滥用的不满，对英国传统的医疗服务体系进行完善，使得掌握医疗技术的医生群体最终掌控了医疗服务主导权，大大改善了医疗服务的质量，摆脱了慈善主义的负面影响。

（二）医生主导权的确立

在与慈善主义色彩浓厚的医疗机构斗争中，医生开始掌控门诊部医疗服务，这是他们权力凸显的象征，掌管门诊部后，医生们摆脱了医疗机构偏重慈善的影响，掌握了医疗服务的主导权。

在 19 世纪中后期，英国志愿医院的发展导致门诊病人数量急剧膨胀，造成医疗资源的大量浪费，很多慈善机构与医生团体、医学报刊都认为志愿医院的免费诊疗机制会鼓励穷人们依靠国家，不利于倡导自助，使得原本有能力支付诊费的病人冒充穷人，诈骗国家赈济款。这种状况也使得医生们大为不满，很多友谊会与疾病俱乐部的医疗计划濒临破产。到 1889 年，反对浪潮已达到非常激烈的程度，《英国医疗杂志》深感有必要提醒它的读者们对此进行客观的讨论，强调这已成为"医院事务的焦点话题"。[①] 对此，各派势力均有不同看法，医院管理者不敢彻底废除门诊制度，认为这会给自己的声誉带来毁灭性影响，使自己在激烈的大都市慈善竞争中败下阵来。而阿贝尔·史密斯则认为对这种现象的批判体现了职业医生的焦虑，反映出职业医生担心门诊医疗破坏私人诊断实践的现实。[②] 在他们看来，门诊部不仅侵犯了职业医生的经济利益，还让医院工作人员做毫无价值的奉献，因此强烈要求取消免费门诊制度。

慈善家虽然没有职业医生的顾虑，但门诊制度滥用医疗资源，妨害个人"自助"的事实也使得他们寻求改革。领导慈善主义者进行改革的是慈善组织协会，他们都认为这种免费的医疗救助将会鼓励贫穷，让医疗资源被那些能够支付诊疗费的申请者滥用，造成慈善资源的浪费，还强调那些具备国家法律规定的条件，可以享受特别福利照顾的赤贫病人更应该去申请《济贫法》的赈济。而对于穷人群体值得或不值得救助，慈善家们也普

---

① *British Medical Journal*, vol. 2, no. 1491, July 27, 1889, p. 202.

② Brian Abel Smith, *The Hospitals*, *1800 - 1948*: *A Study in Social Administration in England and Wale*, pp. 101 - 118.

遍认为难以分辨、不好定义，此外，对"不值得"救治的贫穷病人，慈善家们也存在是否要求其支付诊疗费的争论。对于这些争议，社会上反应不一，不过普遍都支持对现有门诊制度进行改革。①

不论对于慈善家、医院改革者，还是职业医生来说，门诊滥用都是一个极其重要的话题，反映出他们对医院及其功用的不同认识，以及由此而产生的观念博弈。针对门诊滥用，这些团体提出了很多改革计划，包括关闭门诊部、创建药房节省诊疗开支、调查患者，等等。最终，慈善组织提出的调查患者与培训医生专职调查员的方式赢得普遍认可，被付诸实施。这种对门诊病人采取个体调查的形式温和客观，受到保守的医院管理者与医生群体的一致认可。但是，事实证明，当时的门诊部医疗资源滥用情况并不普遍，并没有发展到引起普遍焦虑的程度。之所以会产生这种改革的信念，主要是由于职业医生开始试图掌握医疗服务的主导权，摆脱慈善团体对医疗服务体系的掌控。

实际上，19 世纪伦敦的医疗服务市场是复杂且分等级的，综合性志愿医院、专门医院以及教学医院虽然都有诊治急症的传统，但它们并不是卫生保障的唯一供应者。在 1896 年，有 58550 名贫穷病人都在《济贫法》规定下的医疗服务体系中接受救治，其中 22100 名是在独立医务所，那里专门接收其他医疗机构不予收治的慢性病人。② 此外，还有无数个开支节俭且免费的药房、友谊会与俱乐部，都能收治病人。不过，济贫院医务所和医院是病人的主要去处，那里的职业医生也兼营私人业务。

在 19 世纪下半叶，英国医疗服务市场发展的最主要特征就是医院病人大幅增多，伦敦住院病人自 1873 年至 1893 年就从 39931 上升至 68319 人，而同期城市总人口只上升了 27.6%。据《医院与慈善》杂志统计，到 1907 年，伦敦市有一半人口都在享受由志愿医院提供的免费医疗服务。门诊部的发展比医院病房的建设速度更快，门诊服务最初出现在 18 世纪。到 1850 年，由于医疗市场的需要，开始大肆扩张。门诊治疗在扩张方面所受限制很小，门诊建筑和资源配置都要求甚低。为方便快捷，除那些急症患者需要送入病房外，大多数病人只需接受门诊治疗。医学的进步，尤其是护理学与外科学的发展也使很多门诊部获得信任，改变了人们对疾病治疗需要

---

① Keir Waddington, "Unsuitable Cases: The Debate over Outpatient Admissions, the Medical Profession and Late – Victorian London Hospitals," *Medical History*, vol. 42, no. 1, 1998, p. 28.

② F. Cartwright, *A Social History of Medicine*, p. 19.

系统化诊断的观念，倾向于接受简单快捷的门诊治疗。在此社会背景下，医院管理者决定："要在公众面前做好门诊部诊疗工作，以吸引更多捐款。"①这项决策使得大部分医院盲目接收求诊者，尽力展现自己内部设施的优良，造成医院财政普遍紧张。

医院的态度让大量原本没有资格接受门诊治疗的富裕人士纷纷前来就诊，导致医疗资源浪费严重。慈善组织协会于 1865 年针对免费治疗群体在皇家自由医院的看病记录进行调查，发现那里的门诊病人只有 36% 符合就诊标准。很多原本只接收工人阶级病人的医院门诊部也同样接收大量中产阶级患者，他们的财富与身份明显不符合志愿医院的救济标准，滥用慈善资源，破坏了英国慈善传统中的"自助"习俗，鼓励了个人懒惰，偏离了慈善原则。慈善主义要求的道德改良与"自助"完善在门诊部完全得不到体现，医院也由于资金紧张抱怨连连，改革成为必然。这种情况下，职业医生由于承担着社会大多数民众的健康护理，顺理成章地担当起改革领袖，要求顺应现实需要，重新定位职业医生在志愿医院的作用。

在职业医生们看来，医疗资源的滥用是让他们无法忍受的。1869 年，英国普通职业医生利益的代表——《柳叶刀》杂志为调查门诊滥用程度，特意组织了一个特别调查委员会。结果显示：门诊部的就诊病人过于拥挤，门诊改革势在必行。此后，英国医疗协会在 1870 年召开了一次由 150 名职业医生参加的公共集会，经过讨论，创建了一个非正式委员会，具体负责此事务的处理。② 委员会以其主席威廉·弗格森（William Fergusson）的姓名为号，调动了所有的职业医生群体，参与门诊滥用的改革讨论。对此，有学者认为："门诊部变得'难以控制'的观念逐渐深入人心，其功能被'大大滥用'的现状成为职业医生们的共识。"③

针对门诊部的滥用状况，职业医生们都强调它会带来英国社会中难以忍受的道德堕落，认为它违背了慈善医疗机构的捐献者试图保障赤贫者基本生活、维护社会正义的初衷，让投机分子享受了慈善救助。对此，1870年，弗格森公然宣称：职业医生是一个伟大的群体，有义务对慈善捐献人负责，防止慈善资源受到"误导与滥用"。④ 在弗格森看来，门诊部滥用助

---

① Keir Waddington, "Unsuitable Cases: The Debate over Outpatient Admissions, the Medical Profession and Late – Victorian London Hospitals," *Medical History*, vol. 42, no. 1, 1998, p. 30.

② *British Medical Journal*, vol. 2, no. 1922, October 30, 1897, p. 1274.

③ F. B. Smith, *The People's Health: 1830 to 1910*, Oxford: Croom Helm, 1979, p. 278.

④ *The Lancet*, vol. 95, no. 2431, April 2, 1870, p. 498.

长了普通民众的依赖心理，认为应该将这个部门设计成专职咨询机构，并呼吁强化与济贫法委员会合作，结束医院推荐信制度，大力发展节俭的医务所；除此之外，他还建议职业医生们在门诊部一天的工作时间不应该多于 3 个小时。①

弗格森的建议获得英国大多数职业医生的有力支持，在他们看来，门诊部的医疗资源滥用状况导致他们长期遭受着门诊病人不正当医疗请求的折磨，使其行医时间仓促，不仅降低了职业医生们的工作效率，不利于治疗水平的提升，同时也助长了他们消极怠工的不良情绪。他们在此状态下工作负担过重，无法提供理想的医疗服务。② 据 1870 年的调查，在那些大的志愿医院中，职业医生们一小时需要医治将近 120 名门诊病人，高压的工作模式致使医生们无暇顾及个体病人，私人业务锐减。而医院工作的薪水又很少，通常只能获得名义上的谢礼。

在医院工作薪水微薄的情况下，私人业务才是职业医生赖以生存的保障，但是，门诊部的医疗资源滥用沉重打击了职业医生的私人业务。在很多门诊病人被认为有能力支付诊疗费的情况下，医生们普遍感觉自己被利用了，认为自己的经济基础遭到无辜侵害。与此同时，英国社会中的职业医生势力日益壮大，从医者的人数越来越多，职业医生之间的竞争也日趋激烈。在当时民众对社会地位意识非常敏感的背景下，职业医生们损失私人业务的担忧显得更为突出，毕竟，他们不同于那些"特权派"专职顾问医师，没有很好的社会地位与经济基础。在他们看来，医院正在实施没有必要的门诊免费服务，为有能力支付诊费的病人提供不付诊费的机会，欺骗了职业医生与社会，撕毁了职业医生的"尊严"，"削减了他们的收入"，认为英国医学界丑闻之所以层出不穷，关键原因就在于门诊部医疗资源的滥用对职业医生的收入造成了恶劣影响。③ 不仅从物质角度看是如此，职业医生们还认为门诊部医疗资源滥用会导致英国社会的道德败坏，不加任何鉴别的慈善救济行动将会败坏社会公德，削弱整个英吉利民族的向上进取精神。④

职业医生们不仅谴责门诊部的医疗资源滥用，还认为友谊会等团体的

① *The Lancet*, vol. 96, no. 2449, August 6, 1870, pp. 199 - 200.
② S. Squire Sprigge, *Medicine and the Public*, p. 59.
③ Keir Waddington, "Unsuitable Cases: The Debate over Outpatient Admissions, the Medical Profession and Late - Victorian London Hospitals," *Medical History*, vol. 42, no. 1, 1998, pp. 35 - 36.
④ *The Lancet*, vol. 95, no. 2431, April 2, 1870, pp. 497 - 500.

医疗契约行为也应受到批判，抱怨这些行为将他们置于非常不利的处境。在斯奎尔·斯普里格（S. Squire Sprigge）看来，门诊滥用只是契约制罪恶的体现，后者才是导致全体职业医生生活不幸的巨大隐患。① 与普通医生相比，虽然那些专职顾问医生未受到门诊部资源滥用带来的生存威胁，但也认为他们的技术被浪费在门诊病人那些无关痛痒的微小疾病上，许多高级专职顾问医生也抱怨快捷医治的方式没有庄严感。因此，英国社会中的两大医生群体都要求限制门诊病人，改变传统的志愿医院制度。

除医生群体外，慈善主义者也在关注门诊情况。主要的代表是慈善组织协会。它们表达了对门诊资源滥用的担心，认为门诊部正在接收日益增多的不值得救治者，其所产生的道德滑坡已引起公众关注；试图"将慈善资源的混乱使用转变成一种有秩序、友好的高效运作，使穷人与富人能各善其身，和谐共处，有效整合社会资源"，协会将门诊滥用情况作为反面典型进行宣传，弘扬救济的正当性与目的性，让社会理解慈善行为的良苦用心。要求穷人们重视品行修养，通过自身节俭、勤奋等行动消灭贫困。坚决避免慈善的门诊医疗成为"人们安于贫困或完全将生活依赖于救济的诱惑物"。②

尽管人们对门诊滥用的认识深刻，但解决方案却一直没有。医院担心打击门诊活动会导致其地位下降，管理者也不敢轻易限制求诊者，害怕慈善团体会削减对医院的慈善投资。因为都不敢贸然出击，就宣称这是一个"医学问题……应该由医生们来决定改革，引导其走向"；③希望通过医学判断，避免医院受到限制捐献人权力的谴责。因此，医生们被赋予特权，能界定门诊问题的基本性质，在专职顾问医生们看来，限制求诊数量最为关键。

在1870年出版的委员会报告中，弗格森设计了一套综合、温和的方案来应对门诊滥用，该方案以国家福利与志愿体系间互相联系的财政观念为理论基础，将避免滥用与改进济贫结合起来综合考虑。建议将所有的免费医务所都置于济贫法委员会的控制之下，确保医疗救济的所有要求都能得到赈济管理员的详细审查，将节俭的医务所变成鼓励工人阶级实施自助医疗的主要设施。病人数量通过以下两个措施加以限制：第一是按照诊断要

① S. Squire Sprigge, *Medicine and the Public*, pp. 57 - 67.
② Keir Waddington, "Unsuitable Cases: The Debate over Outpatient Admissions, the Medical Profession and Late - Victorian London Hospitals," *Medical History*, vol. 42, no. 1, 1998, p. 38.
③ *British Medical Journal*, vol. 2, no. 1922, October 30, 1897, p. 1273.

求，确保那些需要临床救治的病人得到合理救助；第二是基于社会要求，将那些能支付诊疗费的病人清理出门诊体系之外。① 不过，这套方案并未获得多少支持，医学慈善机构与慈善组织协会并不满意，医学期刊也认为需要进一步行动，专职顾问医生与职业医生们对此也不甚热情。尽管如此，这份报告鼓励了公众对此改革计划的进一步讨论，刺激社会构想出更为精妙的解决方案。

与报告中提议的温和改革相比，医生群体中的很多激进改革家认为门诊部只应该承担纯粹的咨询角色，甚至还有人要将整个门诊部全部撤销。② 对门诊部的攻击使公众开始思考志愿体系的性质与存在意义，鼓励人们拓宽思路，将医疗救助体系列入国家统一规划中，从而开启了医院改革的话题。③ 医生们的激进改革试图改变慈善医疗的基本性质，不再倡导弗格森报告中所提出的志愿体系与济贫院医务所之间的联合，而是主张用国家主导下的医疗救助规划彻底取消志愿医疗体系。不过，大多数职业医生和慈善家都反对这种过分激进的改革意见。

此时，慈善主义者又提出了自己的改革计划，慈善组织协会指出，正是捐献人推荐制度造就了求诊者的泛滥，建议将其废止。但医院管理者并不认同，认为推荐信制度是他们维系与捐献人关系的主要方式，一旦废除，医院就会失去捐献人的资金支持。协会另一个意见是要确保一种"互相帮助"的医疗服务格局，让那些节俭的医务所参与服务，但也遭到反对，因为那些有组织的节俭药房不可能完全依赖慈善，需要资金本钱的投入与医生薪酬工资体系的支持，而这些资金都很难得到完全保障。在职业医生们看来，节俭药房与门诊部一样，都对其私人业务产生威胁，医院管理者也拒绝支持这类机构，认为它们会与医院竞争。这样一来，病人收费计划就更难得到支持，管理者认为："医院试图向病人们的钱袋索取越多，他们所得到的资助就越少。"④

因此，虽然医生群体、慈善主义者与医院管理者都希望限制门诊病人，但他们的处理方式却不一致。以慈善组织协会为代表的慈善主义者们关注

---

① *British Medical Journal*, vol. 1, no. 539, April 29, 1871, pp. 458 – 459.

② *The Lancet*, vol. 148, no. 3825, December 19, 1896, pp. 1742 – 1744.

③ Brian Abel Smith, *The Hospitals, 1800 – 1948: A Study in Social Administration in England and Wales*, pp. 101 – 118.

④ Keir Waddington, "Unsuitable Cases: The Debate over Outpatient Admissions, the Medical Profession and Late – Victorian London Hospitals," *Medical History*, vol. 42, no. 1, 1998, p. 41.

的是门诊部所带来的资金耗费与社会上的道德滑坡困境，致力于寻求节俭之道。医院管理者则时刻提醒公众，希望任何的解决方案都不要对其财政基础产生不良影响。在这方面，专职顾问医生的立场与管理者是一致的。医生意见与慈善组织协会的建议在表面上趋向一致，但背后隐藏了他们对医生工作过量、职业发展与财政保障方面的担忧。医生们的改革思想是分裂的，倡导不同的解决范式，职业医生们视整个志愿体系为自身业务发展的巨大威胁，希望将其彻底废除；而专职顾问医生只要求进行温和改革，希望限制门诊病人，确保能提升自己的社会地位。

　　慈善主义和医生们的改革方案很难统一，没有一项计划能得到全体认同。相比之下，慈善组织协会倡导的第三种调查方案更为可取，容易被人接受。这套方案的主旨是将那些有能力支付诊疗费的病人从门诊病人清单中清除，统一调查病人们的经济、社会与道德素养情况，不做主观鉴定。这种构想得到主流医学期刊与英国医疗协会的支持，专职顾问医生也认为他们的私人诊疗业务得以保障，门诊病人数量可以调整至可控范围。全科医生能从那些能够支付诊疗费用，同时寻求院外诊疗的病人那里谋取私人业务。医院管理者也很支持，认为其既限制了门诊人数，又保障了资金来源，是一份温和可控的改革，没有改变志愿医院体系的基本原则。

　　圣乔治医院最先接受了这套方案，1872 年，医院规定所有病人在接受诊治前，都要接受详细问询，所有被认为"可疑"的案例都将会被转送到慈善组织协会，接受进一步的调查。伦敦医院遵循此例，于 1873 年出台了相似规定，并邀请慈善组织协会的成员，一起协同调查。在此方案下，门诊人数大量削减，医院管理者节省了大量资金。慈善组织协会也颇感欣慰，1897 年，周日募捐基金会开始雇佣一名拥有固定薪资的调查官员，配合医院规定的落实。①

　　当慈善组织协会施行这套方案时，它并没有降低医学权威，而是予以职业医生充分的调查权。在开始调查前，职业医生一般都会对新来的门诊病人进行初步检查，不过问社会背景。当确诊是急症，需要紧急治疗或有必要立即实施诊治时，医生们就会立即收治。当调查员不在场时，职业医生也有权接收那些他们看起来不妥的病人，不需要了解其社

---

　　① *The Times*, November 6, 1897, p. 14.

会背景。很多医院还设置了两套认证标准，第一是检查病人的社会地位，第二是由职业医生进行检测，以决定医疗的正当性。这种双向机制保证了在扩大病人调查的同时捍卫了医学尊严，保障了医学权威，不让民众的诊疗权益受到损害。而且，将那些和医学诊治状况不相关的病人检查程序交给专职调查员，也节省了医生们调查病人社会背景的时间，使他们安心诊疗事务。

为提升这套方案的效果，1890年，慈善组织协会对调查员的任命做出限定，要求他们必须是一名经过训练的医院赈济员，还规范了调查程序。要求调查员在尽量熟知门诊病人社会背景的同时，也能按其所需地为他们的诊疗操作提供帮助，尤其是当他们受到医院排斥后，应教导他们实施自我救助。这套修改后的方案最初在皇家自由医院得以贯彻，他们实施的赈济员工作模式效果良好，门诊人数大减，而且没有招致社会任何不满，被证明是极为成功的。鉴此，威斯敏斯特医院在尚未咨询慈善组织协会的情况下，就于1899年任命了一名女性作为医院赈济员，圣乔治医院也紧随其后，于1901年任命了一名女性担当此职。[①] 到1903年，七家伦敦医院都任命了自己的赈济员，地方上也纷纷效仿。

这套机制让英国社会中的医疗服务机制运营趋于合理，使所有病人都能在不浪费社会资源的情况下得到充分照顾，在医疗系统、教区委员会、慈善团体和职业医生间建立了紧密联系，按照个人社会背景合理安排诊疗。改正了最初调查员只能肤浅认识病人实际状况的不足，让那些受过精细训练的赈济员按照现有的医疗体系，对每位病人进行合理照顾，将社会舆论与慈善原则结合起来。不过，慈善组织协会倡导的调查制度也有弊端，最显著的就是对医院实践造成潜在伤害，不利于快速诊断。济贫法管理人员虽然很支持这种调查，但往往不敢贸然强制实施，害怕大规模门诊患者的减少会导致慈善困境。职业医生们为了保护临床资源与保障自己在门诊部中的权威，也将调查这一重大问题放在次要位置。全面调查于是在医院中遭到了既得利益者的阻碍，成为一种与门诊滥用服务可相提并论的普遍焦虑。

进入20世纪，关于门诊滥用的问题仍然萦绕在职业医生与慈善医疗机构的心头之上。1911年，受职业医生等各派力量强烈反对的门诊滥用在自

① Keir Waddington, "Unsuitable Cases: The Debate over Outpatient Admissions, the Medical Profession and Late – Victorian London Hospitals," *Medical History*, vol. 42, no. 1, 1998, p. 44.

由党政府《国民保险法》通过之后，获得大大改观。① 这部法案引起很多志愿医院的担心，认为它将会限制捐献，加重医院负担。《医院》杂志的主编、慈善医疗机构的领导人亨利·伯德特（Henry Burdett）甚至认为，法案的颁布有可能导致英国的整个慈善医疗被一种崭新模式的保险机制所取代，不复存在。国家基金会的反应要谨慎一些，认为这部法案对住院病人无甚影响，但会出现一批不同类型的门诊病人群体。事实证明，后一种推测更为契合实际。

法案实施后，到 1913 年，住院病人人数暴涨，而门诊病人下降了 20 万。英国医疗协会对此结果很是满意，认为法案成功地将门诊部塑造成为一个专业咨询部门，只承担医疗顾问职能，保障了职业医生群体的利益。此后，琐碎的医疗事务都交给由 1911 年《国民保险法》确立的"健康保险主治医生"机制管理，职业医生们在此机制下按人头收费，收诊急症，在保险契约体系中接受病人们的门诊咨询。② 这套机制使得门诊病人数量降低，让门诊部转为咨询角色，使得职业医生占据了医疗服务的主导权。而且，它鼓励医疗机构与"健康保险主治医生"间的合作，减少了职业医生和慈善医疗机构间的摩擦，公众的关注点日渐转移到医院财政与国家在医疗服务体系中的角色问题。

因此，1911 年《国民保险法》所确定的"健康保险主治医生"机制是以全科医生为代表的职业医生与慈善医疗机构长期斗争的胜利，体现出全科医生医疗服务主导权的确立。在这套机制下，以全科医生为代表的英国职业医生们彻底摆脱了慈善医疗机构的干扰，能够自由主导病人诊治，在保险制度中接受病人求诊，不用顾忌私人业务的减少，将自身定位与福利国家紧密相连。

三　医生与政府机构

经过全科医生主导下医生职业格局的变化与调整后，英国医生群体逐渐统一了职业认同，初步形成了以全科医生为代表、专门从事基层诊治的职业医生以及地位高尚的专职顾问医生两大医生职业群体并存的格局。不

---

① B. B. Gilbert, *Evolution of National Insurance in Great Britain*, London: Joseph, 1966; D. Fraser, *Evolution of the British Welfare State*, London: Macmillan, 1984.

② Brian Abel Smith, *The Hospitals, 1800 – 1948: A Study in Social Administration in England and Wales*, pp. 244 – 246.

过，由于医疗服务受到行政制约，以全科医生为代表的英国职业医生的行动也备受限制。但是，由于全科医生的全面性，以他们为代表的职业医生也就有机会凌驾于行政部门之上，垄断性地执掌卫生管理大权，让整个社会承受"医疗专制"的风险。前者主要体现在英国自古以来的济贫法管理模式与奉行财政紧缩政策的财政部门中，后者主要体现在西蒙的公共卫生管理实践中。最终，在经过考验后，以全科医生为代表的英国职业医生们逐渐厘清自己的责任义务，接受行政指导，将自己定位成诊疗专家，专注诊疗事务，为现代英国国民健康服务体系的构建奠定了基础。

（一）英国职业医生与济贫法医疗服务

在19世纪，《济贫法》规定下的医疗服务（简称"济贫法医疗服务"）是英国政府提供公共服务的主要模式。虽然富人们有钱请具有绅士气质的内科医生与声名卓著的顾问医生，不需要去医院或专门诊所，但社会上大部分中下层人士还是需要向以全科医生为代表的普通职业医生寻求医疗救助，普通职业医生群体通常会在教区主教的授权下，针对广大中下层民众进行济贫管理和疾病救治。

因此，在19世纪英国福利主义国家尚未创建前，济贫法医疗服务是英国公共卫生的主要保障，是广大中下层民众尤其是贫民大众疾病诊疗的主要渠道，此时的志愿医院虽然繁盛，但它们都是一种慈善投资，只诊治那些捐献者推荐过来的"值得拯救"之穷人。[1] 病人们虽能享受免费诊治，但必须拥有捐献人的救助指令，以决定受诊治的病人是否"值得"并评估病情是否适宜救治。这些医院不仅排斥所谓"不值得"救治的病人，还排斥病情严重的患者，诸如生病的儿童、孕妇、热病患者、精神病人和不可治愈的病人等。[2] 公共药房（诊疗所）也主要为值得救济的穷人提供医疗服务，只有济贫法医疗服务是致力于保障英国社会全体病患者的。从服务形式看，英国的济贫法医疗服务以1834年《新济贫法》颁布为界，分为旧、新两种济贫法医疗服务模式。

1. 旧济贫法医疗服务

1834年前，年老体弱者、孤儿寡母能与病患者一样，接受济贫法医疗

---

① Deborah Brunton ed. , *Medicine Transformed*: *Health Disease and Society in Europe*, *1800 – 1930*, Manchester: Manchester University Press, 2004, p. 37.

② L. Granshaw, "The Rise of the Modern Hospital in Britain," Andrew Wear ed. , *Medicine in Society*: *Historical Essays*, Cambridge: Cambridge University Press, 1992, p. 202.

服务，地方上的职业医生通常受济贫法监护人委托，到病人家中看病。① 他们汇总访问次数、药物剂量、手术程序与产科服务等项目，按照与教区济贫法委员会签订的协议，收取费用。② 到 19 世纪初，规范完善的济贫法医疗服务体系已在很多教区建立，济贫法委员会雇佣职业医生照料教区病人。③ 对此，有学者认为："在 1834 年前，从现存的大量医疗账单及教区雇佣协议来看，济贫法医疗服务的体系化已经形成。"④

这种以教区为单位的医疗服务拉近了职业医生与患者的距离，将医疗服务私人化，主治医生通常都是病人熟悉的地方人士，在治疗过程中，双方会因互相熟悉而配合协调，医生对病人负责到底，病人们也会感激医生，给予满意薪酬，医生们可以按照事先确定的"服务项目"签订医疗协议，厘清报酬，这些项目包括医疗探视、药物、外科手术与助产术等。19 世纪初，疫苗接种也涵括在内。⑤ 协议签订后，职业医生就会按规定为济贫院提供医疗服务。18 世纪中叶开始，无论在城镇还是在农村，所有教区都开始陆续与医生签订医疗协议，其数量迅猛增长。⑥

据 1797 年的济贫院调查报告显示，在英国，已有 31 个教区、市镇和城市与医生们签订了协议，为济贫院穷人及院外病人提供医疗服务。在 1820 年，北约克郡地区的很多大城镇还将医疗协议与济贫院穷人管理结合起来，统一治疗规则；根据济贫院人口规模，与医生协商，订立协议，予以院内外穷人不同性质的医疗服务。济贫院中，一位药剂师年薪可达 120 镑，还有 20 镑额外的"院外穷人诊断费"；而院外济贫的家庭外科医生年薪只有 63 镑，4 个非专管家庭的外科医生年薪总和仅为 176 镑 10 先令。⑦

签订合理的医疗协议能协调好医疗服务，做出准确预算，精减支出，

---

① Rosemary White, *Social Change and the Development of the Nursing Profession: A Study of the Poor Law Nursing Service 1848 – 1948*, Michigan: H. Kimpton, 1978, p. 5.

② I. Loudon, *Medical Care and the General Practitioner*, *1750 – 1850*, p. 231.

③ M. W. Flinn, "Medical Services under the New Poor Law," Derek Fraser ed., *The New Poor Law in the Nineteenth Century*, p. 46.

④ A. Digby, *Making a Medical Living: Doctors and Patients in the English Market for Medicine*, *1720 – 1911*, p. 224.

⑤ I. Loudon, *Medical Care and the General Practitioner 1750 – 1850*, pp. 228 – 232.

⑥ A. Digby, *Making a Medical Living: Doctors and Patients in the English Market for Medicine*, *1720 – 1911*, p. 225.

⑦ R. P. Hastings, *Poverty and the Poor Law in the North Riding of Yorkshire, c. 1780 – 1837*, New York: Borthwicke Paper, 1982, pp. 13 – 14.

很多地方都通过这种方式让地方上的职业医生自由地与重视节俭的济贫法管理机构订立契约，以双方同意为基础，确立当地的济贫法医疗服务体系运作模式。对大多数教区来说，选择协议模式都是出于节俭考虑；18世纪中后期沉重的经济压力迫使它们更倾向于接受这种能最大限度节省开支的医疗协议。①

通常情况下，协议需要经过济贫法管理人员的仔细斟酌，以合适的价钱为穷人提供高质量的医疗服务。由于医疗慈善主义盛行，协议中也涵括了职业医生免费提供的诊疗项目，慈善团体通过捐赠、资助创建诊所的行动支持济贫法医疗服务，很多教区、商行与友谊会等机构都签订协议，筹集资金让更多贫民进入地方医务室接受医疗服务。② 1803年创建的贝德福德医务所在第二年只有10个教区捐款人，但到1811年，全郡区多达2/3居民都参与了慈善捐款投资活动。③ 对此，韦伯夫妇欣慰地认为：济贫法医疗服务体系的意图是要覆盖全部贫苦大众，"在1832年，尤其值得谨记的是，农村地区的工资收入者普遍获得了医生救助，对那些没有本地诊疗所，得不到医疗诊治的人来说，这难能可贵。……'医疗救助已经惠及全部下层民众及所有旅行人、技工和劳动者'"。④

协议一旦签订，职业医生们都能够守信坚持，勤勉工作，去世后，其职业也有后人继承。有的城市还雇佣了多名职业医生，方便轮流换岗，保证当出现医生缺岗时，基本医疗服务不至于缺失，这种轮换制度鼓励了职业医生四处兼职，在不同教区间巡回从医。职业医生们的就近使用原则也使得他们的医疗服务范围通常就在自己家附近，通过私人诊疗、济贫法任职、教书、带学徒与承担医院管理等行为发挥作用。不过，在所有事务中，他们最大的职责还是主管济贫法医疗服务，这是与他们独特的教区出身背景紧密关联的。在济贫法或医院布告中，职业医生的技能常常体现在济贫法契约与医院里（但医院里的很多时候只是名誉上的），这有利于他们垄断医疗市

---

① Geoffrey W. Oxley, *Poor Relief in England and Wales 1601 – 1834*, London: David & Charles, 1974, pp. 65 – 73.

② A. Berry, "Community Sponsorship and the Hospital Patient in the late Eighteenth – Century England", P. Horden & R. M. Smith eds. , *The Locus of Care: Families, Communities, Institutions, and the Provision of Welfare since Antiquity*, pp. 126 – 150.

③ Samanthe Williams, "Practitioners' Income and Provision for the Poor: Parish Doctors in the Late Eighteenth and Early Nineteenth Centuries," *Social History of Medicine*, vol. 18, no. 2, 2005, p. 164.

④ Sidney Webb and Beatrice Webb, *English Poor Law History*, p. 306.

场，提升社会地位。除将家乡附近区域确立成根据地以外，职业医生们也在尽力扩张着自己的管理地域，往往通过任命下属医生的形式实现。为争取最大利益，更多地扩展管理地域，职业医生之间因此也存在激烈竞争。①

虽然旧的济贫法医疗服务体系能保障职业医生和病人的利益，但由于这套服务体系中的药物供应过于充足，院外救济的规模又大，被许多民众诟病花费昂贵，效率低下，并且有鼓励懒惰之嫌，因此激起政府改革。1834年，政府颁布《新济贫法》。②

2. 新济贫法医疗服务

相比于旧的《济贫法》，1834年英国政府颁布的《新济贫法》偏重院内救济，要求贫困者必须进入济贫院。它有意惩治穷人，通过繁重劳动、克扣食物、居所恶劣、隔离感情等方式压迫院内贫民，威慑他们尽可能不通过济贫院获取公共服务，鼓励奋斗脱贫，迫使贫民离开济贫院，严防他们伪装贫困，到济贫院中逃避工作，浪费国家资源。

《新济贫法》的主题和基调是通过惩治"懒惰"的贫民来根治贫困问题，主要特点是实行院内救济，贫困者必须进入济贫院才能得到救济，并规定接受院内救济者不再享有选举权，以示对贫困者在政治上进行惩罚，目的是让任何一个贫民都致力于通过个人而非政府与社会的帮助来摆脱贫困。为了监督各地区《新济贫法》的实施情况，英国还特别成立了济贫法委员会。这对英国行政管理机构而言是一个革命，因为以前的济贫都是由地方负责的。③

1840年，英国议会通过法案，用济贫局（Poor Law Board）取代济贫法委员会，其成员包括上院议长（Lord President of Council）、掌玺大臣（the Lord Privy Seal）、财政大臣（the Chancellor of the Exchequer）、内务大臣（Home Secretrey）等。法令规定，原来归属于济贫法委员会在济贫院管理方面的所有权利及义务，都全部转移给济贫局及其委员。济贫局的成立，是19世纪英国济贫院管理的一大变革。英国的济贫院管理机构终于成为中央

---

① Samanthe Williams, "Practitioners' Income and Provision for the Poor: Parish Doctors in the Late Eighteenth and Early Nineteenth Centuries," *Social History of Medicine*, vol. 18, no. 2, 2005, pp. 175 – 183.

② P. W. J. Bartrip, *Mirror of Medicine: A History of the British Medical Journal*, New York: Clarendon Press, 1990, p. 51.

③ 郭家宏：《富裕中的贫困：19世纪英国贫困与贫富差距研究》，第68页。

政府下面的一个职能部门，而非以前的仅为议会下面的一个委员会。① 这种做法表明了英国对于贫民救济工作的重视，同时，也对那些专门负责贫民救治工作的医生群体影响重大，意味着在济贫法医疗服务体系中的职业医生们今后的行动必须听从不懂医疗事务的济贫局的指示。

《新济贫法》和旧《济贫法》的一个重大区别是前者原则上不再允许无条件地向那些有工作能力的穷人实施救济，这类贫民如果想获得救济，就必须进入济贫院。《新济贫法》颁布后，英国各地开始广泛创建济贫院。到1840年，已经有271个联合济贫教区制订了建立联合济贫院的计划，85个联合济贫教区已经租用或者将旧的济贫院建筑改造成为新的联合济贫院，34个联合济贫教区已经购买了用于建设联合济贫院的建筑物，24个联合济贫教区已经将旧建筑改造成联合济贫院。②

众多济贫院建立以后，统一在济贫法委员会及后来的济贫局领导下进行工作，职业医生们也要听从外行人的指导，不利于充分发挥其技能，以及提升他们的社会声誉。对此，许多学者认为，1834年的《新济贫法》改变了教区管理者与契约医生间的友好关系，柯若思指出：教区职业医生之所以声誉低下，原因就在于教区委员会有意雇用那些要价最低的医生，只要这些人不寻求索取额外费用或拒绝诊治病人，就可以随心所欲。③ 劳登也认为，随着职业医生数量的增多，教区委员会往往选择那些要价最低的人担任教区医生，而不去考虑他们的技术、经验或资格。④

《新济贫法》颁布后，院内救济成为济贫核心，英国的15000个教区都建立了自己的联合济贫院。⑤ 而在19世纪中期，有将近3/4的贫困都与疾病息息相关，⑥因病致穷者越来越多，职业医生担子越来越重。1838年，议会成立特别委员会，对《新济贫法》实施情况进行调查，了解到"大部分职业医生深感不满"。但医生们并未向议会请愿，而是向《柳叶刀》和《英国医学杂志》等主流医学刊物抱怨工资过低、工作条件艰苦，不堪忍受济贫院管理机构——济贫法委员会和济贫局的控制。

---

① 郭家宏：《富裕中的贫困：19世纪英国贫困与贫富差距研究》，第68－69页。
② M. A. Crowther, *The Workhouse System: The History of one English Social Institution*, p. 51.
③ M. A. Crowther, "Paupers or Patients? Obstacles to Professionalization in the Poor Law Medical Service before 1914," *Journal of the History of Medicine*, vol. 39, no. 1, 1984, p. 36.
④ I. Loudon, *Medical Care and the General Practitioner 1750–1850*, pp. 234–235.
⑤ 郭家宏、唐艳：《19世纪英国济贫院制度探析》，《史学月刊》2007年第2期。
⑥ A. Digby, *Pauper Palaces*, London: RKB, 1978, p. 166.

　　在职业医生的压力下，特别委员会发布规定，要求济贫法委员会制定医疗服务的统一标准。1842 年 4 月的一份官方规范声明和 1847 年的一份法案对此标准进行限定，但济贫法委员会无意施行。官方报告显示，职业医生资格认定标准与薪金水平既不合理，也不公正。济贫法监护人负责雇佣职业医生，但他们无视专业资格，只要求医生们服从调配。职业医生的任命最初是建立在稳定年薪的投标方式上，但在 1842 年，中央政府将此模式废除，"让职业医生候选人用受人尊敬的技术和道德素质进行自由竞争，不单独提供稳定薪酬"，尽管政府愿望良好，着力于提升职业医生的素质，改善济贫法医疗服务，但济贫法监护人却趁机完全控制了职业医生的任免大权。[①]

　　不仅如此，《新济贫法》还规定：院内外职业医生需要自己掏钱来为病患者提供药物和基本设施，这项措施导致很多医生入不敷出。1844 年，济贫法委员会总共雇佣了 2800 名地方教区职业医生。[②] 他们的平均年薪是 69 镑，远远低于旧《济贫法》体制下教区医生的收入。有学者估算，在同等薪酬下，《新济贫法》体制下的职业医生需要诊治的病人数量是此前的 4 ~ 5 倍。[③]《柳叶刀》为医生们打抱不平，抱怨称：济贫法医生工作艰苦，薪酬过低，"公正地说，医生们的工资收入起码应该提高 2 ~ 3 倍"。[④]

　　尽管工作条件恶劣，济贫法医生的职位竞争却很激烈。迪格比认为：地方上的职业医生在进行职业规划时，都尽力谋求为政府服务，当地医生无论工资怎么样微薄，都会努力承担地方职务，不愿让陌生人占据此职，与自己竞争。[⑤] 劳登也强调："对于新从医的人来说，私人诊疗收入的不足促使他们担当济贫法医生，获得补充。"弗林则指出："职业医生不会完全依靠济贫法医疗服务的固定薪资维持生活，但它是私人诊疗业务的有益补充。"[⑥]

①　Brian Abel Smith, *The Hospitals, 1800 – 1948: A Study in Social Administration in England and Wales*, p. 47.

②　M. W. Flinn, "Medical Services under the New Poor Law," Derek Fraser ed. , *The New Poor Law in the Nineteenth Century*, pp. 48 – 49.

③　I. Loudon, *Medical Care and the General Practitioner 1750 – 1850*, p. 239.

④　*The Lancet*, vol. 86, no. 2183, July 1, 1865, p. 20.

⑤　A. Digby, *Making a Medical Living: Doctors and Patients in the English Market for Medicine, 1720 – 1911*, p. 50.

⑥　M. W. Flinn, "Medical Services under the New Poor Law," Derek Fraser ed. , *The New Poor Law in the Nineteenth Century*, p. 50.

　　与旧《济贫法》相比，《新济贫法》规定下职业医生的互相竞争有利于完善医疗服务，但院外穷人所享受的服务质量却并未提升。① 1842 年，英国政府颁布法案，明确规定：一个地区医生控制的最大人口数为 15000 人，管理区域达 15000 英亩，导致很多职业医生分不开身，弱化了对教区贫民的照顾。在济贫院外，地区职业医生按照济贫法赈济员的指引给院外穷人提供医疗服务。② 监护人委员会每隔半年，拟好一个记录该地区所有年老体弱者的清单，清单中的人可以无须接受赈济员调查，直接申请医疗救助。职业医生照顾病人也需要接受调派，每周提交反馈记录，报告诊断效果。如果他觉得病人对之有所轻蔑，可以报告给监护人，由他们取消该病人的救济资格，一旦生效，除非特别例外的紧急状况，这些人都将不会再享受医疗服务。虽然职业医生在医疗服务中作用巨大，但是，"国家公费医疗制度对他们没有吸引力，他们仍期望通过私人诊疗提高地位"。③

　　据 1864 年济贫法委员会的专门报告，自 1840 年至 1861 年，济贫法医生职位数量增加了 46%，而同期的济贫院联合会数量只增加了 5%。报告还指出：医生们从外科收入、疫苗接种、产科服务和探视精神病等项目中都收取额外补贴，并在处理热病暴发、延长突发事故与慢性病长期服务中接受特别奖励。由于效果突出，委员会倡导扩展医生权力，主张授予医生们"不受压制的自由权"，加大济贫投资，削减监护人权力，还提议让监护人供应鱼肝油、奎宁以及其他一些贵重药物，减轻医生负担，让他们更好地进行医疗服务。不过，这在节约理念浓厚的济贫法监护人那里难以实现，除诺丁汉济贫院联合会出乎意料地提供了所有药物资助外，包括济贫院内设施比较完善的莱斯特城等大部分济贫院联合会都指望医生们自己提供药物与治疗器具，济贫院只负责提供一些诸如疝气带与人造假肢之类的简单外科手术用具。④

　　为反映济贫院医疗服务的不足，促其改正，1860 年，调查委员会对济贫

① A. Digby, *Making a Medical Living: Doctors and Patients in the English Market for Medicine, 1720 – 1911*, p.244.
② M. W. Flinn, "Medical Services under the New Poor Law," Derek Fraser ed., *The New Poor Law in the Nineteenth Century*, p.49.
③ M. A. Crowther, "Paupers or Patients? Obstacles to Professionalization in the Poor Law Medical Service before 1914," *Journal of the History of Medicine and Allied Science*, vol.39, no.1, 1984, p.34.
④ Angela Negrine, "Medicine and Poverty: A Study of the Poor Law Medical Services of the Leicester Union, 1867 – 1914," PhD. Diss., University of Leicester, May 2008, p.56.

法医疗服务的糟糕状况进行了批判，医疗刊物也呼吁改善医生地位，促使英国政府于 1867 年颁布了《大都市济贫法》（ *The Metropolitan Poor Law* ）。① 这部法案鼓励将济贫法医疗服务从济贫院中独立出来，创建能服务于全体国民的国家医院制度。② 法案要求济贫法委员会将所有济贫院联合会中的医疗服务合并到一个或几个大单位中，设立国家济贫基金，根据各济贫院联合会的纳税情况合理征缴，确保较富裕的济贫院能资助贫穷组织与机构，将后者归为"救济区"，创建独立医院，③以便构建全民共享的国有化医疗服务体系。

法案促使伦敦创建了"大都市收容所委员会"（ the Metropolitan Asylums Board，简称 MBA），将医疗服务从济贫院中分离出来，成为专治斑疹伤寒症、天花等传染病与精神病患者的权威机构，雇佣训练有素的护士，任命职业医生，由监护人供应药物。在地方上，由于医疗资源匮乏，济贫院联合会将医疗服务从济贫院中分离出来的进程无法赶上伦敦。而且，虽然 1867 年《大都市济贫法》鼓励地方济贫院联合会创建独立医院，但并未要求地方济贫院自主合并，资金支持也未到位。因此，法案通过后，地方上的职业医生和病人状况并未得到改善。

为确定院内外职业医生在济贫法医疗服务体系中所应承担的责任与义务，1847 年的议会法案对济贫法医生的职责做出明确限定：要求院内医生检查每个院内贫民，负责他们的饮食情况，制定孩童、病人与精神病患者的饮食和诊疗规划。一般来说，老弱病残者会比健康者得到更多的肉类和牛奶供应，有时也会在食物结构中添加一些医学成分，不过，单调的饮食常常被院内居民所诟病，食物也经常由于糟糕的质量和烹饪而被浪费。④ 除此之外，职业医生还要说服院内居民履行接种义务，积极采取药物与外科手术诊治病人，随时向管理部门报告医疗服务与护理的缺陷，汇报济贫院及其医务所中的人员数量，保存患病致死者的护理记录。

① Ruth G. Hodgkinson, *The Origins of the National Health Service：The Medical Services of the New Poor Law*, *1834 – 1871*, p. 451.
② Bernard Harris, *The Origins of the British Welfare State：Society, State and Social Welfare in England and Wales 1800 – 1945*, London：Macmillan, 2004, p. 97.
③ M. W. Flinn, "Medical Services under the New Poor Law," Derek Fraser ed., *The New Poor Law in the Nineteenth Century*, p. 64.
④ M. A. Crowther, *The Workhouse System, 1834 – 1929：The History of an English Social Institution*, pp. 215 – 218.

　　虽然院内医疗服务设施与类型齐备，但进入济贫院始终是个耻辱，需要很大勇气，穷人们最担心的是自己在济贫院中难获体面葬礼，没有坟墓，自己的身体会被用来解剖。院内性病患者也是济贫院管理的难题，很多精神错乱与疯癫病人都是梅毒所致。院外的志愿医院不愿意接收性病患者，女患者往往被认为是妓女，受到慈善捐献人的鄙视。性病专科医院床位稀少，很多女性患者不得不进入济贫院医务所的"皮肤病"房间寻求医治。①济贫院管理虽能合理地将居民按不同病况区别诊治，但它对道德问题十分看重，②性病患者在院内饱受歧视，被禁闭在济贫院病房中，条件恶劣，医生们将之活动限制在病床上。贫民常被当作护工使用，医疗服务的人力和设施都非常匮乏，无法治愈此类疾病。职业医生的诊治条件极为糟糕，待遇很差，工作艰苦，很多病人年老体弱，受慢性病折磨，很难治疗。因此，当医生出现诊疗失误时，《柳叶刀》杂志这样说道："医生们确实有过错，但他们只是济贫法那套糟糕医疗服务体系的替罪羔羊。"③

　　1867～1914 年，虽然济贫院医务所条件有所改善，但济贫法医疗服务体系仍被冠以劣等服务的坏名声。④ 一直到 1896 年，《英国医学杂志》调查了 50 家地方济贫院医务所，结果显示，除四家医务所与志愿医院标准接近外，余下的都存在缺陷。只有 24 家拥有独立的医务所建筑，17 家没有专门浴室，12 家没有自来水供应，5 家只能供应凉水，15 家没有隔离病房。⑤ 对此，《柳叶刀》与《英国医学杂志》都组织专家撰文指出：《新济贫法》的政治经济学原则都剥削和压榨济贫法医生和病人。⑥

　　不过，济贫法医疗服务是职业医生参与国家公共服务的平台，保障了他们的工作，对病人也有人性化的关怀。1851 年的《济贫法修正案》将济贫院联合会使用志愿医院的权力合法化，认为志愿医院中先进的技术与设

---

①　J. Walkowitz, *Prostitution and Victorian Society*：*Women*，*Class and the State*，Cambridge：Cambridge University Press，1982，p. 58.

②　Felix Driver, *Power and Pauperism*：*The Workhouse System*，*1834 - 1884*，Cambridge：Cambridge University Press，2004，p. 65.

③　*The Lancet*，vol. 86，no. 2194，September 16，1869，p. 324.

④　M. A. Crowther, *The Workhouse System*，*1834 - 1929*：*The History of an English Social Institution*，p. 181.

⑤　*British Medical Journal*，vol. 2，no. 1865，September 26，1896，pp. 847 - 848.

⑥　P. W. J. Bartrip, *Mirror of Medicine*：*A History of the British Medical Journal*，p. 54.

施对诊治院内疑难杂症是经济有效的，因此志愿医院应该负起这个责任。①
法案颁布后，很多向热病医院和疗养所提出的诊治申请获得批准，许多医
疗机构都与济贫法医疗服务联系紧密，共同为院内外患者服务，济贫法医
生与其他医生逐渐融为一体。贫穷病人要比其他民众更有机会获得医疗关
注，可以申请到多家医院看病。济贫院联合会也愿意支出资金，将那些迫
切需要治疗的、身体有缺陷的病人送往诸如聋哑或盲人院校等专业机构
中。② 联合会还为安装假肢等必要费用支出资金，显示出济贫法医疗服务的
人性化特征。不过，裁决他们看病申请的权力不在医生，而在济贫法监护
人的合理协调。

除看病便利外，院内穷人的地位也有所提高，1885 年的《赈济法》规
定，病人可以在一个济贫法药房里接受医疗诊治，不再承受"贫民"援助
的侮辱。③ 在马兰德看来，新济贫法医疗服务"创建了一套专为穷人安排的
医疗服务机制，使穷人们医疗设施的改善有了可能"。④强调："虽然《新济
贫法》执行之初的医疗服务很糟糕，但相对于 1834 年前的济贫法医疗服务
体系来说，它对穷人医疗服务做了有保障性的规划。"⑤还有学者认为《新济
贫法》任命的大批济贫法医生与地区医务官作用重大，后者逐渐成为整个
英国社会医疗服务体系的核心："是维多利亚时代社会卓越发展的主要原
因"；指出院内外医生管理的双重模式显示出"新型的灵活机制和财政补贴
的充足完善，释放了医学发展的最大潜能"。⑥也有学者这样强调：到 1871
年，济贫法医疗服务不经意间为后来英国国民卫生服务体系的构建奠定了
基础。⑦

尽管有很多人反感济贫法医疗服务，认为它并不适合贫病交加者，不
利于对病人进行温柔细致的服务，但济贫法管制下的职业医生却是在尽心

① Ruth G. Hodgkinson, *The Origins of the National Health Service：The Medical Services of the New Poor Law*, *1834 – 1871*, pp. 196 – 204.

② Anne Borsay, *Disability and Social Policy in Britain since 1750：a History of Exclusion*, Basingstoke：Plagrave Macmillan, 2003, p. 95.

③ Bernard Harris, *The Origins of the British Welfare State：Society, State and Social Welfare in England and Wales 1800 – 1945*, p. 56.

④ H. Marland, *Medicine and Society in Wakefield and Huddersfield*, *1780 – 1870*, p. 70.

⑤ H. Marland, *Medicine and Society in Wakefield and Huddersfield*, *1780 – 1870*, p. 52.

⑥ M. W. Flinn, "Medical Services under the New Poor Law," Derek Fraser ed., *The New Poor Law in the Nineteenth Century*, pp. 48 – 49.

⑦ Ruth G. Hodgkinson, *The Origins of the National Health Service：The Medical Services of the New Poor Law*, *1834 – 1871*, pp. 680 – 682.

尽力地改善服务质量,使得济贫法医疗机构顽强存活下来,为英国后世医疗服务奠定了基础。为改善济贫法医疗服务,使其符合时代发展与民众需求,1909 年,济贫法委员会系统调查了济贫法医疗服务的情况,观点不一的两派人士分别出台多数派和少数派报告,都对英国济贫法医疗服务体系混乱的管理进行谴责。少数派报告主张创建一个由国家主导运行的医疗服务体系,医生待遇由中央财政统一负责;多数派则要求在全国大部分地区建立节俭的医务所制度,仅在赤贫地区保留济贫法。① 两份报告都未被劳合·乔治接受,他参考德国的国家保险体系,于 1911 年颁行《国民保险法》,统一医疗保障,但又不主张彻底废除《济贫法》,应让其继续存在,为未被保险覆盖的公众提供医疗服务。新体系重点关注劳工阶层,忽视受保者家庭附属者,鼓励他们继续接受济贫法医疗服务。直到 1948 年《国家补助法》颁布后,济贫法医疗服务体系才终止。

3. 济贫院管理中的职业医生

在济贫院管理机制下,职业医生与卫生管理员一样,都倾向于将贫民病人看成"穷人",而非"病人"。② 他们抱怨待遇太差,认为自己无须听命于济贫法监护人。19 世纪末 20 世纪初,虽然职业医生总体地位提升,但济贫法医生却感受不到。在 1914 年前,济贫法医生也一直未尽力改变这种境况,为国家服务的"国家公费医疗制度"的理念并未获得大多数济贫法医生的认可,私人诊疗仍是他们最为看重的。

济贫法医生与平民职业医生不同,他们不仅需要照顾病人,还要服从国家安排,受到行政约束。作为诊疗专家,他们需要遵循行政指令,服从济贫法联合会、委员会或监护人调派。到 1914 年,济贫院管理机构一共雇佣了 4814 名医生,但其中有 1/5 是济贫法管理人员,属于行政阶层,并不负责医疗诊治。有学者认为,这些不懂医学的行政人员阻碍了济贫法医疗服务的改善,指出监护人对济贫法医生的撤职并不是由于其技术上的缺陷,多是缘于私人恩怨;而地方政府委员也会对那些原本有错但监护人极力维护的医生们不加追责,允许其继续任职。③

---

① *Report of the Royal Commission on the Poor Laws and Relief of Distress* [Majority Report], London: H. M. S. O., 1909, part V, p. 237.

② *Report of the Royal Commission on the Poor Laws and Relief of Distress* [Minority Report], London: H. M. S. O., 1909, part I, p. 177.

③ Peter Dunkley, "The Hungry Forties and the New Poor Law: A Case Study," *The Historical Journal*, vol. 17, no. 2, 1974, pp. 329 – 346.

　　尽管权利受到制约，济贫法医生所承担的责任重大，他们不仅需照料病人，更要与身心健康、正常的穷人交流，在济贫院中更是如此。随着医疗科学的发展，济贫法医生的作用日益凸显，济贫法委员会要求医生对所有入院者进行评估，每一位入院者都要接受医生检测，分为"健康"和"不健康"，作为他们从事工作类型和生活待遇的参考。健康者将会被安排做最重的活，吃最差的饭。而不健康者则会根据医生嘱托安排膳食，工作也适当轻松。医生们的分类工作极其烦琐，既要照顾年老者，又要看护那些残障者与精神病人。医生们通常会将不需要长期护理或正遭受慢性病折磨的穷人们归于"健康"一类，在此过程中，他们也会受到个人偏见的影响，病情难以明确诊断的精神病人大都被归为健康，错误的判断还包括具有部分缺陷的心脏病患者和癫痫病人。这些人一旦被定性为健康，就失去了饮食与工作的优待。

　　除进行疾病归类外，济贫法医生的工作还包括规范院内居民的惩罚规则，如果医生们认为某个违反济贫法规定的人身体完全健康，那么他就会被处以 24 小时禁闭，吃粗劣食物。如果院内贫民不想从事诸如砸石头的工作，也可以向医生提出申请，但一旦遭拒，就会被治安官判处从事两周的繁重劳动。相比之下，院外的地区职业医生则没有这类义务，其主要责任是揪出那些正享受院外救助的装病者。①

　　1834 年前，按照传统，教区管理者一般都会雇佣一个地方医生来照料穷人，以这位医生所开的药物和其他医疗器材的使用情况作为凭证，为其支付年薪。如果地方医生觉得有必要，也可为病人们安排合理膳食，由教区支付款项。那时的全职济贫法行政人员稀少，只在一些大城市的济贫院医务所才有，大部分职业医生都会将济贫法医疗服务作为一项副业。1834 年后，很多习惯仍然维持，监护人雇佣地区职业医生照顾院外穷人，同时任命一位院内医生负责院内医疗。但在药物供应上，《新济贫法》废除了旧济贫法医疗服务为医生们提供足量药品的惯例，而让职业医生自己负责。

　　这些规定使得济贫法医生深感压力巨大，而且，在新济贫法医疗服务体系中，医生待遇下降，税收征缴、出行支出与济贫法监护人之间的通信费用都使他们的收入大幅降低。1841 年，一位英国职业医生抱怨："罗伯斯·皮尔先生的所得税严重打击了医生职业，带来严重威胁。本来每年 12

①　Sidney Webb and Beatrice Webb, *The State and the Doctor*, London：Longman, 1910, p.238.

磅的税收就已经使我们入不敷出，现在又增加到 24 磅，我们不知道该怎么办，就像济贫院中的贫民一样艰难存活。更加不幸的是，我们还需要承担更多的费用支出：包括购买马匹以及对之爱护保养，对一个加入济贫法医疗服务体系中的职业医生来说，他们所签订的契约薪酬还不足以支付耗费。"[①]

为获取更多收入，济贫法医生非常重视私人诊疗业务。作为支持，自 1880 年代起，地方政府委员会也让那些并非赤贫、无资格进入济贫院医务所，但又无法支付医院诊费的中下层民众接受济贫法医疗服务，让济贫法医生将济贫法检测不合格，不能进入济贫院的贫民纳为自己的病人。而且，为照顾济贫法医生的私人业务，委员会还缓和了对待贫民与贫民病人的区别，并鼓励贫民进入医务所。[②] 1885 年的《医疗救济（不合格）法案》更是从法律上模糊了合格者与不合格者的关系，允许通过投票方式让不合格者获得救治资格。

1910 年，英国政府规定，所有在赤贫线以上、无力支付医院诊费的民众都被归为"技术性"穷人，可以接受济贫法医疗服务。不过，由于病人众多，济贫院不得不分类指派医生，处理各类病人。这样，济贫法医生的私人业务虽然扩大，但院内贫民的诊疗质量却大大降低。[③] 而且，与正规医院相比，济贫院医务所很难对院内贫民做"病人"还是"穷人"的区分。在医院，所有住院者都是"病人"，而在济贫院医务所，居住者都是"贫民"。[④]

到 20 世纪，济贫法医生对院内穷人的管理权更大。在 1909 年的少数派报告建议下，济贫院管理开始重视医疗科学，使得济贫法医生们既是医治者，又是规则制定人。在 1834 年与 1909 年，《济贫法》最重要的两份皇家委员会报告最大的不同就在于前者忽视职业医生的作用，后者则极为重视，认为社会改革的所有规划都需要医生介入。如果少数派报告被接受的话，穷人们将会不受耻辱地接受免费医疗服务，但医生必须界定什么样的家庭才算是穷人。1910 年，韦伯对此指出："济贫法医疗服务处于一个残忍的困境中，一方面，从人道主义出发，我们需要为即将分娩的女孩提供诊疗、

① *The London Medical Gazette*, *1841 – 1842*, vol. 2, p. 78.

② Sidney Webb and Beatrice Webb, *English Poor Law Policy*, London: Longmans, 1913, p. 216.

③ J. L. Brand, *Doctors and the State*: *The British Medical Profession and Government Action in Public Health*, *1870 – 1912*, p. 219.

④ Brian Abel Smith, *The Hospitals*, *1800 – 1948*: *A Study in Social Administration in England and Wales*, p. 123.

对陷入震颤发作的酒鬼进行抚慰、为需要周期性求得寄生的卑鄙男女提供庇护。但另一方面，济贫院医务所的人道主义对病人们不能产生积极影响……这种诊疗会成为毁灭他们人格和正直、诚实与美德的诱因，甚至可能促使他们走向放荡和低能。"①济贫法医生们不仅负有诊疗重任，更应培育病人的公共道德，将道德提升视为医生责任。

很多济贫法医生同意这种观点，认为济贫法医疗服务虽致力于提高诊治水平，但却无法做出何为病人的精确判断，且在病情方面无法做"值得"与"不值得"救助的济贫鉴定；认为应基于道德信念，安排后续治疗。对此，济贫法医生联合会（The Poor Law Medical Officers' Association，简称PLMOA）领导人约瑟夫·罗格指出："济贫法医疗服务对贫民病人的诊断存在'奢侈与浪费'倾向"，认为不应照料那些道德败坏、无助于社会发展的病人们，要重视那些道德高尚、清白无辜，有助于社会发展的病人，为他们提供完善服务。对此，他为即将分娩和养育孩子的女性专门设计了精美膳食，拒绝给健康的年老穷人提供火腿与鸡蛋，尤其反对给喝醉酒的贫民病人提供救助，还试图通过娱乐方式改善贫民病人的道德素养。②

出于对贫民道德堕落的厌恶，济贫法医生极为反感流浪者，1869～1891年担任济贫法医生的约翰·亨利·布里奇（John Henry Bridges）在任职之前，并不相信贫民具有道德缺陷："在我看来，济贫法只是为了消除我们经济体系中发生的那些不可避免的缺陷与阻碍社会发展的因素。道德缺陷的鉴定是对民众的侮辱……我不认可道德与犯罪间的联系。我确信：并不存在不可治愈的道德缺陷者"。但到1877年，布里奇也认为道德缺陷确实存在，反对伦敦警方将大量道德败坏的贫民送入济贫院医务所。③

除医生责任加大外，《新济贫法》还强化了行政机构对医生权力的约束。在高明的职业医生都被私人患者请走的情况下，济贫法委员会与教区委员会、监护人拥有任命、挑选、控制普通职业医生的大权，他们只要求医生服从行政指令，更喜欢雇用那些要价较为低廉的从医者。对此，《柳叶刀》指出："很多未受任何教育的医生被盲目任命，他们既不会配药，又未经过学徒培训，却将自己称为'外科医生'，这些人与高明医生恶性竞争，

---

① Sidney Webb and Beatrice Webb, *The State and the Doctor*, p. 116.
② J. Rogers, *Reminiscences of a Workhouse Medical Officer*, London: T. Fisher Unwin, 1889, pp. 116, 128.
③ S. Liveinh, *A Nineteenth Century Teacher*, *John Henry Bridges*, London: Kegan Paul, 1926, pp. 143 – 144.

低价倾销自己。许多医学俱乐部也被这些团体占据，他们售卖糖蜜、蜡烛与药物，一切都以职业医生的名义进行。"①

在 1857 年的接种问题上，主持医疗部工作的约翰·西蒙对济贫院职业医生的资格提出质疑，认为地方管理者任命的院外济贫法医生完全没有配合意识，能力欠缺。1846 年，维克利也认为，济贫法医生们每年都要夺去成千上万人的性命，浪费国家钱财，"每年都要耗费包括药商处方费用与每年所需预防药品补充的大量金钱给那些无耻庸医，放肆他们用错误的方式在医疗服务中胡作非为。最重要的是，济贫法医生们因此而受到的国家补助金大大减少，新济贫法委员会在这方面过于苛刻。"②

补助金减少使得济贫法监护人都不愿花钱雇佣技能高明的职业医生，倾向于用微薄薪酬雇佣庸医，这使得济贫法医疗服务质量低下。英国医疗协会对此非常不满，要求改善职业医生的待遇，予以高额薪酬和退休金；要求监护人照顾职业医生利益，动用济贫基金，支付药费，用一份有保障的薪水代替契约年薪；放松济贫院行政领导与赈济员对济贫法医生的严格控制；号召医生们积极抗议，争取独立的自主权，改善医疗服务质量。为使济贫法医生摆脱行政控制，1868 年，济贫法医生罗格主导创建了济贫法医生联合会，捍卫全体济贫法医生的利益。联合会在罗格领导下经常向地方政府委员会抱怨，但委员会却重视政治协调的作用，不愿给予职业医生过多独立权。

济贫法医生联合会并未尽力完善济贫法医疗服务，而是只为自身利益着想，用私人诊疗业务弥补损失。联合会之所以关注自身利益，主要在于成员们都质疑国家主导医疗服务的正当性。如果说英国医疗协会代表了全体职业医生，用积极行动捍卫其利益的话，那么联合会则是一个自私的团体，只捍卫其成员的私人利益，未将济贫法医疗服务视为他们的生存之本。成员们大都兼营私人业务，只将济贫公职视为补充，认为纯粹担任公职就将无法生存。1872 年，为医生利益代言的《柳叶刀》杂志谴责他们："不仅附属于济贫法监护人，连思想观念都是病态的。"③

---

① *Lancet*, vol. 46, no. 1145, August 9, 1845, p. 165.

② *Lancet*, vol. 47, no. 1167, January 10, 1846, p. 48.

③ 转引自 J. L. Brand, *Doctors and the State: The British Medical Profession and Government Action in Public Health, 1870 - 1912*, p. 17。

　　虽然联合会有很多缺陷，但其活动还是促进了济贫法医疗服务的发展，协调了济贫法医生与监护人间的矛盾，阻止监护人为紧缺的医生岗位提供低薪报酬。在势力强大的英国医疗协会帮助下，联合会成员接受协会领导，敢于对抗监护人，一旦他们试图削减职业医生薪水，协会就会召集医学期刊，进行抵制，同时也寻求与监护人谈判，如果两者都不奏效，他们会要求职业医生拒绝申请该职位。① 这种方法很见成效，在德罗维奇（Droitwich），当一名职业医生去世时，那里的监护人试图将其薪水从 120 镑调为 90 镑，职业医生在协会支持下，拒绝应聘此职位，于是监护人不得不将其工资恢复至原先水平。②

　　英国医疗协会虽然要求改善济贫法医生待遇，但实质上，它对国家统一规划、按统一标准地组织职业医生，开展医疗服务事业的前景是反对的，与联合会一样，它倾向于创建独立性较强的个体化医疗服务体系，认为这才能提升职业医生的待遇。协会对职业医生的固定薪酬并无兴趣，只希望能在诸如天花接种等私人业务中提高收费标准，扩展私人服务的性质和数量。这样，医疗协会和联合会一样，都不太关注济贫服务，而是重视私营业务。但是，从现实情况看，济贫法管理机制牢牢掌控着英国职业医生的薪酬待遇，济贫法监护人既可以拒绝让职业医生参与精神病诊疗，使其待遇低下，也可以公然拒绝为职业医生们提供药物，使得他们用药紧张。直到 1910 年，很多职业医生在包扎伤口时，只能用旧破布这一传统的慈善赠品，其固定薪金无力购买外科绷带。③

　　在此社会背景下，很多职业医生非常渴望自己的待遇薪酬能获得国家的保障。1909 年，济贫法委员会在系统调查济贫法医疗服务情况后，观点不一的两派人士分别发布了多数派与少数派报告，受到费边社④思想影响的少数派报告主张创建一个由国家主导运行的医疗服务体系，医生薪酬由中央财政统一负责；多数派则要求在全国大部分地区建立节俭的医务所制度，

---

① *British Medical Journal*, vol. 1, no. 2670, March 2, 1912, p. 469.
② *British Medical Journal*, vol. 1, no. 2790, June 20, 1914, p. 1388.
③ Sidney Webb and Beatrice Webb, *The State and the Doctor*, p. 38.
④ 它是 20 世纪初英国的一个工人社会主义派别，看重务实的社会建设，倡导建立互助互爱的社会公共服务；期望通过社会各阶层的财产、社会地位和政治权利的平等分配而获得个人与社会的自由，主张通过实践平等和自由的理念，以达到社会合作和互爱的人际关系理念。一般认为，这种思想是英国工人群众对福利国家制度最早、最直接的向往和要求，为以后英国建设福利国家奠定了思想基础。

仅在赤贫地区保留济贫法设置。① 在当时举行的职业医生联席会议中，很多人向往国有化医疗服务的前景："我们愿意期待，未来的国家职业医生不用顾及私人业务，薪酬合理且拥有养老金，配备专门汽车，可以随时接受地方监护人通知，赶赴、巡查他管辖的广大区域。"②在这种观念指导下，职业医生们同意接受劳合·乔治倡导的国有化医疗服务体系，让职业医生接受国家统一调配。济贫法医生联合会主席虽然对多数派与少数派的建议都不认同，但他认为多数派提出的将职业医生与节俭诊疗所联合起来的前景比少数派认同的国有化医疗服务规划更令人沮丧，在谨慎地两相对比下，他接受了后者的意见。③

职业医生尽管接受国家主导下创建的国有化医疗服务体系，但对济贫院管理却十分反感，认为济贫法医疗服务是为赤贫人士专门设置的，"在国家服务中，它并不是一个能让人欣慰接受的模式"。④毕竟，济贫法医疗服务体系是建立在院内济贫院管理与院外济贫经费节约基础上的，很多济贫法医生都不愿承认济贫院中穷人与病人的差别，使得职业医生的医疗实践表现消极："较少的薪水使得处理事情的方式变得极为马虎大意……济贫法雇佣下的职业医生们……懒得耗费时间探寻疾病的内在根源，仅用一刀切的诊疗模式予以打发。一旦有私人业务，穷人就会被忽视。职业医生也会在药物和绷带使用上节俭，唯恐这项花费使其破产。医疗服务的随机主义、马虎使得穷人们根本不相信它的效果。"⑤不过，在少数派报告看来，职业医生忽视病人的行为是由济贫制度下医生贫困、政府部门拒不供应必要医疗设备的现实决定的。⑥

在此背景下，在1911年颁布的《国民保险法》挽救了济贫法医生对国有化医疗服务体系的信心。法案确立了"健康保险主治医生"机制，让职业医生们安心作为专家群体，摆脱行政控制与济贫院管理的制约，独立自主地诊治病人。在待遇上，法案规定每个受保病人在一次医疗服务中需缴

---

① *Report of the Royal Commission on the Poor Laws and Relief of Distress* [Majority Report], part V, chapter 3, p. 237.

② *British Medical Journal*, vol. 2, no. 2532, July 10, 1909, p. 89.

③ *British Medical Journal*, vol. 2, no. 2637, July 15, 1911, p. 114.

④ *Report of the Royal Commission on the Poor Laws and Relief of Distress* [Majority Report], part 9, p. 279.

⑤ Sidney Webb and Beatrice Webb, *The State and the Doctor*, pp. 38, 78.

⑥ *Report of the Royal Commission on the Poor Laws and Relief of Distress* [Minority Report], part 1, p. 178.

纳包含药物和诊疗设施使用在内的诊疗费用，国家会按照人均 9 先令的标准统筹资助。与此同时，法案还保障了职业医生的私人诊疗业务，允许他们揽收私活。① 此后，职业医生们准确意识到自己在国家医疗服务中的身份定位，安于诊治专家的身份，不用顾忌行政制约，有效保障了社会大众的诊疗权益。

这样，济贫法医生——以全科医生为代表的英国普通职业医生群体在经历济贫院管理和私人诊疗业务的纠缠博弈后，逐渐认可国有化医疗服务机制，自身义务和国家责任感日益明确，以诊疗专家的身份，不断提升自己的职业素养与标准，摆脱了济贫法行政系统的束缚，让英国普通职业医生的社会地位与影响力都获得极大提升。

（二）医生与财政部

《新济贫法》实施后，济贫法管理机制的行动策略执行节约主义，不重视对于赈济贫民的投资。财政部也牢牢执行这种理念，拒绝为代表职业医生利益的医疗部拨付高额经费，职业医生们对此怨声载道。

西蒙担任英国公共卫生管理领导人之后，对济贫法医疗服务体系中职业医生受控于济贫法委员会及之后英国政府成立的济贫局等行政机构管理的现象深感不满，认为职业医生的实际行动乃是专业事务，不应受控于不懂医疗科学的济贫法行政人员。为此，在他的坚决要求下，英国设置了一个保持独立、具有特色的"医疗部"，使得英国的国有化医疗服务体系呈现两大模式——济贫法医疗服务体系与枢密院医疗部体系。为避免行政资源浪费，英国中央政府一直希望将两大体系整合到一起，共同维护英国民众的健康卫生。但由于济贫法医疗服务崇尚节俭，而医疗部则立足于改善卫生，要求投资，两者理念不同，无法整合。

在财政部看来，医疗部的要求极不合理，不符合英国文化中奉行自助的国情；认为医疗部不应实施如同天花接种般的强制医疗，而要执行财政紧缩政策。因此，为最大限度地节约开支，英国政府理应将照顾穷人与保障卫生区别对待，济贫法医疗服务体系与医疗部体系的分裂特征应予维持。这样，在财政部的支持下，济贫法医疗服务与医疗部事务完全隔离，两者间本应有的密切联系无法获得发展。1892 年，当英国政府出于规避行政资源浪费的考虑，提议两个部门联合时，因为医疗部工作繁重，人手不够，

---

① 　Kenneth O. Morgan and Jane Morgan, *Portrait of a Progressive*, *The Political Career of Christopher*, *Viscount Addison*, Oxford：Clarendon Press, 1980, pp. 17 – 18.

其领导人向政府申请，要求增加雇员并获加薪待遇，财政部不顾现实情况，予以严词拒绝。于是，以国家名义要求两大部门协调统一的规划被无限期推迟下去。[①]

为实现最大限度的资金节约，在财政部要求下，英国政府于1871年成立地方政府委员会，目的是要在包括卫生管理等各项事务中让地方与中央紧密配合，主要承担协调引导的作用，最大限度地节约开支。[②] 成立伊始，它就开始审查财政的开支，对此前医疗部高昂的财政耗费深感不满，谴责其奢侈浪费。[③] 与此同时，济贫法管理人员大力支持缩减开支，这使得接受院外救济的穷人数量1871～1876年在全国范围内减少了33%，每年平均减少27.6万人。1876年后，中央政府更是鼓励济贫法监护人削减所有院外伤残人士补助金。到1893年，妇幼婴儿中有39%、老弱病残者中有33%的人只能从地方税收中获得资金援助。[④] 值得注意的是，大规模的财政缩减导致了1870～1890年贫困扩大化，50%原本接受赈济的老年院外人士失去救助权，体现出国家对贫民的冷漠。[⑤]

为减少开支，地方政府委员会还在1873～1900年发动了大规模反院外赈济行动，这场运动强化了医疗部和济贫法医疗服务的隔离，很多学者认为，这是福利国家发展的障碍，《新济贫法》最糟糕的实践。[⑥] 这项政策减少了民众消除贫困的机会，体现了财政部的财政紧缩战略。在地方上，政府鼓励济贫法监护人削减开支，抑制向那些宣称院外赈济体系业已建立的地方提供援助。对济贫法管理人员来说，这项政策使他们获得较大的自主权，敢于压制医学发展，将医疗部掌控在自己手上，使得职业医生越来越依附于济贫法管理人员。[⑦] 地方上缩减经费、忽视医学的做法极大损害了卫生管理中科学计划的制定，不利于疾病的有效防控，恶化了整个社会的公

---

① Roy M. Macleod, "The Frustration of State Medicine 1880 – 1899," *Medical History*, vol. 11, no. 1, 1967, pp. 35 – 36.

② C. Bellamy, *Administering Central – Local Relations, 1871 – 1918: The Local Government Board in Its Fiscal and Cultural Context*, Manchester: Manchester University Press, 1981.

③ Roy M. Macleod, "The Frustration of State Medicine 1880 – 1899," *Medical History*, vol. 11, no. 1, 1967, pp. 15 – 40.

④ Karel Williams, *From Pauperism to Poverty*, London: Routledge, 1981, pp. 106 – 107.

⑤ P. Hhane, "Old People and Their Families in the English Past," M. Daunton ed., *Charity, Self – Interest and Welfare in the English Past*, Cambridge: Palgrave Macmillan, 1996, pp. 113 – 138.

⑥ L. Bonfield, R. M. Smith and K. Wrightson eds., *The World We Have Gained: Histories of Population and Social Structure*, Cambridge: Blackwell Pub., 1986, p. 373.

⑦ R. Lambert, *Sir John Simon, 1816 – 1904, and English Social Administration*, p. 526.

共卫生状况。虽然"卫生是一种民生化的工艺"，但地方政府委员会领导者却认为"这种工艺在民主政治的概念中并不存在"。[1] 这场改革反映了中央在卫生管理中对济贫法医疗服务政策的态度，揭示了维多利亚后期的卫生管理中，医学发展与济贫院管理的矛盾。[2]

财政部的大规模财政压缩政策使医疗部工作无法正常开展，职业医生们纷纷埋怨，济贫开支的缩减损害了公共卫生利益，大批传染病控制规划与卫生改良策略无法实施；认为支持财政部策略的济贫法行政人员占据了所有地方政府委员会涉及的资金开支部门；更难以容忍的是，济贫法委员会鼓励济贫法监护人将自己视为职业医生专家，在卫生管理中采取"合理的商业意识"。[3] 严重破坏了"维多利亚时代职业医生们的美好理想"，甚至失去了"改进民族卫生的资格……能够救助穷人、作为穷人天然保卫者的基础也逐渐消失"。[4]

在财政紧缩政策指导下，19 世纪的医疗部行动受限于资金问题。财政部不理解医疗部行动，在急需医生调查员进行调查时，为了最大限度地节省财政花费，财政部要求所有职业医生必须接受济贫法管理人员的指导，通过审核，约定日期，且只有在事态需要时方可进行。

而且，为了尽可能少地雇佣医生专家，节省财政花费，财政部还鼓励书记员与政府秘书人员代替职业医生的工作，让西蒙深感震怒的是，在与卫生管理者的通信联系上，卫生事务中原本应由职业医生处理的信件都由书记员与秘书处理，他们往往忽略本应重视的要点，随意处置那些原本只适合医生专家处理的信件。西蒙谴责道："在那些需要医生专业建议的官方报告及卫生实践中，那些秘书不仅没有将专业意见传达下去，而且还错误地冒充医生意见，胡言乱语；对职业医生来说，允许不懂医学的秘书传达医学指令并署上签名是不可想象的；如果这样做的话，很多疾病的诊疗意见很难确保有效"。"当一个德高望重的伦敦医师不得不建议地方管理者，让其明确诊断绅士哮喘病和妇女偏头疼各种富有疗效的诊断方法时，如果不能与医生直接通信，那么可通过家庭律师或律师信传达的方式让权威意见得以贯彻。"

[1]　Christopher Hamlin, *Public Health and Social Justice in the Age of Chadwick*, *Britain 1800 – 1854*, Cambridge：Cambridge University Press, 1988, p. 302.

[2]　R. Lambert, *Sir John Simon*, *1816 – 1904*, *and English Social Administration*, p. 526.

[3]　Karel Williams, *From Pauperism to Poverty*, p. 99.

[4]　Dorothy Porter and Roy Porter, eds. , *Doctors*, *Politics*, *and Society*：*Historical Essays*, p. 15.

此外，委员会采取的书记和秘书传达医学建议的做法也让西蒙感到无法接受，认为这将使卫生管理事务要接受一群对医生怀有敌意、卫生管理能力缺乏的门外汉的管制，会造成巨大损失。1871～1876年，他一直对此表示反对，1876年的春天，当他向财政部申请追加任命3个医生检查员时，再次被固执的财政部领导人约翰·兰伯特（John Lambert）拒绝。此后，西蒙心灰意冷，辞去职务，退出卫生管理的实际工作。

《英国医学杂志》对西蒙的去职深感遗憾，它这样写道："很难想象，如果那个时期西蒙的政策能够顺利实施，医生与书记、秘书配合紧密的话，这个国家的卫生状况会达到一个多么高的程度"，很多改善卫生的计划都葬送在行政官员的手中。不过，西蒙这个时期为英国所做的很多卫生报告都非常经典。1887年，他还被授予爵士头衔（K. G. B），到1890年，他在88岁高龄时去世。

西蒙给其继任者留下的公共卫生管理体系很不完善，英国的卫生检查并没有可以倚重的统一体系。医疗部只有一个管理员西顿医生，加上助手乔治·布坎南（George Buchanan）与9名医生检查员。1876年12月，兰伯特试图缓和英国行政官员与医生间的紧张关系，要求财政部给西顿和其他三名医生加薪。遭到严词拒绝后，他们愤怒地指出："医生收入应该比一般人认为的要高得多，因为他们既从事政府雇佣工作，又有专业资格和职业优势，其收入包含着一系列复杂的收费项目。"更过分的是，财政部不仅未给医生涨薪，反而剥夺了西顿医生原来所有的医疗部研究管理费（每年100镑），其年薪也从西蒙时代的2000镑降为1200镑。1879年，西蒙离职后接任的医疗部主管西顿医生在上任3年后，就因操劳过度而死。1882年6月，医疗部主管布坎南医生在上任3年后，向公众表达了他对医生地位与医学发展境况的忧虑，主张增加职业医生与医生管理员，强化对地方卫生事务的调查、地方法案的监督及传染病观测。[1]

不幸的是，自1877年秋开始，1873年国民服务开支调查委员会所建议的财政紧缩政策正式执行，反对任何增加医疗部的经费预算和医学科研投入的行为，在财政部看来，增设职业医生岗位既无必要，又会带来财政耗费。1878年，财政部甚至试图从地方管理者那里征缴他们专门用来进行医

---

[1]　Roy M. Macleod, "The Frustration of State Medicine 1880 - 1899," *Medical History*, vol. 11, no. 1, 1967, p. 19.

学调查的经费，还拒绝给医生们提供实验室研究的基础设施补助。① 在医生们看来，这种行为使医疗部遭到"官方暗杀"，认为地方政府委员会的秘书们"正在按照自己的构想，与济贫院管理机构联合，让医疗部完全窒息"。② 甚至连医疗部都差点被撤销，只不过经过兰伯特的努力协调，并出示大量证据，向政府表明医生工作的重要性时，才得以幸免。由于深受排斥，医疗部许多极为重要的医学研究与调查规划都无法实施。

不仅如此，财政部还对医生主导公共卫生管理机制的威胁防备有加。从 1878 年 10 月到 1881 年 2 月，医疗部起草且向地方管理当局、卫生医务官和监护人委员会发布了 119 条传单、备忘录和专函，布坎南及其助理拉德克里夫（J. Netten Radcliffe）通常一周工作超过六天，但是，医疗部的年度报告每年都因为缺乏财政部资金扶持，被拖延出版，医生们纷纷抱怨，指责布坎南："不用振奋人心的西蒙模式指导卫生管理，以天主教信仰般热情的医疗专制主义来详细探讨卫生管理的所有话题。"③这种指责与财政部门的资金紧缩规划使得医疗事业的发展与职业医生作用的发挥举步维艰，地方管理者期望得到职业医生们的"鼓励、指导与建议"的心愿经常无法实现。④ 兰伯特本来想支持医疗部，向财政部寻求支持，但获悉财政部态度后，转而只倾向于支持医疗部聘用临时工。⑤

1882 年，很多学校发现了不明病菌，英格兰北部出现了斑疹伤寒症，但由于医疗部人员紧缺，布坎南根本无力处置这次卫生危机，颁布应对策略。他无奈地向地方政府委员会主席汇报，声称医疗部无法为国民利益发挥充分作用，不能指导新的传染病学与细菌学研究，无法促进社会进步："医疗部在过去一两年时间里，每天都以极高的效率细致耐心合理地做好自己的本分工作，但却遭受越来越多的忽视、推延，我们的要求被放置一边、弃之不理。与此同时，委员会中的其他部门，政府其他机构，所有地方政府工作都受到这种推延和忽视的影响，造成巨大

① Roy M. Macleod, "The Frustration of State Medicine 1880 – 1899," *Medical History*, vol. 11, no. 1, 1967, p. 18.

② *The Lancet*, vol. 113, no. 2893, February 8, 1879, p. 201.

③ *British Medical Journal*, vol. 1, no. 1100, January 28, 1882, p. 124.

④ *The Lancet*, vol. 114, no. 2922, August 30, 1879, p. 323.

⑤ *British Medical Journal*, vol. 1, no. 1793, May 11, 1895, p. 1067.

不便。"①

在医疗部已经无力应对公共卫生危机的社会现实面前，医疗部逐渐受到重视。当1884年霍乱侵犯欧洲大陆时，为应对此威胁，医疗部得到财政部支持，组成了一个六人临时医学检查团，负责控制疫情扩散。② 但是，布坎南并不满足医疗部的临时雇用，在医疗部第14次年度报告中，他明确提出临时雇佣无法适应医疗部的实际工作需要，强调："每天发生的紧急事件都让我们这些非常紧缺的医生工作人员疲于奔命。"③ 于是，在1884年初，财政部组织特别调查委员会，对国家雇员进行调查，但他们只将调查范围缩小在那些书记员与秘书身上，医疗部工作人员甚至都未曾提及。直到1887年，重组后的另一个特别调查委员会展开调查时，地方政府委员会中的那些工程师、医生检查员及与其直接相关的人员的工资和地位情况才获得关注。尽管如此，调查委员会的改良意见极其让人沮丧，只是简单要求区分中央检查员与地方检查员，认为地方检查员薪资应由地方供给；虽然也提及了政府管理人员的任命人数需要保持增长，但却建议提名者应从现有的检查员团队中遴选，将那些具有专门技能但不在现存检查员行列中的医生排除在外；还特别警告中央医学与工程检查员不得抱怨，应对现有状况感到满足。

在这种背景下，当1884～1885年的霍乱危机调查结束后，布坎南要求增加职业医生常设岗位的建议立即就被财政部拒绝。1888年，财政部又将医疗部的科研补助降至1865年前的水平。医疗部领导人苦苦哀求，认为："这些研究对国家的卫生管理具有最为重要的意义，会对生命质量的提高有毋庸置疑的良好效果，对英国社会影响巨大"，但财政部丝毫不为所动。布坎南愤怒指出："财政部看起来并不知道现代病理学的调查方式包含着比简单化学实验耗费更大的生物学实验，以至于一再推迟那些急需立即进行的研究计划……它的中断会立即给整个地方政府委员会服务体系与卫生管理体系带来重大损失。"

1888年，财政部针对医疗部的财政紧缩政策遭到报复，由于长期以来轻视医疗部的工作，其消极影响显露无遗，其中最严重的就是此时整个英

---

① Roy M. Macleod, "The Frustration of State Medicine 1880 - 1899," *Medical History*, vol. 11, no. 1, 1967, p. 21.

② *The Lancet*, vol. 125, no. 327, February 14, 1885, p. 304.

③ *British Medical Journal*, vol. 1, no. 1254, January 10, 1885, p. 90.

国的白喉传染病大肆蔓延。在 1880 年代，这种病在整个英格兰农村地区极
为盛行，是 19 世纪"儿童最为常见的传染病之一"，是由于"芽孢杆菌和
白喉杆菌"所导致的一种"急性、严重，传染性强烈，且可诱发畸变的疾
病"。各地关于白喉病扩散的消息震惊了济贫院管理部门及医疗部，后者急
切要求找出白喉病发病诱因。明确发病症状是"发烧、头疼难安，并且咽
喉痛"，通常会导致患者喉咙里"细小隔膜"不断增大，使之痛苦窒息而
死。尽管医学阐释并不难，但由于财政部长期以来的忽视，白喉病的症状
常常被误诊为哮喘、流感或猩红热，直到 1894 年，医学界仍然对其发病原
因存在争论。一般来说，"人们都认为白喉病是由受到污染的供应水或下水
道散发的臭气引起的"，通过"飞沫、近距离接触，被感染的粉尘以及受污
染的牛奶"进行传播。随着英国农业的衰落，大量农村人口涌进城市，白
喉病带入大城市的趋势日益明显，令人忧心不已，更可怕的是，这种病会
以恶性方式不断地变异发展。①

对此，《柳叶刀》警告："我们有理由相信导致白喉病产生的微生物在
后期增殖迅猛且数量巨大。"②地方政府委员会急于想了解真相，迫切需要一
份严谨细致的调查报告。但很多地方卫生管理当局根本就没有雇佣职业医
生，只有没有任何资历的污染物检查员，无法履行此类职责，地方医生管
理员也缺乏人手，治疗事务繁忙，很难做出细致的调查报告。这种情况下，
地方政府委员会不得不调动医疗部人员，下放至各个农村地区，系统调查
白喉病的发生与感染情况。因此，财政部的节省政策虽然崇尚缩减开支，
但却是以损失人命和公共卫生的管理效率为代价的，而且，其造成的损失
远大过其致力于缩减的开支。

经此教训，地方政府委员会开始对财政部紧缩开支的政策、济贫院管
理部门单纯的政治控制有所反思，逐渐要求卫生管理当局不得任命没有专
业医疗知识的污染物检查员，严令各地必须任命全职、薪酬待遇良好的职
业医生。还要求他们负责构建长期有效的清洁水源供应体系，处理污水工
程。通过这种形式，中央政府开始纠正财政部的错误做法，重视医学、医
生服务与卫生基础设施建设。

不过，虽然中央政府日益认识到医疗部职业医生的重要作用，但直到

---

① A. Hardy, *The Epidemic Streets*: *Infectious Disease and the Rise of Preventative Medicine*, *1856 – 1900*, Basingstoke: Palgrave Macmillan, 2001, pp. 80 – 109.

② *The Lancet*, vol. 134, no. 3442, August 17, 1889, p. 343.

到 1892 年初，财政部对医疗部仍然没有资金投入意向，长期劳累的医疗部领导人布坎南身心俱疲，最终请辞，于 1894 年去世。此后，有经验的医学政治家沃尔特·福斯特（Walter Foster）被任命为议会秘书，医学发展的形势有所好转。① 毕竟，英国政府无法驱散疾病，财政部虽然敌视医疗部，但也不得不迎合公众要求，加大医学科研投资，扩展医疗部公共卫生管理与防治疾病的权力。尽管如此，《泰晤士报》还是遗憾地认为："尽管 19 世纪有着令人夸耀的科学成就，但是对于许多致命性疾病的起源、性质和诱因，人们还是一无所知。"②

在福斯特与地方政府委员会主席富勒（H. H. Fowler）的努力下，在布坎南去世后，财政部与医疗部之间的对立情绪有所缓和，财政部在很多年以后甚至第一次将医疗部的支持规划放到财政长期补助的首要地位，予以重点关注。继任布坎南职位的医疗部领导人理查德·索恩（Richard Thorne）也认为："富勒先生的介入、财政部的做法，给我们带来了一个最为振奋、激动的信号。"③时任人事部秘书的弗兰西斯·莫瓦特（Francis Mowatt）不仅任命了 4 名临时医生检查员，还常设了 2 个全职医生检查员职位，同时确定了医生管理员在卫生管理中的重要作用，常设的医生管理员增加至 14 个，薪酬也大大提高。④

不过，尽管医疗部与财政部之间关系好转，但远未到互相支持的程度，两者之间长期以来的矛盾削弱了职业医生的工作热情，抑制了医疗部在新时代寻求与承担新责任的雄心壮志。西蒙和布坎南之后，医疗部领导人索恩放弃了让医疗部成为国家服务部门的核心位置之努力，他向广大职业医生解释道："迄今为止，我非常希望将这份工作开展下去，我希望你们能理解我并非不想支持医务工作的扩展，只不过地方政府委员会迫使我不得不这样做"，此声明削弱了西蒙时代医疗部和职业医生群体神话般的影响力。虽然这项声明表明了索恩本人的态度，但其反映的却是财政部对医疗部长期以来的压制。⑤

---

① *The Lancet*, vol. 181, no. 4667, February 8, 1913, pp. 365 – 434.

② *The Times*, January 15, 1892.

③ *British Medical Journal*, vol. 1, no. 1668, December 17, 1892, p. 1357.

④ Roy M. Macleod, "The Frustration of State Medicine 1880 – 1899," *Medical History*, vol. 11, no. 1, 1967, p. 31.

⑤ Roy M. Macleod, "The Frustration of State Medicine 1880 – 1899," *Medical History*, vol. 11, no. 1, 1967, p. 37.

　　日渐消失的信心损害了索恩的健康，他最终于 1899 年 12 月去世，留下了对政府公共服务的痛苦记忆。布坎南在 7 年前的离职以及索恩无法获得应有支持的失败，都使得医疗管理看起来承担了太多的苦难经历。《泰晤士报》对此激愤地指出："很多地方管理者对卫生的忽视导致了每年数百万英镑的损失，这些损失都是由于缺乏足够的医学知识、对医学建议缺乏足够的重视引起的。"财政部也越来越多地听闻来自地方上要求扩大医学投资，加强医学研究的呼吁。在新任主管威廉·帕沃尔（William Power）领导下，医疗部根据当时形势，重新设计了管理规划方案和处事原则，不再要求雇佣更多医生，而是请求国家任命兼职检查员，为很多待处理的事情扮演"联系中介人"，强调此职业"尽管其主要工作在性质上还是与委员会的医学与科学事务紧密相连，但他们的努力为那些高水平专家免除了繁杂的工作流程，比直接雇佣专家更为有益"。[①]

　　这些兼职人员薪酬较低，年薪普遍只有 400～600 镑，比一般医生要低 200 镑，财政部对此计划颇为赞同。与此同时，到 20 世纪初，中央政府也开始改变传统的财政紧缩政策，实施福利改革规划（1906～1912 年），修正了地方政府委员会主导实施的财政紧缩规划，支持医疗部的发展。[②] 在此形势下，财政部逐渐不再限制医疗部的资金利用，医疗部也逐渐修复了与财政部长期不和的关系，重新找到了在社会管理领域中发挥重大作用的自信。到 1920 年代，新的压力体现在食品保存与规范、卫生合格标准的制定以及皇家委员会对于砷中毒、结核病、水供应和污水排放调查问题上。这些新局面需要改革传统的中央政府策略，更为关注地方卫生管理机构，更多注意医学研究，支持公共卫生事业。医疗部所起的作用就是在现有的财政空间内，主导这些政策的制定执行。在帕沃尔之后，由 20 世纪最著名的医学领导者阿瑟·纽斯马尔（Arthur Newsholme）继任，进一步提升了职业医生的社会地位与医疗科学影响力。

　　医疗部与财政部的矛盾给英国的公共卫生事业带来巨大危害。财政部虽然反感医学发展给英国政府带来的财政耗费，但它过分追求缩减医疗开支的反医学行动并不明智。经过灾难性后果的教训后，财政部开始吸取经验，调整政策，重视职业医生的作用，强化医学科研。1911 年，议会颁布

① *The Times*, June 1, 1900.

② L. Bonfield, R. M. Smith and K. Wrightson, eds., *The World We Have Gained: Histories of Population and Social Structure*, p. 373.

《国民保险法》，让以全科医生为代表的所有合格职业医生变成国家医保体制内的"健康保险主治医生"。

小　结

随着全科医生引起的医生职业格局的变化与调整，英国形成了独具特色的医疗服务体系，确立起一套以全科医生为主体的职业医生医疗保障机制。这套机制偏重基础诊疗、轻视专业医学，并具有医药分家、平民化与重视医疗技术实践的鲜明特征，有效保障了平民大众的健康福利与医疗资源的优化配置，为英国在全世界范围内率先建成福利国家奠定了基础。

在此基础上，1911 年，英政府颁布《国民保险法》，确立了以全科医生为主体的"健康保险主治医生"机制，并以此为基础，在 1945 年开始筹建国民健康服务机制，确定了全民免费的多级化医疗保障体系，其中最为重要的第一级就是遍布各个社区的全科医生医疗服务，他们为各自诊疗区域内的居民提供基本医疗服务，根据病情需要将部分病人转给更高级的医院，有效避免了过度医疗，极大优化了医疗资源配置。

全科医生倡导的医疗改革实现了时代发展所要求的医生职业变迁，也重塑了崭新的医生职业格局，它不仅决定了现代英国医疗服务体制的建设和布局，同时对英国职业医生群体的社会定位产生了深远影响。在经历了与病患者自由意愿和慈善医疗机构、济贫院管理机构、地方政府委员会与财政部等英国政府行政部门的矛盾后，以全科医生为代表的医生群体逐渐确定了自己的专家身份，不愿意纠缠于行政事务，像西蒙那样去追求卫生管理领域中的医生主导权。[1]

拉莫斯医生这样劝告医生检查员："小心翼翼地避免让你的鼻子接触左邻右里的污水池和垃圾箱。将下水道工作留给工程师，污水坑工作留给调查员，猪舍和发臭的鱼留给污物巡检员。保证将你的试管和显微镜主要运用于实际的疾病诊断当中去。"[2]米歇尔医生也警告："卫生医疗管理员不同于污物巡检员，应该小心谨慎地做自己该做的事情，不能越权做属于其他人的事务，这样做只会给自己特有的地位和权威蒙羞。"[3]布坎南医生这样预

---

[1]　参见第一章第三节 "约翰·西蒙的医疗至上论"。

[2]　*British Medical Journal*, vol. 2, no. 610, September 7, 1872, p. 282.

[3]　*British Medical Journal*, vol. 2, no. 674, November 29, 1873, p. 650.

想他心目中理想的医生形象，"科学守望者……致力于发现疾病成因中那些隐秘的规律运转"。①《泰晤士报》也认为："就现阶段的医疗职业而言，布坎南的守望者预想不仅仅已经实现，而且开始进行系统化的教育与引导。"②

职业医生的专家定位不仅是英国卫生管理机制日趋成熟化的表现，同时也使得医生作用得到恰当评估，医生职责得以准确厘定，医生能力拥有了最佳发挥平台。从此，医生们明确意识到自己在不断变化的社会发展中所应担当的责任，找到了他们的最佳定位，影响重大。

第一，专家型定位使得英国职业医生群体摆脱了过分膨胀的专权野心，使他们自觉摆脱行政羁绊，缓和了与行政部门间的对立冲突，强化他们与卫生管理职能部门间的联系与合作，协调了各部门关系，提升了卫生管理的效率，有利于卫生管理机制的进一步完善。

第二，开创了英国医学发展的大好局面。职业医生定位为专家群体不仅使他们摆脱了行政权力的诱惑，也使得他们更加致力于医学技艺的学习，创造出良好和谐的医学研究氛围。对英国职业医生来说，这个氛围的建立是极其必要的，之前医学发展的滞后就是最好的证明。比如，早在 1870 年代后半期，欧洲大陆的法国人路易斯·巴斯德与德国人罗伯特·科赫就创建了举世闻名的细菌理论，使人们认识了霍乱等传染病暴发的内在根由。但在英国，直到 19 世纪末 20 世纪初，这种理论才被医学界普遍接受，这种状况是由医生们过分追求行政权力，没有良好的医学研究氛围决定的。

第三，完善了职业医生的认同意识。医生们明确职业属性，凭专业技能在社会管理中活动。这种确定明晰的职业认同促使医生强化专业学习、创建专职化医学研究机构，西蒙在晚年认为："医学专业机构及其工作得到持续发展，医学教育也在不断进步，所有条件都有利于医生社会地位的提升，使其人员数量增长迅速；总体来看，医生职业这种迅猛成长的态势在很大程度上是其他行业无法媲美的。"③

第四，让预防医学深入人心，扩大了医学及医生的社会影响力。医生们在交出行政权力的同时，自觉培养了职业认同，不同专业的医生交流增多，逐渐形成了以专业技能为基础的职业化专门团体，重视在疾病预防中

① Steven J. Novak，"Professionalism and Bureaucracy：English Doctors and the Victorian Public Health Administration，"*Journal of Social History*，vol. 6，no. 4，1973，p. 455.

② *The Times*，October 20，1875，p. 7.

③ John Simon，*English Sanitary Institutions：Reviewed in their Course of Development，and in Some of Their Political and Social Relations*，p. 474.

发挥医生作用，让预防医学成为卫生管理最优化的流行信念。在此信念指导下，医生们逐渐将自己视为文学性色彩浓厚的救世主。在他们看来，预防医学开始在科学理论指导下，为人体提供保健服务，有利于公众的强身健体，意义要远远大于查德威克的环境清洁论，理查德森称为"更高级的预防原则"。① 西蒙甚至赋予其神话般的理想色彩，认为它会惠及整个社会。②

因此，英国医生的专家型社会定位恰当合理，明确了自身的职业价值与所担义务。为从法律层面固定职业医生的社会定位，英国政府于 1911 年颁布《国民保险法》，针对以全科医生为代表的全体职业医生，正式确立了"健康保险主治医生"机制，对其在历史经验中形成的专家型职业定位进行了法律上的认可，让职业医生远离行政体系，做好专家角色，专职负责医学技术上的诊疗工作。在技术层面，法案规定职业医生可以无须理会医疗机构与行政系统的额外干涉。这套体系是英国职业医生们在诊疗实践和卫生管理中总结出来的经验教训，实现了英国社会公共卫生总体利益、民众基本医疗福利与职业医生群体自我利益的互为协调。

《国民保险法》颁布后，英国医生的专家型职业定位获得立法承认，他们只需要负责疾病诊治，不承担行政责任。这有利于保障医生独立，不用顾及看病前必需的住院、问询、审核等行政程序，提高了诊疗效率，最大限度地避免了医患纠纷，将职业医生的作用发挥到极致，为 1948 年英国国民健康服务体系的建设运营奠定了基础。

---

① Benjamin Ward Richardson, *The Future of Sanitary Science*, London: Macmillan and Co., 1877, pp. 36 - 37.

② John Simon, *English Sanitary Institutions: Reviewed in Their Course of Development, and in Some of Their Political and Social Relations*, pp. 463 - 489.

结　语

在 19 世纪的维多利亚时代，随着英国资本主义社会经济的繁荣发展，以及工业化、城市化转型后，它所产生的巨大财富日益转向健康维护中。这时候，由于社会进步导致的科学思想普及和医疗技术的全面发展，人们的治疗乐观主义信念开始盛行。此时，英国医学界传统古老的医生职业等级秩序无法适应社会发展的需要，一个新兴阶层——全科医生群体开始出现，并日益占据了英国医疗服务市场的主导，冲击了以内科医生为首并以封建等级秩序为核心的传统医生职业格局，作为一个新的职业势力，全科医生由等级秩序下传统的药剂师群体分化而来，承担着英国社会中最广大人群的医疗诊治。

凭借着自己的手艺技能，全科医生在英国社会中赢得巨大声望，使得以他们为代表的英国普通职业医生的社会地位大幅提升。面对长期以来英国医学界以腐朽的三等级秩序为表征的医生职业格局，以及三等级秩序影响下英国医生职业认同分裂隔离、医学教育体系分裂且不适应社会发展的困境，全科医生全力推动医疗改革，促使英国医学界传统医生职业格局的调整与完善，逐渐让从医者获得了职业认同感，且以全科医生为主导，为所有职业医生确定了自己合理的身份定位，让他们专心诊治，并将不属于医疗事务的药物供应转而交由药商、化学家。在全科医生的努力与政府支持下，英国以三等级封建秩序为核心的传统医生职业格局得到系统调整与完善，正统医学界与非正统医学界之间的界限得到破除，非正统医学界的民间医生也被整合成为全科医生，使得英国普通从医者确定了以全科医生为代表的医生职业认同，医生教育体系也得到完善，药商、化学家们则从医务实践中分化出来，找到了自己的合理职业定位。不仅如此，在调整医生职业格局的具体实践中，以全科医生为代表的职业医生也在英国社会中准确地找到了自己的合理定位，在与患者、医疗机构、国家行政部门之间的互动交流过程中，他们认清自己的职责义务，确立了专家型职业定位。

在推动医生群体构建统一职业认同问题上，全科医生力求推翻传统英国医学界腐朽的医生等级秩序，实现全体医生的地位平等，让其拥有共同的职业意识。在经过 1815 年《药剂师法案》与 1858 年《医疗法》改革后，全科医生主导下的英国普通从医者的职业认同得到统一。为了保障认同，维护群体权益，全科医生还创建了属于职业医生自己的专业性组织。此后，代表英国医学界特权势力的内科医生不再占据英国医学界的主导地位，全科医生开始主导医学界，全面负责起英国社会中广大民众的诊疗业务，占据了英国医疗服务市场的主导地位，分化瓦解了古老腐朽的英国医学界等级秩序，彻底重塑了英国的医生职业格局。

医生职业格局得到调整后，为了顺应自己的业务追求，同时也为迎合时代发展的需要，全科医生们也为系统改革不合时宜的英国医生教育体系做出了艰苦卓绝的努力。在推动医生教育改革过程中，全科医生们以实用主义和临床技能为核心，以摆脱传统医生教育的绅士化倾向为导向，着力打破传统医生教育体系的分裂化特征，建立英国医生教育体制的国有化和医生考核标准的统一化。在科学技术发展、民众保健意识逐步提高以及政府决策日益科学化的社会背景下，英国医生教育在全科医生的推动下得到彻底变革，英国政府也不断进行医疗改革，最终将全科医生们的医生教育改革理念落到实处。

在全科医生与顺应时代发展的中央政府集体努力下，19 世纪英国医生的教育宗旨、内容和模式都发生了与传统医生教育截然不同的变化，其显著特点就是与社会同步，逐渐从绅士教育转向技术教育，不再过分偏重传统意义上的绅士培育，重视全科医生倡导的实用主义；按照实际需要，重视医学理论和从医实践的紧密结合，大力发展医院教学与实用主义临床医学教育，专注于教导实用技能的私人医学教育得到发展，这些都使得英国社会培养起一批专业技能过硬的医生群体，他们获得英国社会民众和政府的认可。在此理念指导下，重视临床实践的英国医学院教育发展迅速，他们在中央医学委员会指导下，借鉴他国经验，结合英国国情，不断完善，初步形成了现代化的英国职业医生教育机制，培养出大量合格高明的医生群体，充分保障了英国民众的健康权益。

在职业认同和教育体系不断发展的背景下，以全科医生为代表的英国职业医生也在医生职业变迁与格局的系统调整过程中，摸索并确定自己合理合适的社会定位。有学者认为，以全科医生为代表的英国职业医生群体壮大后，意味着英国社会将要进入"医学发展的黄金时代"，说明医疗产业已经在人们不断繁荣发展、改革频繁的现代工业与城市化社会生活中占据主导，进而会导致"医疗专制"，对医学权威主宰社会发展的前景而担忧焦虑。[①] 但是，从历史上英国职业医生与患者关系来看，由于受古典自由主义思潮的影响，职业医生要想发挥作用，必须服从患者个人的自由意愿，只要社会大众"真诚地"拒绝医治，医生便没有机会发挥作用，在英国社会中并无权势威信。

在医疗机构，尤其是医院管理过程中，虽然随着时代发展，英国医生的地位逐渐提高，摆脱了依附慈善捐献人的恶劣处境，但是，从整个英国国家机构的运转程序来看，医生行动仍然处于行政制约下，19 世纪英国政府奉行节俭的济贫传统和财政部紧缩财政开支的政策一直都让职业医生们服从行政指导。西蒙虽然竭力为医生争取权势，主张建立"医疗专制"主义公共卫生管理模式，但是英国社会并不认同，代表中央政府的地方政府委员会压制了医生的野心，让他们遵循国家指派，安心作为专家群体，为国家履行治病救人的义务。因此，在 19 世纪英国这样一个重视古典自由主义传统的社会中，以全科医生为代表的英国职业医生对公共权力的影响并不大，很少有医生能够获得政府高层职位。[②]

这样，在经过与患者、医疗机构和国家行政部门的关系协调和诊疗实践的力量博弈后，以全科医生为代表的英国医生群体逐渐从西蒙试图建立的"医疗专制主义"公共卫生管理信念中解脱出来，将自己定位成专家群体，抛开原本不属于自己管制范围的行政立法野心，专注于医疗诊治，保障民众健康。

总的来看，在整个维多利亚时代，19 世纪初由英国正统医学界的药剂师分化而出的全科医生出现后，迅速占据了医疗服务的主导地位，为改变医学界弊端，让社会大众得到全面细致的健康保障，他们在职业医生治病救人天生使命感的召唤下，积极倡导医疗改革，推动并顺利完成了英国医生职业的变迁与医学界医生职业格局的调整。在此过程中，医生们的职业认同得到统一，医生教育体系也日益完善，医生定位趋于合理，整个医生职业发生巨大改变。医生职业变迁与格局调整后，以全科医生为代表的英

---

① Illich Ivan, *The Limits of Medicine*, Harmondworth: Penguin Books, 1978.
② Dorothy Porter and Roy Porter eds. , *Doctors，Politics，and Society：Historical Essays*.

国职业医生不再像内科医生那样，致力于追求绅士地位，反而逐渐在城市化狂飙突进的工业化现代社会中明确自己的身份认同与所应担当的责任义务，以专家身份参与公共服务。

1911 年，英国政府颁布《国民保险法》，确立以全科医生为代表的英国医生专家型定位，将其统称为"健康保险主治医生"，隶属于国家医保体制，要求其接受行政调配，积极参与公共诊疗，实施公共卫生的管理工作。法案颁布实施后，广大民众的医疗福利获得充分保障，英国社会的医疗服务质量与效率也得到提升，形成了不同于西方其他国家的医疗服务体系。这套体系偏重基础诊疗、轻视专业医学，并具有医药分家、平民化与重视医疗技术实践的鲜明特征，有效保障了平民大众的健康福利与医疗资源的优化配置。而且，在医生职业格局的系统调整过程中，英国医生的专家型职业认同得以确立，社会定位趋于合理，为之后英国成为世界上首个福利国家奠定了基础。

现在，英国被誉为现代社区卫生服务体系的发源地，致力于追求完全免费与公平的医疗服务，这种理念正是随着 1911 年颁布的《国民保险法》确定的，这套医疗服务体系的主体就是以全科医生为代表的英国医生——"健康保险主治医生"。这些主治医生使得英国在世界范围内率先实现了"全民免费医疗"。

此后，在以全科医生为主体的"健康保险主治医生"机制基础上，英国于 1945 年开始筹建国民健康服务体系，1946 年颁布法案，1948 年正式建成，为英国社会，确定了全民免费的多级化医疗服务体系，其中最为重要的第一级就是遍布各个社区的全科医生医疗服务，他们为各自诊疗区域内的居民提供基本医疗服务，根据病情需要将部分病人转给更高级的医院。在致力研究全科医生的学者欧文·劳登看来，英国的这种医疗服务理念，将传统农业文明体制下以家庭随访为核心的家庭医生体系发扬光大；认为1911 年和 1948 年英国政府针对全科医生的相关法案及实施不仅强化了全科医生的地位，并为 1952 年创建皇家全科医生协会（The Royal College of General Practitioners）奠定了基础，也在不经意间巩固了家庭医生的地位，使得英国的家庭医生没有走向如同美国那样的逐渐消亡的境地。[①]

鉴于全科医生在英国医疗保障系统中的重要作用，英国政府非常重视

---

①　I. Loudon, "The Concept of the Family Doctor", *Bulletin of the History of Medicine*, vol. 58, no. 3, 1984, pp. 361 – 362.

针对全科医生群体的培训与教育工作，注重在大学教育中专门培养全科医生，他们不仅需要掌握基本的医疗技能，更需要注重团队协作，提升人文素养。在现代英国，一名全科医生首先需要完成 5 年的医学本科学业，然后须在医院的各个科室轮训两年，还要接受全科医生专业培训 3 年，之后还须通过国家组织的全科医生资格考试，成绩合格者才能上岗执业，确保了以全科医生为主导的英国医疗保障机制高效运作，避免过度医疗，优化医疗资源配置。

在患者层面，他们也对全科医生绝对信任，将治疗疾病的、寻医问药的选择权都交给全科医生，包括有必要去专科医院的病人们，其选择的去处也基本上是听从全科医生的。为有效保障全体民众的健康服务，英国对全科医生培养的投入很大，其基本的培养模式是 5 + 2 + 3 制度，有志于从医者经过 10 年苦学锻炼之后，才有机会成为一个全科医生。而且，英国培养全科医生基本上都是政府投入的，这 10 年培养下来大概要花 50 万英镑——约 400 万人民币，在如此高昂的代价下，英国的全科医生素质都很高。

但是，英国这套全科医生占据主导的平民化基础医疗保障体制也给全科医生带来了巨大负担，专科医生数量的不足也使得大量英国病人难以获得专业化的高效诊治。这些不足迫使后来的历届政府（主要包括撒切尔政府、梅杰政府与布莱尔政府）都不得不进行旨在减小全科医生工作压力与提升医疗服务质量和效率的医疗改革。时至今日，英国社会的医疗改革虽仍在进行。但是，19 世纪英国全科医生势力崛起后，通过调整医生职业格局的努力，最终形成的以全科诊疗为基础的医疗服务格局始终未变，堪称"英国特色"。2014 年，有学者在梳理英国历史及近期（2012 ~ 2013）卫生健康立法的基础上，专门指出："随着 2012 年一系列激起热议的健康与社会保障立法条例的相继出台，以及 2013 年 4 月份以来的种种监督与完善，由全科医生们新成立的临床诊治监测委员会（Clinical Commissioning Groups）将成为英国国民健康服务体系的掌管者，为其各自区域内的民众提供临床诊断和财政决策。"[1]

"他山之石，可以攻玉。"英国以全科医生为医疗服务核心的特色医疗服务模式也可以为中国提供借鉴，以便为所有民众提供全方位、全周期、防治结合、联防联控的健康管理服务。要实现这样的目标，需要学习英国

---

[1]　K. Street, "Rationing Healthcare in the English NHS: Tensions, Concerns and Conflict for General Practitioners," Ph. D. Thesis, Queen's University Belfast, 2014, Absract.

偏重基础诊疗的初级医疗保障体制，逐渐转变中国传统社区卫生以及农村卫生服务模式，加大资金投入，强化针对基层全科医生的培养力度。在具体的诊疗工作方面，做好全科医生与患者的预约、分诊、复诊、转诊，开辟绿色通道和医院的对接等方面的准备工作，并使得全科医生的每一项工作都能通过信息化手段精准地记录，通过信息系统在医疗管理后台中进行数据整合、共享。通过高素质的全科医生主导医疗服务的方式，让中国的医疗服务真正能以社会大众身心的全面健康为中心，提供综合与连续的基本医疗和公共卫生服务，促进健康公平，保障社会和谐与稳定。

参考文献

一　中文文献

1. 论著

〔德〕恩格斯：《英国工人阶级状况》，《马克思恩格斯全集》第 2 卷，人民出版社，1957。

〔英〕弗雷德里克·F. 卡特赖特迈克尔·比迪斯：《疾病改变历史》，陈仲丹等译，山东画报出版社，2004。

郭家宏：《富裕中的贫困：19 世纪英国贫困与贫富差距问题研究》，社会科学文献出版社，2016。

〔英〕克拉潘：《现代英国经济史》上卷，姚曾廙译，商务印书馆，1964。

〔英〕肯尼斯·摩根：《牛津英国通史》，王觉非译，商务印书馆，1993。

〔英〕罗伊·波特主编《剑桥插图医学史》，张大庆主译，山东画报出版社，2007。

〔英〕E. 罗伊斯顿·派克编《被遗忘的苦难：英国工业革命的人文实录》，蔡师雄等译，福建人民出版社，1983。

梅雪芹：《环境史学与环境问题》，人民出版社，2004。

钱乘旦、陈晓律：《在传统与变革之间——英国文化模式溯源》，浙江人民出版社，1991。

〔美〕唐纳德·霍普金斯：《天国之花：瘟疫的文化史》，沈跃明、蒋广宁译，上海人民出版社，2005。

王觉非：《近代英国史》，南京大学出版社，1997。

王珉主编《当代西方思潮评介》，浙江大学出版社，2005，第 129 页。

张明贵：《费边社会主义思想》，台北，五南图书出版股份有限公司，2003。

章志彪、张金芳主编《〈世界科技全景百卷书〉科技大发现系列（37）：

医学大发现》，中国建材工业出版社，2006。

2. 研究论文

陈勇：《从病人话语到医生话语——英国近代医患关系的历史考察》，《史学集刊》2010 年第 6 期。

郭家宏、唐艳：《19 世纪英国济贫院制度探析》，《史学月刊》2007 年第 2 期。

侯毅：《英国牛痘接种术传入中国的桥梁——斯当东与〈英吉利国新出种痘奇书〉》，《中国社会科学院研究生院学报》2009 年第 3 期。

李化成：《西方医学社会史发展述论》，《四川大学学报》（哲学社会科学版）2006 年第 3 期。

施义慧：《罗杰·库特的医学社会史研究》，《史学理论研究》2003 年第 1 期。

谢蜀生、张大庆：《中国人痘接种术向西方的传播及影响》，《中华医史杂志》2000 年第 3 期。

张箭：《天花的起源、传布、危害与防治》，《科学技术与辩证法》2002 年第 4 期。

赵秀荣：《近代英国医疗行业中利益追求与道德追求的共存》，《学海》2009 年第 4 期。

赵秀荣：《近代英国医院兴起的社会影响初探》，《首都师范大学学报》（社会科学版）2010 年第 3 期。

赵秀荣：《近现代英国政府的医疗立法及其影响》，《世界历史》2008 年第 6 期。

赵秀荣：《论近代英国自愿捐助医院兴起的原因》，《史学集刊》2009 年第 4 期。

赵秀荣：《英美医疗史研究综述》，《史学月刊》2007 年第 6 期。

邹翔：《从〈疯狂简史〉看罗伊·波特的精神医学史研究》，《史学月刊》2011 年第 2 期。

邹翔：《近代早期伦敦医疗界对鼠疫的应对》，《史学月刊》2010 年第 6 期。

邹翔：《斯蒂芬·波拉德之死——英国现代临床医学的诞生与医疗救助之间关系的另类真相》，《史学月刊》2014 年第 8 期。

邹翔：《中世纪晚期与近代早期英国医院的世俗化转型》，《史学集刊》2010 年第 6 期。

二　英文文献

1. 政府文档

Annual Reports of the Local Government Board, 1870 – 1900

Annual Reports of the Poor Law Board, 1867 – 68, 1868 – 69

Annual Reports of the Poor Law Commissioners, 1835, 1836

John Simon, Report of the Last Two Cholera – Epidemics of London, As Affected by the Consumption of Impure Water, *British Parliamentary Papers*, 1856, LIII.

Report from the Select Committee on Medical Education, 1847.

Report from the Select Committee on Medical Education, 3 vols. London, 1834.

Report of the Royal Commission on the Poor Laws and Relief of Distress, London: H. M. S. O. , vol. I [Majority Report], 1909.

Report of the Royal Commission on the Poor Laws and Relief of Distress, London: H. M. S. O. , vol. II [Minority Report], 1909.

Special Report from the Select Committee on Medical Act (1858) *Amendment* (*No.* 3) *Bill*, 1878 – 1879.

2. 期刊、会议记录

Associated Apothecaries and Surgeon – Apothecaries (AASA); *Hospital*; *London Medical Gazette*; *Medical Times and Gazette*; *Public Health*; *St. James' Gazette*; *The British Medical Journal*; *The Gentleman's Magazine*; *The Lancet*; *The Quarterly Review*; *The Times*; *Vaccination Inquirer*

Transactions of the Associated Apothecaries and Surgeon – Apothecaries of England and Wales, London: Burgess and Hill, 1823.

Provincial Medical and Surgical Association (PMSA), *An Account of the First Meeting of the Provincial Medical and Surgical Association Held in the Board Room of the Worcester Infirmary, on Thursday, July 19, 1832*, Worcester: H. B. Tymbs and H. Deighton, 1832.

Provincial Medical and Surgical Association, *Proceedings of the PMSA at the Ninth Anniversary Meeting*, York: PMSA, 1841.

3. 时人论著

Ballard, Edward, *On Vaccination: Its Value and Alleged Dangers*, London:

Longmans, Green and Co. , 1868.

Barrett, C. R. B. , *The History of the Society of Apothecaries of London*, London: General Books LLC, 1905.

Beale, L. S. , *Disease Germs: their Real Nature*, London: J. A. Churchill & Sons, 1870.

Bostock, J. , *A Sketch of the History of Medicine: From Its Origin to the Commencement of the Nineteenth Century*, London: Sherwood, Gilbert, and Piper, 1835.

Brown, J. Campbell, *The First Page in the History of University College, Liverpool*, Liverpool: Liverpool University Press, 1892.

Burrows, George Man, *A Statement of Circumstances Connected with the Apothecaries' Act and Its Administration*, London: J. Callow, 1817

Clarke, J. F. , *Autobiographical Recollections of the Medical Profession*, London: J. & A. Churchill, 1874.

Creighton, Charles, *Jenner and Vaccination : A Strange Chapter of Medical History*, London: Swan Sonnenschein, 1889.

Creighton, Charles, *The Natural History of Cow – pox and Vaccinal Syphilis*, London: Cassell, 1887.

Crookshang, Edger M. , *The History and Pathology of Vaccination*, 2 vols, London: H. K. Lewis, 1889.

Davis, J. B. , *A Popular Manual of the Art of Preserving Health*, London: Smith, Elder & Co, 1836.

Furnival, W. J. , *The Conscientious Objector: Who He Is! What He Has! What He Wants! And Why!*, London: Stone, 1902.

Gamgee, Joseph Sampson, *The Origin and Future of Hospital Saturday: A Glance at Ten Years' Work*, Birmingham: W. G. Moore, 1882.

Garrison, Fielding H. , *An Introduction to the History of Medicine*, Philadelphia: W. B. Saunders Company, 1921.

Grant, Alexander, *The Story of the University of Edinburgh During Its First Three Hundred Years*, 2 vols. , London: Longmans, 1884.

Green, J. H. , *Suggestions Respecting the Intended Plan of Medical Reform*, London: S. Highley, 1834.

Haggard, H. Rider, *Doctor Therne*, London: Longmans, 1898.

Hume – Rothery, William, *Vaccination and Vaccination Laws*：*A Physical Curse and a Class – Tyranny*, Manchester：Tulley, 1872.

Jeaffreson, John Cordy, *A Book about Doctors*, London：Hurst and Blackett, 1860.

John Simon, *Reports Relating to the Sanitary Condition of the City of London*, London：John W. Parker and Son, 1854.

Kerrison, Robert Masters, *An Inquiry into the Present State of the Medical Profession in England*, London：Longman, Hurst, Rees, Orme and Brown, 1814.

Kirkpatrick, T. P. C. , *History of the Medical School in Trinity College Dublin*, Dublin：Cahill, 1912.

Liebig, Justus von, *Familiar Letter on Chemistry in Its Relations to Physiology*, *Dietetics*, *Agriculture*, *Commerce*, *and Political Economy*, London：Tayor, Walton, and Maberley, 1851.

Maclean, Charles, *Results of an Investigation Respecting Epidemic and Pestilential Disease*, 2 vols. , London：Thomas and George Underwood, 1817.

Maclean, Charles, *Suggestions for the Prevention and Mitigation of Epidemic and Pestilential Diseases*, London：Thomas and George Underwood, 1817.

Newman, Francis William, *The Coming Revolution*, Nottingham：Stevenson, Bailey & Smith, 1882.

Newman, George, *Some Notes on Medical Education in England*, London：H. M. S. O, 1918.

Nightingale, F. , *Suggestions on the Subject of Providing*, *Training and Organizing Nurses for the Sick Poor in Workhouse Infirmaries*, London：H. M. S. O, 1867.

Preston – Thomas, Herbert, *The Work and Play of a Government Inspector*, Edinburgh and London：William Blackwood and Sons, 1909.

Richardson, Benjamin Ward, *A Ministry of Health*, London：Smith, Elder, & Co. , 1879.

Richardson, Benjamin Ward, *The Future of Sanitary Science*, London：Macmillan and Co. , 1877.

Rivington, W. , *The Medical Profession of the United Kingdom*, London：Longmans, 1888.

Rogers, J. , *Reminiscences of a Workhouse Medical Officer*, London：T. Fisher

Unwin, 1889.

Rumsey, Henry Wyldbore, *Essays on state medicine*, London: J. Churchill, 1856.

Shaw, George Bernard, *The Doctor's Dilemma: A Tragedy*, London: Penguin Books Ltd. , 1913.

Simon, John, *English Sanitary Institutions: Reviewed in their Course of Development, and in some of their Political and Social Relations*, London: Smith, Elder, & Co. , 1897.

Simon, John, *Filth Diseases and their Prevention*, London: James Campbell, 1876.

Simon, John, *Papers Relating to the History and Practice of Vaccination*, London: Ge. Edw. Eyre, 1857.

Simon, John, *Public Health Reports*, Edward Seaton ed. , 2 vols, London: Sanitary Institute of Great Britain, 1887.

Simon, John, *Reports relating to the Sanitary Condition of the City of London*, London: John W. Parker and Son, 1854.

Smiles, Samuel, *Self – Help: with Illustrations of Conduct and Perseverance*, London: John Murray, 1890.

Smith, Thomas Southwood, "Contagion and Sanitary Laws," *Westminster Review*, 1825, 3.

Smith, Thomas Southwood, "Plague – Typhus Fever – Quarantine," *Westminster Review*, 1825, 3.

Smith, Thomas Southwood, *A Treatise on Fever*, London: Longman, 1830.

Smith, Thomas Southwood, *Illustrations of Divine Government*, London: G. Smallfield, 1817.

Smith, Thomas Southwood, *The Common Nature of Epidemics and Their Relation to Climate and Civilization*, London: N. Trubner, 1866.

Snow, John, *On the Mode of Communication of Cholera*, 2nd ed. , London: Churchill, 1855.

Spencer, Herbert, *Social Statistics: or The Conditions Essential to Happiness Specified, and the First of them Developed*, London: John Chapman, 1851.

Sprigge, S. Squire, *Medicine and the Public*, London: Heinemann, 1905.

Stobbs, Robert, *To the Fathers and Mothers of Great Britain, and All Who*

Groan Beneath the Yoke of a Medical Despotism, London: Collins, 1886.

Thompson, J., *The Owens College, Its Foundation and Growth: and Its Connection with the Victoria University*, Manchester: J. E. Cornish, 1866.

Thorne, R. Thorne, *On the Progress of Preventive Medicine in the Victorian Era*, London: Shaw and Sons, 1888.

Twining, L., *Recollections of Workhouse Visiting*, London: C. Kegan Paul & Co, 1880

Vernon, H. H., *Why Little Children Die*, London: John Heywood, 1878.

White, William, *The Story of a Great Delusion*, London: Allen, 1885.

Wilkinson, J. Frome, *Mutual Thrift*, London: Methuen, 1891.

Willcock, J. W., *The Laws relating to the Medical Profession: With an Account of the Rise and Progress of Its Various Orders*, London: J. & W. T. Clarke, 1830.

Willcock, J. W., *The Laws relating to the Medical Profession: With an Account of the Rise and Progress of Its Various Orders*, London: J. & W. T. Clarke, 1830.

William, Tebb, *A Personal Statement of the Results of Vaccination*, London: London Society for the Abolition of Compulsory Vaccination, 1891.

4. 今人著作

Abbott, Andrew, *The System of Professions*, Chicago: The University of Chicago Press, 1988.

Abel – Smith, Brian, *The Hospitals, 1800 – 1948: A Study in Society Administration in England and Wales*, London: Heinemann, 1964.

Ackerkecht, E. H., *A Short History of Medicine*, New York: Ronald Press, 1955.

Armytage, W. H. G., *Civic Universities*, New York: Ayer Publishing, 1955.

Austen, J., *Historical Notes on Old Sheffield Druggists*, Sheffield: J. W. Northend, 1961.

Ayers, G. M., *England's First State Hospitals and the Metropolitan Asylums Board, 1867 – 1930*, California: University of California Press, 1971.

Ball, James M., *The Sack – 'Em – Up Men: An Account of the Rise and Fall of the Modern Resurrectionists*, London: Oliver and Boyd, 1928.

Bartlett, P. and Wright, D. eds., *Outside the Walls of the Asylum: The His-

tory of Care in the Community, *1750 – 2000*, London: The Athlone Press, 1999.

Bartrip, P. W. J. , *Mirror of Medicine: A History of the British Medical Journal*, Oxford: British Medical Journal and Clarendon Press, 1990.

Bartrip, P. W. J. , *Themselves Writ Large: The British Medical Association*, *1832 – 1966*, London: BMJ Publishing Group, 1996.

Baxby, Derrick, *Jenner's Smallpox Vaccine: The Riddle of Vaccinia Virus and Its Origin*, London: Heinemann Educational Books, 1981.

Behlmer, George, *Friends of the Family: The English Home and Its Guardians*, *1850 – 1940*, California: Stanford University Press, 1998.

Bellamy, C. , *Administering Central – Local Relations*, *1871 – 1918: The Local Government Board in its Fiscal and Cultural Context*, Manchester, 1981.

Bellot, H. Hale, *University College London*, *1826 – 1926*, London: University of London Press, 1929.

Bettmann, Otto L. , *A Pictorial History of Medicine*, London: Charles C Thomas, 1956.

Bonfield, L. , R. M. Smith, and Wrightson, K. , eds. , *The World We Have Gained: Histories of Population and Social Structure*, Cambridge: Blackwell Pub. , 1986.

Boyer, G. R. , *An Economic History of the English Poor Law*, *1750 – 1850*, Cambridge: Cambridge University Press, 1990.

Brand, J. L. , *Doctors and the State: The British Medical Profession and Government Action in Public Health*, *1870 – 1912*, Baltimore: Johns Hopkins University Press, 1965.

Briggs, Asa, *The Ages of Improvement 1783 – 1867*, London: Longman, 1999.

Brockbank, E. M. , *The Foundation of Provincial Medical Education in England*, Manchester: Manchester University Press, 1936.

Brockington, Frazier. *Public Health in the Nineteenth Century.* Edinburgh and London: E. & S. Livingstone, 1965.

Brundage, A. , *The English Poor Laws*, *1700 – 1930*, Basingstoke: Macmillan, 2002.

Brundage, A. , *The Making of the New Poor Law: The Politics of Inquiry, Enactment and Implementation*, *1832 – 39*, New York: Random House, 1978.

Brunton, Deborah ed. , *Medicine Transformed: health disease and society in Europe, 1800 – 1930*, Manchester: Manchester University Press, 2004.

Bynum, William F. , and Porter, Roy, eds. , *William Hunter and the Eighteenth – Century Medical World*, Cambridge: Cambridge University Press, 1985.

Bynum, William F. , *Science and the Practice of Medicine in the Nineteenth Century*, Cambridge: Cambridge University Press, 1994.

Cameron, Hector C. , *Mr. Guy's Hospital, 1726 – 1948*, London: Longmans, 1954.

Cartwright, Frederick F. , *A Social History of Medicine*, London: Longman, 1977.

Chapman, A. W. , *The Story of a Modern University*, Oxford: Oxford University Press, 1955.

Cherry, S. , *Medical Services and the Hospitals in Britain, 1860 – 1939*, Cambridge: Cambridge University Press, 1996.

Clark, G. Kitson, *The Making of Victorian England*, Tennessee: Kingsport Press, 1962.

Clark, George Norman, *A History of the Royal College of Physicians of London*, 3 *vols*, Oxford: Oxford University Press, 1964.

Cole, G. D. H. , *The Future of Local Government*, London: Cassell, 1921.

Coleman, William, *Yellow Fever in the North: The Methods of Early Epidemiology*, Madison and London: University of Winconsin Press, 1987.

Cope, Zachary, *The History of St. Mary Hospital Medical School*, London: William Heinemann, 1954.

Cope, Zachary, *The Royal College of Surgeons of England*, London: Blond, 1959.

Copeman, W. S. , *The Worship Society of Apothecaries of London: A History, 1617 – 1967*, Oxford: Pergamon Press, 1967.

Corfield, P. J. , *Power and the Professions in Britain, 1700 – 1850*, London: Routledge, 1995.

Creighton, Charles, *A History of Epidemics in Britain*, 2 vols. , Cambridge: Cambridge University Press, 1965.

Crowther, M. A. , *The Workhouse System, 1834 – 1929: The History of an English Social Institution*, Cambridge: Cambridge University Press, 1981.

Daunton, Martin J. ed. , *Charity, Self – Interest and Welfare in the English Past: 1500 to the Present*, Washington: Saint Martin, 1996.

Desmond, Adrian. , *The Politics of Evolution: Morphology, Medicine, and Reform in Radical London*, Chicago: University of Chicago Press, 1989.

Digby, Anne, Feistein, C. , and Jenkins, D. , eds. , *New Directions in Social and Economic History*, Basingstoke: Palgrave Macmillan, 1992.

Digby, Anne, *Making a Medical Living: Doctors and Patients in the English Market for Medicine, 1720 – 1911*, Cambridge: Cambridge University Press, 1994.

Digby, Anne, *Pauper Palaces*, London: Routledge and K. Paul, 1978.

Digby, Anne, *The Evolution of British General Practice, 1850 – 1948*, Oxford: Clarendon Press, 1999.

Dingwall, R. , Rafferty, A. M. and Webster, C. , *An Introduction to the Social History of Nursing*, London: Routledge, 1988.

Dorothy, Porter. , Porter, Roy. , *Patient's Progress: Doctors and Doctoring in Eighteenth – Century England*, Cambridge: Polity Press, 1989.

Driver, Felix. , *Power and Pauperism: The Workhouse System, 1834 – 1884*, Cambridge: Cambridge University Press, 2004.

Durbach, Nadja, *Bodily Matters: The Anti – vaccination Movement in England, 1853 – 1907*, Durham: Duke University Press, 2005.

Durey, M. , *The Return of the Plague: British Society and the Cholera 1831 – 2*, Dublin: Gill and Macmillan, 1979.

Eliot, George, *Middlemarch: A Study of Provincial Life*, Oxford: Clarendon Press, 1986.

Englander, D. , *Poverty and Poor Law Reform in Nineteenth – Century Britain: From Chadwick to Booth, 1834 – 1914*, London: Longman, 1998.

Eyler, J. M. , *Victorian Social Medicine: The Ideas and Methods of William Farr*, Baltimore: Johns Hopkins University Press, 1979.

Eyler, J. M. , *Sir Arthur Newsholme and State Medicine, 1885 – 1935*, Cambridge: Cambridge University Press, 1997.

Fiddes, E. , *Chapters in the History of Owens College and of Manchester University 1851 – 1914*, Manchester: Manchester University Press, 1937.

Finer, S. E. , *The Life and Times of Sir Edwin Chadwick*, London: Methuen,

1952.

Finlayson, Geoffrey, *Citizen, State and Social Welfare in Britain, 1830 –
1990*, Oxford: Clarendon Press, 1994.

Fleming, Donald, *William H. Welch and the Rise of Modern Medicine*, Balti-
more: Johns Hopkins University Press, 1954.

Fowler, S. , *The Workhouse: the People, the Places, the Life Behind Doors*,
Richmond: National Archives, 2007.

Fraser, Derek. , ed. , *The New Poor Law in the nineteenth century*, London:
Macmillan, 1976.

Fraser, Derek. , *Evolution of the British Welfare State*, London: Macmillan, 1984.

Frazer, W. M. , *History of English Public Health 1834 – 1939*, London:
Bailliere, Tindall & Cox, 1950.

Friedson, E. , *Profession of Medicine: A Study of the Sociology of Applied
Knowledge*, Chicago: The University of Chicago Press, 1975.

Garrison, Fielding Hudson, *An Introduction to the History of Medicine: with
Medical Chronology, Suggestion for Study and Bibliographic Data*, Philadelphia:
W. B. Saunders Company, 1929.

Gerald, L. Geison, *Michael Foster and the Cambridge School of Physiology*,
New Jersey: Princeton University Press, 1978.

Gilbert, B. B. , *Evolution of National Insurance in Great Britain*, London: Jo-
seph, 1966.

Greenwood, Major, *Epidemics and Crowd Diseases. An Introduction to the
Study of Epidemiology*, London: William & Norgate, 1935.

Hamlin, Christopher, *Public Health and Social Justice in the Age of Chad-
wick: Britain, 1800 – 1854*, Cambridge: Cambridge University Press, 1998.

Hamlin, Christopher, *Public Health in the Age of Chadwick: Britain, 1800 –
1850*, Cambridge: Cambridge University Press, 1998.

Hans, Nicholas, *New Trends in Education in the Eighteenth Century*, Lon-
don: Routledge and Kegan Paul, 1951.

Hardy, A. , *Health and Medicine in Britain since 1860*, Basingstoke: Pal-
grave Macmillan, 2001.

Hardy, A. , *The Epidemic Streets: Infectious Disease and the Rise of Preventive*

Medicine, *1856 – 1900*, Oxford: Clarendon Press, 1993.

Harris, Bernard. , *The Origins of the British Welfare State*: *Society*, *State and Social Welfare in England and Wales 1800 – 1945*, London: Macmillan, 2004.

Harrison, Barbara, *Not Only the "Dangerous Trades"*: *Womens' Work and Health in Britain 1880 – 1914*, Lodon: Taylor and Francis, 1996.

Hastings, R. P. , *Poverty and the Poor Law in the North Riding of Yorkshire*, *c. 1780 – 1837*, York: Borthwicke Paper, 1982.

Hobson, W. , ed. , *The Theory and Practice of Public Health*, London: Oxford University Press, 1975.

Hodgkinson, Ruth G. , *The Origins of the National Health Service*: *The Medical Services of the New Poor Law*, *1834 – 1871*, California: University of California Press, 1967.

Hollis, P. , *Ladies Elect*: *Women in English Local Government 1865 – 1914*, Oxford: Clarendon Press, 1987.

Hunt, E. H. , *Regional Wage Variations 1850 – 1914*, Oxford: Clarendon Press, 1973.

Hurren, E. , *Protesting about Pauperism*: *Poverty*, *Politics and Poor Relief in Late – Victorian England*, *1870 – 1900*, Woodbridge: The Boydell Press, 2007.

Ivan, Illich, *The Limits of Medicine*, Harmondsworth: Penguin Books, 1978.

Johnson, T. J. , *Professions and Power*, London and Basingstoke: Macmillan, 1972.

Jordon, E. O. , Whipple, G. C. , and Winslow, C. E. A. , *A Pioneer of Public Health*: *William Thompson Sedgwick*, New Haven: Yale University Press, 1924.

Kathleen, Jones, *A History of the Mental Health Services*, London and Boston: Routledge & Kegan Paul, 1972.

Kenneth, O. , Morgan, and Jane, *Morgan*, *Portrait of a Progressive*, *The Political Career of Christopher*, *Viscount Addison*, Oxford: Clarendon Press, 1980.

Kingsley, J. Donald, *Representative Bureaucracy*: *An Interpretation of the British Civil Service*, Yellow Springs: Ohio, 1944.

Kremers, E. and Urdang, G. , *History of Pharmacy*, Philadelphia: Lippincott, 1963.

Lambert, Royston, *Sir John Simon, 1816 – 1904, and English Social Administration*, London: MacGibbon & Kie, 1963.

Lane, J. , *A Social History of Medicine: Health, Healing and Disease in England, 1750 – 1950*, London: Routledge, 2001.

Lane, J. , *The Making of the English Patient: A Guide to Sources for the Social History of Medicine*, Stroud: Sutton, 2000.

Lawrence, Susan C. , *Charitable Knowledge: Hospital Pupils and Practitioners in Eighteenth – Century London*, Cambridge: Cambridge University Press, 1996.

Lewis, R. A. , *Edwin Chadwick and the Public Health Movement 1832 – 1854*, London: Longmans, 1952.

Liveinh, S. , *A Nineteenth Century Teacher, John Henry Bridges*, London: Kegan Paul, 1926.

Long, E. R. , *A History of Pathology*, New York: Dover, 1965.

Loudon, I. , *Medical Care and the General Practitioner, 1750 – 1850*, Oxford: Clarendon Press, 1986.

MacLeod, R. M. ed. , *Government and Expertise: Specialists, Administrators and Professionals, 1860 – 1919*, Cambridge: Cambridge University Press, 1987.

MacLeod, R. M. , *Law, Medicine and Public Opinion: The Resistance to Compulsory Health Legislation, 1870 – 1907*, London: Stevens & Sons Limited, 1967.

Major, R. H. , *A History of Medicine*, Springfield: Illinois, 1954.

Marland, H. , *Medicine and Society in Wakefield and Huddersfield, 1780 – 1870*, Cambridge: Cambridge University Press, 1987.

Matthews, L. G. , *History of Pharmacy in Britain*, Edinburgh: E. & S. Livingstone, 1962.

Maulitz, Russell C. , *Morbid Appearances: The Anatomy of Pathology in the Early Nineteenth Century*, Cambridge: Cambridge University Press, 1987.

McBride, Theresa, *The Domestic Revolution: The Modernisation of Household Service in England and France, 1820 – 1920*, London: Taylor & Francis, 1976.

McHugh, Paul, *Prostitution and Victorian Social Reform*, London: Croom Helm, 1980.

McKeown, Thomas, *The Modern Rise of Population*, London: Edward Arnold, 1976.

McMenemey, W. H. , *The Life and Times of Sir Charles Hastings: Found of the British Medical Association*, London & Edinburgh: Livingstone, 1959.

Mettler, Cecilia C. , *History of Medicine*, Philadelphia: Kessinger Publishing, 1947.

Miller, Genevieve, *The Adoption of Inoculation for Smallpox in England and France*, Philadelphia: University of Pennsylvania Press, 1957.

Millerson, Geoffrey, *The Qualifying Associations: A Study in Professionalization*, London: Routledge & Kegan Paul, 1964.

Mnookin, Seth, *The Panic Virus: A True Story of Medicine, Science, and Fear*, New York: Simon & Schuster, 2011.

Morrell, Jack and Tharckay, Arnold, *Gentlemen of Science: Early Years of the British Association for the Advancement of Science*, Oxford: Oxford University Press, 1981.

Morris, R. J. , and Rodger, Richard, eds. , *The Victorian City: A Reader in British Urban History 1820 – 1914*, London: Longman, 1993.

Newman, Charles, *The Evolution of Medical Education in the Nineteenth Century*, Oxford: Oxford University Press, 1957.

Newman, George, *The Rise of Preventive Medicine*, Oxford: Oxford University Press, 1932.

Owen, David Edward, *English Philanthropy 1660 – 1960*, Cambridge: Belknap Press of Harvard University Press, 1964.

Oxley, Geoffrey W. , *Poor Relief in England and Wales 1601 – 1834*, London: David & Charles, 1974.

Packe, Michael St John, *The Life of John Stuart Mill*, London: Secker and Warburg, 1954.

Parish, Henry James, *Victory with Vaccines: the Story of Immunization*, Edinburgh: Livingstone, 1968.

Parry, N. and Parry, J. , *The Rise of the Medical Profession: A Study of Collective Social Mobility*, London: Croon Helm, 1976.

Peachey, George C. , *A Memoir of William and John Hunter*, Plymouth: Brendon, 1924.

Pelling, M. , *Cholera, Fever and English Medicine, 1825 – 1865*, Oxford:

Oxford University Press, 1978.

Pelling, M. , *The Common Lot: Sickness, Medical Occupations, and the Urban Poor in Early Modern England: Essays*, London: Longman, 1998.

Peterson, M. J. , *The Medical Profession in Mid - Victorian London*, Berkeley: University of California Press, 1978.

Pickstone, J. V. , *Medicine and Industrial Society: A History of Hospital Development in Manchester and its Region, 1752 - 1946*, Manchester: Manchester University Press, 1985.

Porter, Dorothy and Porter, Roy eds. , *Doctors, Politics, and Society: Historical Essays*, Amsterdam: Rodopi, 1993.

Porter, Dorothy and Porter, Roy, *Patient's Progress: Doctors and Doctoring in Eighteenth - Century England*, Cambridge: Polity Press, 1989.

Porter, Roy ed. , *Doctor of Society: Thomas Beddoes and the Sick Trade in Late Enlightenment England*, London: Routledge, 1992.

Porter, Roy, *Bodies Politic: Disease, Death and Doctors in Britain, 1650 - 1900*, London: Reaktion Books, 2001.

Porter, Roy, *English Society in the Eighteenth Century*, Harmondsworth: Penguin Books, 1982.

Porter, Roy, *London: A Social History*, Harvard University Press, 1995.

Porter, W. S. , *The Medical School in Sheffield, 1828 - 1928: By the Late William Smith Porter*, Sheffield: Northend, 1928.

Poynter, F. N. L. , ed. , *The Evolution of Medical Practice in Britain*, London: Pitman Med. Pub. Co. , 1961.

Price, Richard, *Labour in British Society: An Interpretive History*, London: Taylor & Francis, 1986.

Prochaska, F. , *Women and Philanthropy in Nineteenth Century England*, Oxford: Clarendon Press, 1980.

Rae, John, *Conscience and Politics: The British Government and the Conscientious Objector to Military Service, 1916 - 1919*, Oxford: Oxford University Press, 1970.

Razzell, P. E. , *Edward Jenner's Cowpox Vaccine: The History of a Medical Myth*, Sussex: Caliban Books, 1977.

Razzell, P. E. , *The Conquest of Smallpox: The Impact of Inoculation on*

Smallpox Mortality in Eighteenth Century Britain, London: Caliban Books, 1977.

Reader, W. J. , *Professional Men: The Rise of the Professional Classes in Nineteenth Century England*, New York: Weidenfeld & Nicolson, 1966.

Reader, W. J. , *Professional Power and American Medicine: the Economics of the American Medical Association*, Cleveland: World Pub. Co. , 1966.

Reiser, Stanley Joel, *Medicine and the Reign of Technology*, Cambridge: Cambridge University Press, 1978.

Richardson, H. ed. , *English Hospitals, 1660 – 1948: A Survey of their Architecture and Design*, Swindon: Royal Commission on the Historical Monuments of England, 1998.

Richardson, Ruth, *Death, Dissection and the Destitute*, Chicago: The University of Chicago Press, 2000.

Rivet, G. , *The development of the London Hospital System 1823 – 1982*, London: King's Fund, 1986.

Rivett, Geoffrey, *The Development of the London Hospital System 1823 – 1982*, London: King Edward's Hospital Fund for London, 1986.

Rodriguez, Ana Maria, *Edward Jenner: Conqueror of Smallpox*, New Jersey: Enslow Publishers, 2006.

Rothfield, Lawrence, *Vital Signs: Medical Realism in Nineteenth – Century Fiction*, Princeton: Princeton University Press, 1992.

Sanderson, Michael. ed. , *Disease, Medicine and Society in England, 1550 – 1860*, London: Macmillan, 1993.

Saunders, A. M. Carr, and Wilson, P. A. , *The Professions*, Oxford: Frank cass, 1964.

Shimin, A. N. , *The University of Leeds, the First Half Century*, Cambridge: Cambridge University Press, 1954.

Shorter, Edward, *Beside Manners*, Harmondsworth: Allen Lane, 1986.

Shryock, R. H. , *The Development of Modern Medicine: An Interpretation of the Social and Scientific Factors Involved*, New York: Alfred A. Knopf, 1980.

Siena, Kevin P. , *Venereal Disease and the Poor in London Hospitals, 1550 – 1800: The Foul Wards*, New York: Boydell & Brewer Ltd, 2004.

Sigerist, Henry Ernest, *The Great Doctors: A Biographical History of Medi-*

cine, New York: Doubleday, 1958.

Slack, Paul, *The English Poor Law*, *1531 – 1782*, London: Macmillan, 1990.

Smith, F. B. , *The People's Health*: *1830 – 1910*, Oxford: Croom Helm, 1979.

Smith, J. R. , *The Speckled Monster*: *Smallpox in England*, *1670 – 1970*, *with Particular Reference to Essex*, Chelmsford: Essex Record Office, 1987.

Starr, P. , *The Social Transformation of American Medicine*, New York: Basic Books, 1982.

Stern, B. J. , *Should We be Vaccinated? A Survey of the Controversy in its Historical and Scientific Aspects*, London: Harper & Brothers, 1927.

Thane, P. , *The Foundation of the Welfare State*, London: Longman, 1982.

Thomas, Herbert Preston, *The Work and Play of a Government Inspector*, Carolina: BiblioBazaar, 2010.

Thompson, C. J. S. , *The Mystery and Art of the Apothecary*, Montana: Kessinger Publishing, 2003.

Trease, G. E. , *Pharmacy in History*, London: Baillere, 1964.

Waddington, Ivan, *The Medical Profession in the Industrial Revolution*, Dublin: Gill and Macmillan Humanities Press, 1984.

Waddington, Keri, *Charity and the London Hospitals*, *1850 – 1898*, Woodbridge: Boydell and Brewer, 2000.

Waddington, Keri, *Medical Education at St. Bartholomew's Hospital*, *1123 – 1995*, Woodbridge: Boydell and Brewer, 2003.

Wall, Cecil, *The History of the Surgeons' Company*, *1745 – 1800*, London: Huchinson's Scientific & Technical Publications, 1937.

Waller, P. J. , *Town*, *City*, *and Nation*: *England*, *1850 – 1914*, Oxford: Oxford University Press, 1983.

Wear, A. ed. , *Medicine in Society*: *Historical Essays*, Cambridge: Cambridge University Press, 1992.

Webb, Katherine A. , *The Development of Medical Profession in Manchester*, *1750 – 1860*, Manchester: Manchester University Press, 1988.

Webb, Sidney and Webb, Beatrice, *English Poor Law History*, London: Longmans, 1927.

Webb, Sidney and Webb, Beatrice, *English Poor Law Policy*, London:

Longmans, 1913.

Webb, Sidney and Webb, Beatrice, *The State and the Doctor*, London: Longman, 1910.

Webster, C. , *The Health Services Since the War*, vol. 1. *Problems of Health Care: The Health Service before 1957*, London: Stationery Office Books, 1988.

Williams, E. N. , *A Documentary History of England vol. 2: 1559 – 1939*, Baltimore: Penguin Books, 1965.

Williams, Karel, *From Pauperism to Poverty*, London: Routledge, 1981.

Williamson, Stanley, *The Vaccination Controversy: The Rise, Reign and Fall of Compulsory Vaccination for Smallpox*, Liverpool: Liverpool University Press, 2007.

Wohl, Anthony S. , *Endangered lives: Public health in Victorian Britain*, London: Methuen, 1984.

Wood, P. , *Poverty and the Workhouse in Victorian Britain*, Stroud: Alan Sutton Pub. , 1991.

Woodward, J. and Richards, D. eds. , *Health Care and Popular Medicine in Nineteenth Century England: Essays in the Social History of Medicine*, London: Croom Helm, 1977.

Woodward, J. , *To Do the Sick No Harm: A Study of the British Voluntary Hospital System to 1975*, London and Boston: Routledge and Kegan Paul, 1974.

Worboys, Michael, *Spreading Germs: Disease Theories and Medical Practice in Britain, 1865 – 1900*, Cambridge: Cambridge University Press, 2000.

Wright, P. , and Treacher, A. , eds. , *The Problem of Medical Knowledge*, Edinburgh: Edinburgh University Press, 1982.

Wrigley, E. A. and Schofield, R. S. , *The Population History of England, 1541 – 1871: A Reconstruction*, London: Edward Arnold, 1981.

Yeo, Stephen, *Religion and Voluntary Organizations in Crisis*, London: Croom Helm, 1976.

Younghusband, E. , *Social Work in Britain, 1950 – 1975*, London: George Allen & Unwin, 1978.

Zie, Macken and Norman, Jeanne, eds. , *The Diary of Beatrice Webb 1892 – 1905: All the Good Things of Life*, Boston: Harvard University Press, 1983.

5. 研究论文

Ackerknecht, Erwin H. , "Anticontagionism Between 1821 and 1867 ," *Inter-*

national Journal of Epidemiology, vol. 38, no. 1, 2008, pp. 7 – 21.

Alborn, Timothy, "Insurance against Germ Theory: Commerce and Conservatism in Late – Victorian Medicine," *Bulletin of the History of Medicine*, vol. 75, no. 3, 2001, pp. 406 – 445.

Baylen Joseph O., "The Mattei Cancer Cure: A Victorian Nostrum," *Proceedings of the American Philosophical Society*, vol. 113, no. 2, 1969, pp. 149 – 176.

Beck, A., "Issues in the Anti – Vaccination Movement in England," *Medical History*, vol. 4, no. 4, 1960, pp. 310 – 321.

Berman, Elizabeth Popp, "Before the Professional Project: Success and Failure at Creating an Organizational Representative for English Doctors," *Theory and Society*, vol. 35, no. 2, 1966, pp. 157 – 191.

Berry, A., "Community Sponsorship and the Hospital Patient in the late Eighteenth – Century England", in Horden, P., and Smith, R. M., eds., *The Locus of Care: Families, Communities, Institutions, and the Provision of Welfare since Antiquity*, London: Taylor & Francis Group, 1997, pp. 126 – 150.

Bhattacharya, Sanjoy and Brimnes, Niels, "Introduction: Simultaneously Global and Local: Reassessing Smallpox Vaccination and Its Spread, 1789 – 1900", *Bulletin of the history of medicine*, vo. 83, no. 1, 2009, pp. 1 – 16.

Bloor, D. U., "The Rise of the General Practitioner in the Nineteenth Century," *Journal of the Royal College of General Practitioners*, vol. 28, no. 190, 1978, pp. 288 – 291.

Bowers, John Z., "The Odyssey of Smallpox Vaccination," *Bulletin of the history of medicine*, vol. 55, no. 1, 1981, pp. 17 – 33.

Brand, Jeanne, "John Simon and the Local Government Board Bureaucrats, 1871 – 1876," *Bulletin of the History of Medicine*, vol. 37, no. 3, 1963, pp. 184 – 194.

Briggs, Asa, "Cholera and Society in the Nineteenth Century," *Past and Present*, vol. 19, no. 4, 1961, pp. 76 – 96.

Brockington, F., "Public Health at the Privy Council 1831 – 1834," *Journal of the History Medicine and Allied Sciences*, vol. 16, no. 2, 1961, pp. 161 – 166.

Brown, Michael, "From Foetid Air to Filth: the Cultural Transformation of British Epidemiological Thought, ca. 1780 – 1848," *Bulletin of the History of Medicine*, vol. 82, no. 3, 2008, pp. 515 – 544.

Brown, Michael, "Like a Devoted Army: Medicine, Heroic Masculinity, and the Military Paradigm in Victorian Britain," *Journal of British Studies*, vol. 49, no. 3, 2010, pp. 592 – 622.

Brown, P. S., "Female pills and the reputation of iron as an Abortifacient," *Medical History*, vol. 21, no. 3, 1977, pp. 291 – 304.

Brown, P. S., "The Providers of Medical Treatment in Mid – Nineteenth – Century Bristol," *Medical History*, vol. 24, no. 3, 1980, pp. 297 – 314.

Brown, T. M., "The College of Physicians and the Acceptance of Iatromechanism in England, 1665 – 1695," *Bulletin of the History of Medicine*, vol. 44, no. 1, 1970, pp. 12 – 30.

Brunton, Deborah, "Smallpox Inoculation and Demographic Trends in Eighteenth – Century Scotland," *Medical History*, vol. 36, no. 4, 1992, pp. 403 – 429.

Bynum, W. F., "The Evolution of Germs and the Evolution of Disease: Some British Debates, 1870 – 1900," *History and Philosophy of Life Sciences*, vol. 24, no. 1, 2002, pp. 53 – 68.

Bynum, W. F., "Treating the Wages of Sin: Venereal Disease and Specialism in Eighteenth – Century Britain," in *Medical Fringe and Medical Orthodoxy 1750 – 1850*, W. F. Bynum and Roy Porter, eds., London: Croom Helm, 1987, pp. 5 – 28.

Cartwright, F. F., "Robert Bentley Todd's Contributions to Medicine," *Proceeding of the Royal Society of Medicine*, vol. 67, no. 9, 1974, pp. 893 – 897.

Cherry, Steven, "Beyond National Health Insurance: The Voluntary Hospitals and Contributory Schemes," *Social History of Medicine*, vol. 5, no. 3, 1992, pp. 455 – 482.

Cherry, Steven, "Change and Continuity in the Cottage Hospitals c. 1859 – 1948," *Medical History*, vol. 36, no. 3, 1992, pp. 271 – 289.

Cherry, Steven, "Hospital Saturday, Workplace Collections and Issues in late Nineteenth – Century Hospital Funding," *Medical History*, 2000, vol. 44, no. 4, pp. 461 – 488.

Cherry, Steven, "The Hospital and Population Growth: The Voluntary General Hospitals, Mortality and Local Population in the English Provinces in the Eighteenth and Nineteenth Centuries Part 1," *Population Studies*, vol. 34, no. 1,

1980, pp. 59 – 75.

Cherry, Steven, "The Hospital and Population Growth: The Voluntary General Hospitals, Mortality and Local Population in the English Provinces in the Eighteenth and Nineteenth Centuries Part 2," *Population Studies*, vol. 34, no. 2, 1980, pp. 251 – 265.

Clark, G. S. R. Kitson, "Statesmen in Disguise': Reflexions on the History of the Neutrality of the Civil Service," *Historical Journal*, vol. 11, no. 1, 1959, pp. 19 – 39.

Clarkson, F. Arnold, "Dr. John Brown of Edinburgh," *Canadian Medical Association*, vol. 66, no. 4, 1952, pp. 390 – 395.

Corfield, Penelope J. , "From Poison Peddlers to Civil Worthies: The Reputation of the Apothecaries in Georgian England," *Social History of Medicine*, vol. 22, no. 1, 2009, pp. 1 – 21.

Cowen, D. L. , "Liberty Laisser – Faire and Licensure in Nineteenth Century Britain," *Bulletin of the History of Medicine*, vol. 43, no. 1, 1969, pp. 30 – 40.

Crellin, J. K. , "The Growth of Professionalism in Nineteenth – Century British Pharmacy," *Medical History*, vol. 11, no. 3, 1967, pp. 215 – 227.

Cross, F. R. , "Early medical teaching in Bristol: the Bristol Medical School and Its association with the University," *British Medical Chirurgical Journal*, vol. 44, no. 1, 1927, pp. 25 – 55.

Crowther, M. A. , "Paupers or Patients? Obstacles to Professionalization in the Poor Law Medical Service before 1914," *Journal of the History of Medicine*, vol. 39, no. 1, 1984, pp. 33 – 54.

Crowther, M. A. , "The Later Years of the Workhouse, 1890 – 1929," in Thane, P. , ed. , *The Origins of British Social Policy*, London: Taylor & Francis, 1981.

Daston, Lorraine, "The Academies and the Unity of Knowledge: The Disciplining of the Disciplines," *Differences: A Journal of Feminist Cultural Studies*, June 22 1998.

DeLacy, Margaret. , "Influenza Research and the Medical Profession in Eighteenth – Century Britain," *Albion: A Quarterly Journal Concerned with British Studies*, 25, 1993, pp. 37 – 66.

Dunkley, Peter, "The Hungry Forties and the New Poor Law: A Case Study," *The Historical Journal*, vol. 17, no. 2, 1974, pp. 329 – 346.

Durbach, Nadja, " 'They Might as Well Brand Us': Working – Class Resistance to Compulsory Vaccination in Victorian England," *Social History of Medicine*, vol. 13, no. 1, 2000, pp. 45 – 63.

Durbach, Nadja, "Class, Gender, and the Conscientious Objector to Vaccination, 1898 – 1907", *Journal of British Studies*, vol. 41, no. 1, 2002, pp. 58 – 83.

Earwicker, Robert, "The Emergence of a Medical Strategy in the Labor Movement 1906 – 1919," *Bulletin of the History of Medicine*, vol. 29, no. 6, 1981, pp. 6 – 9.

Feinstein, Charles H., "Pessimism Perpetuated: Real Wages and the Standard of Living in Britain during and after the Industrial Revolution," *The Journal of Economic History*, vol. 58, no. 3, 1998, pp. 625 – 628.

Fisher, J. R., "Professor Gamgee and the Farmers," *Veterinary History*, vol. 1, no. 2, 1980, pp. 47 – 63.

Fissell, Mary E., "The Disappearance of the Patient's Narrative and the Invention of Hospital Medicine", in *British Medicine in an Age of Reform*, Roger French and Andrew Wear, eds., London: Routledge, 1991, pp. 92 – 109.

Flinn, M. W., "Medical Services under the New Poor Law," in Fraser, D., ed., *The New Poor Law in the Nineteenth Century*, London: St. Martin's Press, 1976.

Fraser, S. M. F., "Leicester and Smallpox: The Leicester Method," *Medical History*, vol. 24, no. 3, 1980, pp. 315 – 332.

Freymann, John Gordon, "Medicine's Great Schism: Prevention vs. Cure: An Historical Interpretation," *Medical Care*, vol. 13, no. 7, 1975, pp. 525 – 536.

Granshaw, Lindsay, "Fame and Fortune by means of Bricks and Mortar: the Medical Profession and Specialist Hospitals in Britain," in Lindsay Granshaw and Roy Porter eds., *The Hospital in History*, London: Routledge, 1989, pp. 199 – 220.

Granshaw, Lindsay, "The Rise of the Modern Hospital in Britain," in Andrew Wear ed., *Medicine in Society: Historical Essays*, Cambridge, 1992, pp. 197 – 218.

Guerlac, Henry, "Some Aspects of Science during the French Revolution," *The Scientific Monthly*, vol. 80, No. 2, 1955, pp. 93 – 101.

Hamilton, Bernice, "The Medical Professions in the Eighteenth Century," *The Economic History Review*, vol. 4, no2, 1951, pp. 141 – 169.

Hamlin, Christopher, "Predisposing Causes and Public Health in Early Nineteenth Century Medical Thought," *Social History of Medicine*, vol. 5, no. 1, 1992, pp. 43 – 70.

Hardy, Anne, "On the Cusp: Epidemiology and Bacteriology at the Local Government Board, 1890 – 1905," *Medical History*, vol. 42, no. 3, 1998, pp. 328 – 46.

Hardy, Anne, "Smallpox in London: Factors in the Decline of the Disease in the Nineteenth Century," *Medical History*, vol. 27, no. 2, 1983, pp. 111 – 138.

Helmstadter, Carol, "Doctors and Nurses in the London Teaching Hospitals: Class, Gender, Religion and Professional Expertise 1850 – 1890," *Nursing History Review*, vol. 5, no. 3, 1997, pp. 161 – 197.

Helmstadter, Carol, "Early Nursing Reform: A Doctor – Driven Phenomenon," *Medical History*, vol. 46, no. 3, 2002, pp. 325 – 50.

Hodgkinson, R, "Poor Law Medical Officers of England, 1834 – 1871," *Journal of the History of Medicine and Allied Science*, vol. 11, no. 3, 1956, pp. 299 – 338.

Holloway, S. W. F., "Medical Education in England, 1830 – 1858: A Sociological Analysis," *History*, vol. 49, no. 167, 1964, pp. 299 – 324.

Holloway, S. W. F., "The Apothecaries' Act 1815: A Reinterpretation: Part I," *Medical History*, vol. 10, no. 2, 1966, pp. 107 – 129.

Holloway, S. W. F., "The Apothecaries' Act 1815: A Reinterpretation: Part II," *Medical History*, vol. 10, no. 3, 1966, pp. 221 – 236.

Holloway, S. W. F., "The orthodox fringe: the origins of the Pharmaceutical Society of Great Britain," in W. F. Bynum and Roy Porter eds., *Medical fringe and medical orthodoxy, 1750 – 1850*, London: Croom Helm, 1986, pp. 129 – 157.

Hurren, E. T., "A Pauper Dead – House: The Expansion of the Cambridge Anatomical Teaching School under the Late – Victorian Poor Law, 1870 – 1914," *Medical History*, vol. 48, no. 1, 2004, pp. 69 – 94.

Hurren, E. T., "Poor Law versus Public Health: Diphtheria, Sanitary Reform, and the 'Crusade' Against Outdoor Relief, 1870 – 1900," *Social History of*

Medicine, vol. 18, no. 3, 2005, pp. 399 – 418.

Jacyna, L. S. , "The Laboratory and the Clinic: the Impact of Pathology on Surgical Diagnosis in the Glasgow Western Infirmary, 1875 – 1910," *Bulletin of the History of Medicine*, vol. 62, no. 3, 1998, pp. 384 – 406.

Jewson, N. D. , "Medical Knowledge and the Patronage System in 18th Century England," *Sociology*, vol. 8, no. 3, 1974, pp. 369 – 385.

Jewson, N. D. , "The Disappearance of the Sick – man from Medical Cosmology, 1770 – 1870," *Sociology*, vol. 10, no. 2, 1976, pp. 225 – 244.

Kathleen, J. Heasman. , "The Medical Mission and the Care of the Sick Poor in Nineteenth – Century England," *The Historical Journal*, vol. 7, no. 2, 1964, pp. 230 – 245.

Kennedy, A. E. Clark, "The London Hospital and the Rise of the University," in Poynter, F. N. L. , ed. , *The Evolution of Medical Education in Britain*, London: Faculty of the History of Medicine and Pharmacy, 1966, pp. 111 – 120.

Kerr, J. F. , "Provincial Medical Practice in England 1730 – 1815," *Journal of the History Medical Allied Science*, vol. 19, no. 1, 1964, pp. 17 – 29.

Lambert, Royston, "A Victorian National Health Service: State Vaccination 1855 – 1871," *The Historical Journal*, vol. 5, no. 1, 1962

Lambert, Royston, "Central and Local Relations in Mid – Victorian England: The Local Government Act Office, 1858 – 71," *Victorian Studies*, vol. 6, no. 2, 1962, pp. 121 – 150.

Lane, Joan, "The Medical Practitioners of Provincial England in 1783," *Medical History*, vol. 28, no. 4, 1984, pp. 353 – 371.

Lawrence, Christopher, "Incommunicable Knowledge: Science, Technology, and the Clinical Art in Britain, 1850 – 1914," *Journal of Contemporary History*, vol. 20, no. 4, 1985, pp. 503 – 520.

Leavitt, J. W. , "Medicine in Context: a Review Essay of the History of Medicine," *American Historical Review*, vol. 95, no. 5, 1990, pp. 1471 – 1484.

LeFanu, W. R. , "The Lost Half Century in English Medicine, 1700 – 1750," *Bulletin of the History of Medicine*, vol. 46, no. 4, 1972, pp. 319 – 348.

Lilienfeld, David, " 'The Greening of Epidemiology': Sanitary Physicians and the London Epidemiological Society (1830 – 1870)," *Bulletin of the History of Medicine*, vol. 52, no. 4, 1979, pp. 503 – 28.

Loudon, I., "A Doctor's Cash Book: The Economic of General Practice in the 1830s," *Medical History*, vol. 27, no. 3, 1983, pp. 249 – 268.

Loudon, I., "The Nature of Provincial Medical Practice in Eighteenth – Century England," *Medical History*, vol. 29, no. 1, 1985, pp. 1 – 32.

Loudon, I., "The Origin of the General Practitioner," *Journal of the Royal College of General Practitioners*, 1983, vol. 33, no. 246, 1983, pp. 13 – 23.

Loudon, I., "The Origins and Growth of the Dispensary Movement in England," *Bulletin of the History of Medicine*, vol. 55, no. 3, 1981, pp. 322 – 342.

Loudon, I., "Two Thousand Medical Men in 1847," *Bulletin for the History of Medicine*, vol. 33, no. 4, 1983, pp. 4 – 8.

Macdonald, Fiona A., "Vaccination policy of the faculty of Physicians and Surgeons of Glasgow, 1801 to 1863," *Medical History*, vol. 41, no. 3, 1997, pp. 291 – 321.

Mackinney, L. C., "Medical Ethics and Etiqutte in the Early Middle Ages: The Persistence of Hippocratic Ideals," *Bulletin of the History of Medicine*, vol. 26, 1952, pp. 1 – 31.

MacLeod, R. M., "Medical – Legal Issues in Victorian Medical Care," *Medical History*, vol. 10, no. 1, 1966, pp. 44 – 49.

MacLeod, R. M., "The Frustration of State Medicine, 1880 – 1899," *Medical History*, vol. 11, no. 1, 1967, pp. 15 – 40.

Mann, R. D., "From Mithridatium to Modern Medicine: The Management of Drug Safety," *Journal of the Royal Society of Medicine*, vol. 81, no. 12, 1988, pp. 725 – 728.

Marks, L., "Medical Care for Pauper Mothers and their Infants: Poor Law Provision and Local Demand in East London, 1870 – 1919," *Economic History Review*, vol. 46, no. 3, 1993, pp. 518 – 542.

Marland, Hilary, "The Medical Activity of Mid – Nineteenth Century and Druggists, with Special Reference to Wakefield and Huddersfield," *Medical History*, vol. 31, no. 4, 1987, pp. 415 – 439.

Marshall, T. H., "The Recent History of Professionalism in Relation to Social Structure and Social Policy," *The Canadian Journal of Economics and Politi-*

cal Science, vol. 5, no. 3, 1939, pp. 325 – 340.

McConaghey, R. M. S. , "Proposals to Found a Royal College of General Practitioners in the Nineteenth Century," *Journal of the Royal College of General Practitioners*, vol. 22, no. 124, 1972, pp. 775 – 788.

McConaghey, R. M. S. , "The Evolution of the Cottage Hospital," *Medical History*, vol. 11, no. 2, 1967, pp. 128 – 142.

Mellett, D. J. , "Bureaucracy and Mental Illness: the Commissioners in Lunacy 1845 – 90," *Medical History*, vol. 25, no. 3, 1981, pp. 221 – 250.

Mercer, A. J. , "Smallpox and Epidemiological – Demographic Change in Europe: the Role of Vaccination," *Population Studies*, vol. 39, no. 2, 1985, pp. 287 – 307.

Morus, Iwan Rhys, "Marketing the Machine: the Construction of Electrotherapeutics as Viable Medicine in Early Victorian England," *Medical History*, vol. 36, no. 1, 1992, pp. 34 – 52.

Musgrove, F. , "Middle – Class Education and Employment in the Nineteenth Century," *The Economic History Review*, vol. 12, no. 1, 1959, pp. 99 – 111.

Novak, Steven, "Professionalism and Bureaucracy: English Doctors and the Victorian Public Health Administration," *Journal of Society History*, vol. 6, no. 4, 1973, pp. 440 – 462.

Pickstone, J. V. , "Ferriar's Fever to Kay's Cholera: Disease and Social Structure in Cottonpolis," *History of Science*, vol. 22, no. 4, 1984, pp. 401 – 419.

Porter, R. , " The Patient's View: Doing Medical History from Below," *Theory and Society*, vol. 14, no. 2, 1985, pp. 175 – 198.

Porter, Roy and Porter, Dorothy, "The Politics of Prevention: Anti – Vaccinationism and Public Health in Nineteenth – Century England," *Medical History*, vol. 32, no. 3, 1988, pp. 231 – 252.

Porter, Roy and Porter, Dorothy, "The Rise of the English Drugs Industry: the Role of Thomas Corbyn," *Medical History*, vol. 33, no. 3, 1989, pp. 277 – 295.

Price, R. , "Hydropathy in England 1840 – 70," *Medical History*, vol. 25, no. 3, 1981, pp. 269 – 280.

Roberts, R. S. , "The Personnel and Practice of Medicine in Tudor and Stuart England, Part II: London," *Medical History*, vol. 8, no. 3, 1962, pp. 217 – 234.

Romano, T. M. , "The Cattle Plague of 1865 and the Reception of the 'Germ Theory' in Mid - Victorian Britain," *Journal of the History of Medicine and Allied Sciences*, vol. 52, no. 1, 1997, pp. 51 - 80.

Rose, Michael E. , "The Doctor in the Industrial Revolution," *British Journal of Industrial Medicine*, vol. 28, no. 1, 1971, pp. 22 - 26.

Rosen, George, "The Philosophy of Ideology and the Emergence of Modern Medicine in France," *Bulletin of the History of Medicine*, vol. 20, no. 2, 1946, pp. 328 - 339.

Ross, Dorothy, "Professionalism and the Transformation of American Social Thought," *The Journal of Economic History*, vol. 38, no. 2, 1978, pp. 494 - 499.

Rowbotham, Judith, "Legislating for Your Own Good: Criminalising Moral Choice. The Modern Echoes of the Victorian Vaccination Acts," *Liverpool Law Review*, vol. 30, issue. 1, 2009, pp. 13 - 33.

Shryock, Richard H. , "The History of Quantification in Medical Science," *Isis*, vol. 52, no. 2, 1961, pp. 215 - 237.

Sir Macnalty, Arthur Salusbury, KCB, "The Prevention of Smallpox: From Edward Jenner to Monckton Copeman," *Medical History*, vol. 12, no. 1, 1968, pp. 1 - 18.

Smith, George Davey, "Commentary: Behind the Broad Street pump: Aetiology, Epidemiology and Prevention of cholera in mid - 19th century Britain," *International Journal of Epidemiology*, vol. 31, no. 5, 2002, pp. 920 - 932.

Smith, Russell G. , "The Development of Ethical Guidance for Medical Practitioners by the General Medical Council," *Medical History*, vol. 37, no. 1, 1993, pp. 56 - 67.

Stevenson, Lloyd G. , "The siege of Warwick Lane, Together with a Brief History of the Society of Collegiate Physicians (1767 - 1798)," *Journal of the History Medical Allied Science*, vol. 7, no. 2, 1952, pp. 105 - 121.

Stokes, T. N. , "A Coleridgean Against the Medical Corporations: John Simon and the Parliamentary Campaign for the Reform of the Medical Profession 1854 - 1858," *Medical History*, vol. 33, no. 3, 1989, pp. 343 - 359.

Sturdy, Steve, "The Political Economy of Scientific Medicine: Science, Education and The Transformation of Medical Practice in Sheffield, 1890 - 1922,"

Medical History, vol. 36, no. 2, 1992, pp. 125 – 159.

Sturdy, Steve, and Cooter, Roger, "Science, Scientific Management, and the Transformation of Medicine in Britain c. 1870 – 1950," *History of Science*, vol. 36, 1998, pp. 421 – 466.

Temkin, Owsei, "The Role of Surgery in the Rise of Modern Medical Thought," *Bulletin of the History of Medicine*, vol. 25, no. 3, 1951, pp. 248 – 259.

Thackray, Arnold, "Natural Knowledge in Cultural Context: The Manchester Mode," *The American Historical Review*, vol. 79, no. 3, 1974, pp. 672 – 709.

Thomas, E. G., "The Old Poor Law and Medicine," *Medical History*, vol. 24, no. 1, 1980, pp. 1 – 19.

Thomson, Stewart Craig, "The Great Windmill Street school," *Bulletin of the History of Medicine*, vol. 12, no. 2, 1942, pp. 377 – 391.

Ueyama, Takahiro, "Capital, Profession and Medical Technology: The Electro – Therapeutic Institutes and the Royal College of Physicians, 1888 – 1922," *Medical History*, vol. 41, no. 2, 1997, pp. 150 – 181.

Waddington, Ivan, "General Practitioners and Consultants in Early Nineteenth Century England: the Sociology of an Intra – Professional Conflict," in Woodward, John and Richards, David, eds., *Health Care and Popular Medicine in Nineteenth Century England: Essays in the Social History of Medicine*, London: Croom Helm, 1977, pp. 164 – 188.

Waddington, Keir, "Unsuitable Cases: The Debate over Outpatient Admissions, the Medical Profession and Late – Victorian London Hospitals," *Medical History*, vol. 42, no. 1, 1998, pp. 26 – 46.

Walker, William B., "Medical Education in 19th Century Great Britain," *Medical History*, vol. 31, no. 11, 1956, pp. 765 – 777.

Williams, Samanthe, "Practitioners' Incomes and Provision for the Poor: Parish Doctors in the Late Eighteenth and Early Nineteenth Centuries," *Social History of Medicine*, vol. 18, no. 2, 2005, pp. 159 – 186.

Worboys, Michael, "Practice and the Science of Medicine in the Nineteenth Century," *Isis*, vol. 102, no. 1, 2011, pp. 109 – 115.

Worboys, Michael, "Was There a Bacteriological Revolution in Late Nineteenth Century Medicine?" *Studies in the History and Philosophy of Biology and*

Biomedical Sciences, vol. 38, no. 1, 2007, pp. 20 – 42.

Wright, A., "Some Yorkshire Proprietaries," *Pharmaceutical Historian*, vol. 10, no. 3, 1980, pp. 6 – 8.

Wyke, T. J., "Hospital Facilities for, and Diagnosis and Treatment of, Venereal Disease in England, 1800 – 1870," *British Journal of Venereal Disease*, vol. 49, no. 78, 1973, pp. 78 – 85.

Wyman, A. L., "The Surgeoness: The Female Practitioner of Surgery 1400 – 1800," *Medical History*, vol. 28, no. 1, 1984, pp. 22 – 41.

5. 学位论文

Anne, Hepplewhite, Elizabeth, "The Public Vocation of Women': Lectures to Ladies on Sanitary Reform in England, 1855 – 1870", B. A., Thesis, Trent University, 1993.

Franklin, Rachel, E., "Medical Education and the Rise of the General Practitioner," Ph. D., Thesis, University of Birmingham, 1950.

Negrine, Angela, Medicine and Poverty: A Study of the Poor Law Medical Services of the Leicester Union, 1867 – 1914, Ph. D., Diss, University of Leicester, 2008.

Street, K., Rationing healthcare in the English NHS : tensions, concerns and conflict for General Practitioners, Ph., D., Thesis, Queen's University Belfast, 2014.

6. 网络资源

《公共卫生》杂志官网：http://www. sciencedirect. com/science/journal/00333506

《季度评论》官网 http://www. quarterly – review. org/,

档案 http://www. rc. umd. edu/reference/qr/

济贫法医疗设施官网 http://www. workhouses. org. uk/poorlaws/newpoorlaw. shtml#End

《接种调查者》第五卷官网 http://www. whale. to/v/vaccination_ inquirer5. html

《柳叶刀》杂志官网 http://www. sciencedirect. com/science/journal/014067-36/380

《伦敦医学剪报》档案 http://archive. org/stream/londonmedicalgaz19londuoft#page/6/mode/2up

《绅士剪报》档案 http://onlinebooks. library. upenn. edu/webbin/serial? id = gentle-mans

《医学时事报》档案 http://archive. org/stream/medicaltimesgaze22londuoft #page/n3/mode/2up

《英国卫生官员向枢密院的汇报文档》http://books. google. com. hk/books? id = 08_GgU8umxgC&printsec = frontcover&hl = zh – CN&source = gbs_ge_summary_ r&cad = 0#v = onepage&q&f = false

英国医学联合会官网 http://www. lib. uwaterloo. ca/society/history/1832bma. html

《英国医学杂志》档案：http://www. ncbi. nlm. nih. gov/pmc/journals/182/

附录　近代英国医生职业发展
与格局演变大事年表

1518 年　主导英国医学界的内科医生协会创建

1540 年　理发师 – 外科医生联合会创建

1617 年　药剂师协会成立

1666 年　伦敦大瘟疫使得药剂师从医开始得到社会认可

1704 年　药剂师医疗诊治权得到法律认可，开始转型为全科医生

1745 年　外科医生同业公会建立

1757 年　全科医生创办第一份以伦敦为基地的医学期刊

1800 年　外科医生协会创建

1804 ~ 1811 年　以地方药剂师为代表的全科医生要求改革医生职业等级秩序

1812 年　首个职业医生组织——药剂师与外科医生 – 药剂师联合会（AASA）成立

1815 年　在分化为全科医生的药剂师群体努力下，《药剂师法案》颁布

1823 年　为提高全科医生地位，托马斯·维克利创办《柳叶刀》杂志

1828 年　《中部地区医学与外科报告》创刊，致力于联合民间医生

1832 年　民间医生创建地方医疗与外科联合会（PMSA）

1834 年　医生教育调查委员会成立

1836 年　致力于推动医生职业联合的《英国医学杂志》创刊

1836 年　《国民登记法》颁布，人口的患病、治疗与死亡数据公开化

1840 年　医生周刊（之后变为双周刊）《地方医学与外科杂志》（PM-SJ）创办

1841 年　制药学协会成立，《药学杂志》创办，医药开始分离

1841 年　政府进行医疗改革，规定化学家与药商不得从医

1842 年　药物学联合会创立

1842 年　《济贫法》对医生责任进行限定

1842 年　查德威克《大不列颠劳动者卫生状况调查报告》出版，忧心疾病泛滥

1842 年　罗伯特·皮尔创建皇家城镇卫生委员会

1843 年　威廉·法尔接受李比希的发酵致病论，疾病起源得到深入解读

1844 年　包括医学、外科学与产科学在内的全科医生国家联合会成立

1846 年　用于麻醉的乙醚被发现运用

1847 年　三氯甲烷在麻醉领域广泛推行，使得医生治疗效果提升

1847 年　"济贫法医疗服务体系"进一步确定职业医生的责任与义务

1847 年　国家医学、外科、产科全科医生学会成立

1847～1848 年　对职业医生登记问题展开调查的专门委员会成立

1848 年　英国皇家全科医生协会创建

1848 年　英国颁布首部《公共卫生法》，创建中央卫生委员会

1848 年　重视医生作用的约翰·西蒙被任命为伦敦市医务官

1849 年　巴德根据霍乱数据，提出毒素致病论

1850 年　职业医生成立了流行病协会

1853 年　反映医生强势地位的强制接种法出台

1853 年　医生们促使议会成立调查霍乱的皇家调查委员会

1856 年　医务人员卫生协会创建

1857 年　职业医生成立了社会科学联合会

1858 年　《医疗法》颁布，为英国全体职业医生创建了中央医学委员会

1858 年　重视医生，专设枢密院医疗部，由约翰·西蒙担任领导

1868 年　济贫法医生联合会创建

1868 年　《药学法案》颁布，化学家与药商转型成为药物供应者

1869 年　西蒙促使议会颁布法案，给予医生检查员优先处置权

1874 年　医学教育添加临床实践与测试

1876 年　德国医生科赫展示炭疽病的细菌实体，人们开始知道细菌导致疾病

1878 年　英国政府颁布法案，要求医生资格考试必须全面细致

1879 年　巴斯德生产出防病疫苗，医学和医生的社会作用得到前所未有的提升

1886 年　医疗法补充案，内、外科医生协会组成联合考试委员会，培养医生

1898 年　人体病毒学得到深入研究，首个病原体病毒从手足口病中获得

1898、1907 年　《接种法》相继颁布，确立患者可凭借"真诚反对"意愿对抗医生

1911 年　《国民保险法》颁布，确立"健康保险主治医生"机制

索　引

后　记

　　本书是在我博士论文《19世纪英国职业医生势力的崛起与发展研究》的基础上修订深化而成，它的完成要特别感谢引领我步入学术殿堂的郭家宏老师。自2007年硕士阶段就读北师大以来，一直到2013年博士毕业，我始终师从郭老师门下，无论在学业上，还是生活中，老师和师母都对我关爱有加，让我感受到浓浓的温情。在论文的选题上，郭老师一再嘱咐我要能够体现出人文关怀和注重以史为鉴的入世意识，不要做死学问，要联系现实，做人们真正感兴趣并且能够服务国家与社会的大学问，正是在这种思路的指导下，我选定了医学史和公共卫生管理这个大家都比较关注的领域作为自己的研究方向，并将英国的医生群体职业发展作为自己的主攻点。在我看来，19世纪英国医学以及医生群体在城市化工业化时期经历了重要的发展阶段；这个发展阶段一定程度上具有城市化时期大国医学界整体走向的相通性，细致研究第一个城市化国家——英国在这方面经验与教训，可以给正处于城市化浪潮中的我国提供一些历史借鉴。

　　对于北京师范大学历史学院，我也怀有深深的感激。自2007年硕士阶段求学历史学院一直到2013年博士毕业，再到2015年底重返院里工作，我见证了学校图书馆和院里资料室的更新与发展，深切感受到院里老师们的学术与科研环境越来越好。为鼓励老师深耕学术，历史学院也非常重视学术著作的撰写和出版，本书的出版就有幸得到院里的资助。

　　在文稿的修订过程中，我也有幸得到我博士后期间的合作导师、厦门大学历史系王旭先生的指点。先生治学领域虽然主要是美国城市史，但对于学术新领域，也是大力扶植，认为我的研究方向有良好的发展前景。在先生鼓励下，我决定深化自己博士论文的研究，做出一份以全科医生群体为研究对象，以他们在医生职业治病救人的内在使命感召下推动、掀起的医疗改革为载体，探讨英国现代医疗服务格局的起源，并总结出全科医生改革及英国医疗服务格局对我国现阶段医疗服务发展与改革发展趋向的启示意义的博士后报告。本书就是报告的主要内容。

实际上，在为期两年博士后研究规划选题过程中，由于年轻人的好高骛远，我曾经试图系统勾勒英国城市化转型时期人们的疾病、医疗与死亡总体状况，以身体史为研究路径，通过身体与城市文明和谐互动的视角，考察民众身体患病、治疗与死亡的现代意义，梳理城市化进程中英国民众身体所承受的病患、治疗与死亡仪式之变化，进而探讨英国现代社会医疗保障体系、疾病防疫机制与殡葬礼仪的源起。并以此阐明个人身体应对变动的社会、纷繁的疾病、工业化治疗体系与葬礼安置机制等各方面的利弊，试图吸取英国社会发展过程中那些有利于身体与城市和谐互动的要素，将之与中国城市化建设过程中的人本主义关怀联系起来，由此提供一些有价值的借鉴和启示。

我所规划的研究体系宏伟巨大。在正式进入研究工作后，发现自己所要研究的领域与思想过于繁杂，无法在短短两年的师资博士后期间既做科研又要承担教学任务的沉重压力下顺利完成。于是，我中途更换了题目。对于我的设想，王旭先生充分尊重我的意见，使我可以自由选择自己所喜欢的医疗史学术领域。在我以此研究话题申报博士后基金项目和国家社科基金项目的过程中，先生也积极予以指导，使得该课题的研究顺利得到了这两项基金的资助。

在具体的医疗史研究过程中，我也有幸得到了北京大学钱乘旦先生、厦门大学鲁西奇老师、清华大学梅雪芹老师、南京大学刘金源老师的指导。钱先生作为我博士导师郭老师的导师，非常关心我的成长，经常教导我做学问要坚持人文关怀，这使我在学术研究中坚定了"以人的身体"为研究路径的取向，不至于迷惘、失去目标。鲁老师对于年轻人非常照顾，知道我从事医疗史研究，需要实践素材和空间体验，帮我联系了厦门市妇幼保健院，让我通过为保健院撰写医院发展变迁史的方式更好地了解医生群体，以及医疗空间的规划和构造格局，使我对于近现代医院格局的总体发展有了系统认识和理解，夯实了我做医疗卫生史研究的基础，知道了在医疗史研究的行文中需要注意的一些医疗常识表述方式与医学界通用的规则定律。梅老师是国内欧美环境史研究的先驱，对公共卫生、疾病医疗等事关环境事宜的话题也非常关注，每当我的思考出现偏差错乱时，她都能以女性特有的敏感细腻指正我的缺陷，阐明我的不足，更正我写作中马虎大意、言语啰唆的缺点，促使我不断进步。刘老师是我的师叔，也是英国公共卫生与医疗史研究领域的先行者；他非常关心后辈，给了我许多学习、工作、生活方面的关怀与指导，对于我的每一个邮件、文稿和咨询都认真对待，详细阅读了解，然后提出意见，指出不足，知无不言，言无不尽，真知灼见使我受益良多。

我也非常感谢天津师范大学的刘景华先生，中国社会科学院的徐再荣研究员，外交学院的陈志瑞老师，中国人民大学的王皖强老师，北京师范大学的张建华、孙立新、安然、庞冠群等师长，他们都对我的研究选题和文本整合与修改过程中提了许多极为精辟独到的意见。尤其是北京师范大学世界近现代史研究中心主任张建华老师，作为领导，张老师非常关心年轻人的进步与成长。仅在本书的书稿命名问题上，张老师就曾与我做了许多探讨，给我提供了大量的真知灼见，并通过打电话、写邮件、微信聊天等方式引导我步入正确的书稿命题方向，使我感到受益无穷。还有我所在的北京师范大学世界现代史教研室主任安然老师也关心后学，在学习生活过程中对我多有照顾，让我有融入集体的温馨感，对于文稿也是抽出大量时间阅读，读后给我发长文指点不足，让我受益无穷。

在具体文本写作上，我非常感谢中国社会科学杂志社的周学军老师，《世界历史》编辑部的任灵兰老师，《史学理论研究》编辑部的景德祥老师，《世界民族》编辑部的周旭芳老师，《自然辩证法研究》和《自然辩证法通讯》编辑部的老师，谢谢他们对我研究文稿的重视和所提的宝贵的修改意见，提升了我对于学术研究的信心。

同时，我也要感谢我的家庭，尤其是我的父母和爱人。从学多年，为家庭付出甚少，是父母不辞劳苦地一直照顾，我才能专心学业。我不曾忘记，母亲九岁时因为外婆肺结核去世给她带来的沉重打击；也不曾忘却，我在上小学时候，伯父罹患晚期食道癌，得病后因为家庭原因被迫中止治疗的困境和难受，深深体会到因疾病所引发的家庭转折、个人痛苦和深重灾难；更难以忘记，这个世界上我最亲近的、疼爱我的奶奶在弥留之际，一直思念我，哭喊着让我回家，但是当我从外地赶回去时，她的身体已经冰凉，且不得不接受她一直排斥和恐惧的政府规划下的强制火葬，又葬在离传统家族墓地过远但规划又不是十分到位的地方集体公墓的情景。这些境况，让我深深体会到个人在社会大潮的推动下，无力主宰身体处置和走向的悲凉，也促使我在少年时代就开始思考个人的疾病、死亡等与身体相关的话题以及它所引致的个体与政府、社会关系的矛盾纠葛；使我从小就对疾病、死亡与社会关系的深入思考颇感兴趣。在以后的岁月里，我会以现阶段已经搜集到的各种有关疾病、身体、死亡、医生及政府的调查资料为支撑，继续在这方面研究领域的关注，以中国乡野体验的深情感悟为视角，深入这些领域的研究。

对于我的爱人刘玲女士，我更是心怀感激。难以忘记，我陪伴她在医院进行频繁产检时，纠结于各种血压、尿蛋白、白细胞、红细胞等指标不合格的痛苦情绪；永远铭记，爱人因为医生失误，导致产道血管集体破裂，引发大出血，在输入冷冻冰血，进入急救室抢救的命运未卜之重大关头，自己思考生死离别的惊慌失措；也难以忘却，在医疗抢救成功后，爱人因失血过多，奶水不足，儿子王梓都全靠父母家人喂养的艰难；更充满悲愤地记得，儿子因为假阳性的误诊，在医院初筛与复查两度被判定听力筛查不通过，有可能成为聋哑儿后，半年内茶饭不思的苦楚。所有这些遭遇和经历，让我在深深地感谢爱人的同时，也深刻地体味到女性身体的伟大意涵以及新生命所蕴含的重大意义。这些经验使我领悟到医疗、医院、医生这些领域、机构与群体对社会中的每一个人所蕴藏的不可估量的影响力。

感谢这些生命中的际遇和难能可贵的体验，能让我有机会更为深入地接触与身体和命运意涵紧密关联的诸多领域，从而有机会用实践和真实体验的方式对自己小时候感兴趣的话题做进一步的总结、思考和反思，促使我将出生、健康、卫生、疾病、医疗、死亡等以身体为核心主题的生命医学史研究作为自己的毕生关注点。我相信，有自己在中国大地上获得的这些经验心得和感悟体会，我可以运用自己的独特视角和敏感思维，在阅读了解英美学界各类不同的生命医学史书籍和资料的基础上，做出与学界前辈们不一样的学术成果，为学术界做些细微开拓与创新性的贡献！

最后，我要感谢同门曹瑞臣师兄和许志强师兄，两位师兄以其对学术的执着和热情在各自的领域做出了重要贡献，促使我向他们看齐，无限惶恐、不敢丝毫懈怠地着力于自己领域的研究。同门师弟吕富渊和师妹徐佳星也应我所邀，积极帮我通览书稿正文，让我尽可能地避免语言错漏，对此我非常感谢。

除了英国史研究的学术同仁之外，我还要深深地感谢厦门大学人文学院中文系、历史系、哲学系，以及法学院、公共事务学院和医学院的王烨、张侃、韩宇、胡锦山、许二斌、陈淑艳、马春香、赖国栋、李莉、陈遥、高艳杰、唐瑭、王宗涛、卜玉梅、林亚清、吴鹏、杨立朝等老师及同事的友谊和爱护。厦大两年，我收获甚多，不仅体验了海景房的美丽、提升了学术研究的水平、品尝到初为人师的责任，同时也让孩子切身感受到全国最美幼儿园——厦大幼儿园依山靠海的风景。与同事们的畅谈和交流也使我能够在书稿的修订期间较好地兼顾了生活与学习；不仅对其他领域的知识增添了许多了解，开阔了视野和眼界，同时也在欢声笑语中度过每一次写作困境。

相比于欧美学界在生命医学史研究领域的丰硕成果，国内世界近现代史学界的医疗史研究刚刚起步，本书所涉及的许多想法未必合理，语言方面也因本人的英语翻译水平问题多有拖沓。因此，书中的主旨思想、结构提纲、文字表达方面如有错漏、不当与谬误之处，概由本人负责。作为一名世界近现代史研究的晚辈学人，我真诚地希望学界人士多提出批评意见，不吝赐教，让我得到进步与成长。

王广坤

2018 年 1 月 10 日

图书在版编目（CIP）数据

全科医生：英国维多利亚时代医生的职业变迁／王
广坤著． -- 北京：社会科学文献出版社，2018.12
（京师世界近现代史研究丛书）
ISBN 978 - 7 - 5201 - 1286 - 4

Ⅰ.①全…　Ⅱ.①王…　Ⅲ.①医生 - 职业 - 变迁 - 研
究 - 英国 - 近代　Ⅳ.①R199.561

中国版本图书馆 CIP 数据核字（2018）第 296781 号

京师世界近现代史研究丛书
全科医生：英国维多利亚时代医生的职业变迁

著　　者／王广坤

出 版 人／谢寿光
项目统筹／宋荣欣
责任编辑／李丽丽

出　　版／社会科学文献出版社·近代史编辑室（010）59367256
　　　　　地址：北京市北三环中路甲 29 号院华龙大厦　邮编：100029
　　　　　网址：www.ssap.com.cn
发　　行／市场营销中心（010）59367081　59367083
印　　装／三河市尚艺印装有限公司

规　　格／开　本：787mm × 1092mm　1/16
　　　　　印　张：20.75　字　数：348 千字
版　　次／2018 年 12 月第 1 版　2018 年 12 月第 1 次印刷
书　　号／ISBN 978 - 7 - 5201 - 1286 - 4
定　　价／95.00 元